生命・環境・ケア

——日本的生命倫理の可能性——

高橋隆雄 著

九州大学出版会

序

この論文は、過去十数年にわたって続けてきたささやかな思索の現時点での集成である。現時点と述べたのは、思索は休みなく進展しつづけるからである。本書の原本となった諸論文を執筆してからも、私の思考枠組みは徐々に動いており、今回はそれらを書き直さざるをえなかった。ある場合は原形をとどめないほどの修正と組み換えを余儀なくされた。とはいえ、まずはそれらの論文を執筆するにいたった経過を述べてみたい。それによって、本書を書いた背景、動機が理解されるとともに、「生命・環境・ケア」という三題噺のようなタイトルをもつ本書の全体像の理解にも役立つだろう。

転機はイギリスでの滞在の際に訪れた。私は一九九三年から九五年にかけての二年近くを、オックスフォード大学の客員研究員としてすごした。それ以前からの話をすれば、大学院の修士課程ではカントの『純粋理性批判』を、博士課程ではヴィトゲンシュタインの『論理哲学論考』を中心に研究していた。八一年に熊本大学で職を得てからは、『哲学探究』をはじめとするヴィトゲンシュタイン後期の諸著作や、分析哲学の研究に励んだ。八〇年代後半から政治哲学、そして環境倫理へと関心が移り、九三年の渡英前は、倫理学が研究の中心になっていた。

私は、理性や道徳的直観ではなく、慣習や実践を倫理学の中心に置く立場をとっていた。これには、数学の規則でさえ究極の基盤はわれわれの実践にあるという、ヴィトゲンシュタインの影響がかなりあった。ただし、ヴィトゲンシュタインが依拠する「言語ゲーム」概念では、「規則に従う」ことを中心にしていたが、私はこれに不満を覚えた。すでにある規則に従うことよりも、諸規則の対立の問題や新たな規則の生成の方に関心をもっていたからである。従来の規則の間の対立や新しい規則の形成こそが、現代社会での倫理規則・規範に関して生じている、いわゆる応用倫理的な課題である。ヴィトゲンシュタインも規則の変化等に言及はするが、やはり言語ゲームの立場にとどまるかぎり、応用倫理的な問題を究明するのは困難であると考えた。また、八〇年代からヴィトゲンシュタイン研究が厳密さの枠を超えて次第にスコラ的になっていったと感じたこともあり、ヴィトゲンシュタインから離れて、慣習や実践と倫理規則・規範との関係を研究すべく、オックスフォード大学、キーブル・カレッジのJ・グリフィン教授のもとで二年近くを過ごしたのであった。

グリフィン教授との対話は大いに役に立った。大学に奉職して一〇年以上も教える立場にあった者が、一転して教わる立場になり、毎回鋭い質問を浴びせられることで、自分の考えていることを洗いなおすことができた。二年目はウエールズのカーディフ大学で環境倫理を研究しようと当初は考えていたが、実りの多い滞在だったのでオックスフォードにとどまることにした。グリフィン教授との対話で、いつも行き着くところは、倫理的規範の究極の根拠という点であった。慣習や実践を究極の根拠とする私の立場は、神や理性、人間本性等を根拠に据える欧米の哲学からすると、けっして主流とはいえなかった。このように主流から離れた思考をすることを、私は当初、自分が理系（工学部）出身なので、欧米流の哲学の基本になじめないからだと思っていた。ところがある日、事情は必ずしもそうではないということに気づくことになった。

ある夏の日の昼下がりであった。家族の皆が外出しているときに、ひとり日本思想に関する文献を読んでいるとき大きなヒントをつかんだ。倫理的規範の究極の根拠が、日本思想では慣習や実践、そしてそれに関係して、歴史における持続を中心としていることと、自分の立場との類似性に心を奪われた。主流から離れているという意識、自分の中にあった哲学研究の方法への違和感は、理系出身ということが理由ではなく、自分が日本的なるものに無自覚のうちに捉えられている点にあったということに気づいたのである。それは同時に、西田幾多郎、和辻哲郎、田辺元等の哲学・思想が、「日本思想史」のひとこまであるように、今の時代の哲学研究者もいずれは日本思想史のひとこまになるであろうとの考えを呼び起こした。ひたすら西洋の伝統の中で思索する哲学者も、日本思想という土台を踏まえて思索する研究者も、また日本思想にこそ本来の思想があると考える哲学者もいる。そうした多様性は、山崎闇斎のような日常の起居動作を中国風にした者から、山鹿素行や荻生徂徠のように儒教の原点に立ち返るとともに日本的な要素を介在させた者、また賀茂真淵や本居宣長のような国学を唱える者にいたるまでの、江戸時代における儒教への態度の多様性にも現われていると思われる。

そのようなことを知ることは、実は自己を知ることではないだろうか。そうした悩みをもたない哲学研究者がいるとすれば、そちらのほうが自己に無自覚なのではないかとさえ思うにいたった。やっと学問的に自立したとの思いが湧き、心身ともにすっきりした気分であった。夏目漱石の言う「自己本位」を想いだしていた。熊本大学からイギリスへ研究に赴いた漱石と同じようなことを感じたのも、何かの因縁かもしれないと感じた。

それからしばらくしてのことである。教会の尖塔がいたるところに見られるオックスフォードの街にいると、自分の中の宗教的原点を探り当てたい衝動にかられ、原始仏教についての論文を書くことにした。これは原始仏教を科学的真理に近いものと捉える説であり、合理的仏教論とでもいえるものであった。しかし、書き進むにつれて、自分の宗教意識の中にそれとは別のものが否定しようのない仕方で並存していることに気づかされていった。それは、合理性や論理で把握しきれない生命・魂・いのち・アニマとでも呼べるものであった。それはまた、日本の固有信仰に関わるもの、いわゆる神道的な生命・魂に近いものであり、その意味で、私は自分の内なる神仏習合を感じていたといえる。ここでも日本的なるものと自分とのかかわりの深さを知ることになった。

帰国してしばらくは、『古事記』に日本の歴史意識を読み解く丸山眞男の「古層」説に共感するとともに、日本思想の原点を求めて『古事記』を熟読することにした。また、慣習的実践を中心とする倫理学理論と、基礎理論・具体的原理・道徳判断の三者の均衡をめざす「反省的均衡(Reflective Equilibrium)」という方法との親和性をグリフィン教授に指摘されていたが、その方法を意識調査によって具体化することで、感情や不合理性を考慮した合意形成の方法論を試みていた。意識調査のデータを統計的手法で解析することで反省的均衡の具体化をめざすことは、世界中でほとんど誰も行っていないと思われるが、これには私の学部時代の経験が役に立った。

自分の中にある日本思想や文化の原点をさぐること、また、意識調査という方法を用いることといった土台の上で、応用倫理の諸問題を考察することを本格的に始めるようになった。はじめのうちは環境倫理が中心であったが、次第に生命倫理に比重が移っていった。そのような種々のことが渾然一体となったのが帰国後の十数年の研究であり、その時期に書いた論文が本書の骨格を成している。但し、頁数の関係で反省的均衡の考察は本書では省いた。

帰国後からのことについてもう少し詳しく述べてみたい。

帰国後しばらくは、それ以前と同様に倫理学の基礎づけと環境倫理学の研究をした。環境倫理学の研究では、人間の世界と不合理的な生命の世界、アニマの世界との関係の考察に多くの時間を当てた。A・レオポルドの生態系中心主義を踏襲していた頃のJ・B・キャリコットの立場にある程度共鳴し、動物愛護（animal welfare）、また動物解放（animal liberation）は人間的倫理の延長上にあるものとして批判した。人間の倫理の枠組みで動物や自然への倫理的配慮を捉えるのは適切でないと考えたからである。それでは、いかにして原生的アニマの世界と人間の倫理の世界を結ぶことができるのか。これも困難な課題であり、自然と調和して生きるといった単なる人生論で終わってしまいがちである。ここでは、人間とそれ以外の存在者との関係のあり方が根本から問われている。この関係においては、人間の生の基底をなし、人間の理解も制御も及ばないような振る舞いをしつつも、人間の力によって影響される一種脆弱な面を併せもった存在として、自然や生態系を捉える必要がある。しかし、そうした関係は、一見すると矛盾している関係であり、なかなか適当な捉え方が見つからなかった。これは最重要の問題であり、解決しないと先に進むことができない。ところが、ひょんなことから、私は、この問題を解く鍵を『古事記』における人間と神の関係に見つけだした。そしてそれは、人間と自然のみならず、人間と人間の関係の基底にも存するものであり、ここに生命倫理と環境倫理を結ぶ一つの導きの糸が存在するのではないかと考えた。
これは生命倫理における「生命」を生物学的生命や人格的生命としてだけでなく、いのち・魂・アニマとしての生命としても捉える立場である。いのち・魂としての生命は、一方で生物学的生命や人格的生命のように一個の生命体として個体性を有しているが、他方では個体化以前の一種の混沌・無秩序状態でしかも生命の根源という側面も有する。

人間と人間のみならず、人間と自然の関係の基底としてもある関係は現代的表現を用いれば「ケア」と呼べる。このように「ケア」という概念を広義に用いることは、生命倫理の領域では通常なされないが、第一章でも述べるように、もともとケア概念はこのような広がりの可能性を有していた。広義のケア概念では、人間と人間の関係だけでなく、人間とあらゆる存在者の関係が扱われる。私はその中で、特に人間と他の生命的存在・霊的存在の関係に着目した。ケアの対象は、生者、死者、日本の神、動物、植物、生態系、さらには将来世代をも含むことができるだろう。そこにあるのは、いのちといのちの関係と言ってもよい。その意味で、記紀における神話は、いわばいのちといのちの根本的な関係を示していると解釈できる。

本書では日本の文化の根底にケア的なものがあると主張する。それを外来語の「ケア」という言葉で規定することには批判もあるだろうが、そのようにしたのには理由がある。それを説明するために、日本の文化や社会の根底にあるもの（そのようなものが存在することを本書ではひとまず前提する）をひとまとめにして捉える適切な言葉・概念の条件として、私がどのようなことを考えているか述べてみよう。
まずそれは、日本人の心理、日本の思想、社会、芸術、政治、宗教、種々の制度の根底にあるものをひとまとめにして捉える射程の広さをもつべきである。それと同時に、私のめざすことを実現するためには、生命倫理学、環境倫理学等の基礎前提となりうるものであることが求められる。

そして、応用倫理学の基礎前提になりうるためには、特殊日本的な概念というのではなく、これまで欧米や日本において論じられてきた概念との関係が容易につけられるものであることが必要である。特に、生命倫理学の領域で議論されてきたことの蓄積と接続し、その概念の考察がそうした蓄積に対しても貢献することが望ましい。

以上の点を考慮すると、他の候補として、たとえば、第二章でも言及している土井健郎の「甘え」や、河合隼雄の「母性原理」は、後者の条件を満たしているとはいえない。これまでの生命倫理における議論をそれらで解釈しなおすことは、不可能ではないにしても、それが生命倫理学の進展にとってどこまで有効かは疑問である。ルース・ベネディクトの「恥」概念も候補に挙げられるかもしれないが、実際に「恥」で現代の日本社会をどこまで捉えられるのか疑わしいし、応用倫理学の基礎前提にも納まりがたい。

私の採った戦略は、日本文化の基底にあるとみなされる概念から応用倫理学の基礎前提となりうるものを探すのではなく、逆の方向をたどることであった。すなわち、生命倫理学での諸議論、諸実践における鍵概念の中から、日本文化、社会の基層にあるものを求めたのである。すると、'care'概念が最有力候補として浮かび上がってきた。'care'は、医療・福祉の領域の鍵概念であるとともに、C・ギリガンの「ケアの倫理 (ethic of care)」の提唱以来、倫理学の領域でも重要な概念としてある。'ethic of care'が「正義の倫理」との対比で用いられることで、'care'は人間観、社会観、道徳観という広範な領域にかかわることとなった。そして、そこでの、理性より感情重視、また、自由で独立した個人よりも関係の中での人間を重視するといった捉え方は、日本の社会や文化の特徴とも親和性を有している。また、'care'の対象はきわめて多様であり、日常の用法では人間はもとより自然や将来世代にまで及んでいる。私は、人間と人間の関係だけでなく、人間と神々、死者、自然との関係、また、思想、宗教、さらには社会や政治制度の特徴までをも総体的に捉える言葉を求めてきたが、'care'はそれに見合う多様性をもっている。さらに、日本社会の根底にあるものを'care'で捉えることで、これまで生命倫理学の理論と実践が遂行してきたケアの意味規定では重要視されてはこなかったが、それにもかかわらず重要な、別の意味を付与することができると考えられる。こうしたことから、‘care’を鍵概念とすることが有望と思われる。

残る問題は、‘care’をどのように訳すかである。「世話」や「気遣い」では、‘care’の広範さを表現できないし、「援助」も同様である。C・ギリガンの著作（*In a Different Voice*）の邦訳では‘ethic of care’は、「思いやりの倫理」とか「心配りの倫理」などと訳されている。ギリガンが携わった道徳意識研究の領域ではそれでもよいだろうが、その訳では行為としてのケアが軽視されてしまいがちである。「思いやり」、「心配り」、「援助」、「世話」よりも有力なのは「配慮」であると思われる。またこれは、「環境への配慮」のように、環境への care にも用いることができる。しかし、それは、「思いやり」等と同様に意識レベルにとどまりがちなため、医療や福祉の領域で蓄積されてきた‘care’概念との接続が困難である。そのため、「配慮」を生命倫理で十分に使用可能な概念にするためには、新たな意味規定が必要であるが、それは‘care’に関する諸議論と実践の成果に依存することになるだろう。つまり、鍵概念としての「配慮」の意味するところは、日本語としての「配慮」よりも‘care’概念に依存せざるをえず、‘care’をそのように翻訳する意義はあまりないといわざるを得ない。さらに、「関心」という訳は、あまりに多くのものを対象とするし、関心のあり方も種々多様であり、ほとんど役に立たないだろう。

また、日本では「ケア」は種々に翻訳されてきたが、その多様な用法に見合う翻訳が見つからず、医療や看護の領域ではカタカナ表記で「ケア」と用いることが普通となってきた。さらに、第一章で触れるように、現在では新聞紙上で「ケア」は「権利」と同程度の頻度で用いられており、すでに日本語として定着していると考えられる。そのようなことからも‘care’を「ケア」と訳しても構わないと思われる。

このようなケア概念にたどりついたのは、ある意味では必然であるが、幸運でもあった。この種のことではよくあることであるが、それに至った筋道は、後になって回顧する場合には単純に見えても、実際には幾重にも道が重なる複雑なものであった。それを単純化すると、ひとつは上述の日本的なるものの探究からであり、もうひとつは生命倫理学の研究からであった。あるいは、それらをまとめて、生命倫理学研究において日本的なるものを探究するという筋道においてであった。

イギリスから帰国して二年後の九七年に松田一郎医学部教授と「熊本大学生命倫理研究会」という学内共同研究会を立ち上げ、学長裁量経費に支えられて理系・文系共同の研究会活動を展開した。その頃は倫理学の領域でも、C・ギリガンによる「ケアの倫理」と「正義の倫理」の対比等によって、ケア概念が注目を集め始めていた。しかし、哲学や倫理学研究には自らの拠って立つ思想や文化への顧慮が不可欠なことを、イギリス滞在で実感した私の目には、日本のケア概念やケア倫理の取り組みが、単なるアメリカの議論の輸入と思えて仕方がなかった。これは、実は日本の生命倫理に一般的に言えることでもあった。その理由は、理論的だけでなく実践的関与も考慮すると、生命倫理の領域に携わる人々の多くは理系であり、理系の特徴として、概念は普遍的なものであると考えて、その由来や文化的基盤に眼を向けることが少ないからであると思われる。そのようなわけで、日本においてケア概念を論ずることの意義を探究するうちに、日本の文化や思想の多くの部分がケア的特徴を有していることに気づくようになった。第二章でも触れるが、そのことは著名な日本人論の諸論考にも強く現われていた(1)。

そこで、そうした特徴がどこまで遡るかを考察するようになり、『古事記』にたどりつき、そこでの人間と神の根源的な関係をケア的と理解するに至った。そして、日本の神話における神々と自然との類似性を通じて、人間と動植物や生態系との関係も基本的にはケアの関係として捉えられるのではないかという見通しを得た。さらに、それは日本の宗教の特異性の象徴である神仏習合という謎を解く鍵でもあると私には思えた。こうしたことによって、倫理学の基礎論、生命倫理学、環境倫理学、日本思想という土台、さらには感情や不合理をも見据えた合意形成論、こうしたテーマが相互に連関しつつ全体像を見せるようになった。

私の提示した『記紀』神話解釈は、従来の解釈を一歩進めたものと考えているが、本書で示した構想はそうした『記紀』神話解釈に全面的に依存しているわけではない。また、そのような解釈によって把握された人間と神との関係は「ケア」に相応しくないとの反論も予想される。実は、私は「ケア」概念を、ケアの対象のみならずケアの意味においても、広義に捉えようとしている。そして、これまで医療や福祉の領域で用いていた「ケア」の意味をその一部として考えようとしている。たとえ『記紀』神話の解釈が不適切であっても、人間と人間、人間と自然の関係をそのような広義のケア的関係とみなすことは可能であろう。

「ケア」を生命倫理や環境倫理の根底にある鍵概念とすることの意味について、別の視点から述べてみよう。それはまず、いわゆる applied ethics の根幹にかかわっている。生命倫理（学）、環境倫理（学）、情報倫理（学）、ビジネス倫理（学）、工学倫理、脳神経倫理（学）などの倫理学は、applied ethics と総称され、これは「応用倫理（学）」と訳されてきた（ここで「学」がつく場合は、倫理的諸問題を解決する具体的原理やマニュアルの提示に終わらず、応用倫理学は本格的な倫理学的考察を行うという意味がこめられていることが多い）。「応用倫理（学）」というのは、文字通りの意味では、義務論や功利主義や権利論といった倫理学上の立場における諸原理を応用・適用する（apply）学問領域のことである。ただし、登場の経緯を見ると、従来の倫理学原理では対応しがたい諸問題を扱う領域として applied ethics は脚光を浴びたのであった。ここから、それはたんに従来の原理の応用・適用ではないという立場も当然考えられることになる。さらには、歴史上著名な倫理学者も当時の現実的具体的な倫理的諸問題の解決に腐心したのであり、applied ethics こそが倫理学の本来のあり方であるという立場さえ登場することになる。

そうであるならば、倫理学原理をトップダウン的に応用・適用（apply）するいわゆる applied ethics にとどまらず、具体的問題に取り組む営みの中から倫理学原理へといたるボトムアップ的アプローチが実質化される必要がある。七〇年代に早くも環境倫理の領域において、道徳的に配慮すべき対象として動植物や生態系を含む自然が唱えられていた。これは、いわゆる近代的倫理学原理と正面から対立するものであった。ところが生命倫理の領域では、自由で自己決定権をもつ個人中心の倫理が依然として主流であった。私は「ケア」概念でもって生命倫理と環境倫理を連関させようとしたが、これは、それまでは互いに相容れないとされてきた二つの倫理に共通の基本的前提（人間観、自然観、社会観、道徳観にわたる）を提示するという意義をもっていた。

それはまた、applied ethics と呼ばれる活動からボトムアップ的に倫理学の基本前提を提唱することによって、倫理学的営為における applied ethics の本来の位置を確保するという意義をも有していた。もちろん「自律尊重」や「自己決定重視」はすでに基礎前提とされてきたし、それが現在でも欧米の（少なくともアメリカの）生命倫理の基礎をなしている。しかし、「ケア」を基礎前提とする、あるいは、第五章で展開するように、「ケア」を中心にして「権利」をその補完とすることで、従来の倫理学原理に代わりうる基礎的原理を提示することができると思われる。また、C・ギリガンの「ケアの倫理」への強い支持を考慮すると、日本の生命倫理の諸実践から抽出された基礎前提であるとはいえ、ケア概念は普遍化しうる豊かさをもってもいる。

日本の生命倫理は現在、アメリカの生命倫理から一歩距離を置こうとしている。生命倫理の現場に密着して、実際の現場に適用でき、またそこに根づくことができるためには、どうしても時代や社会、文化的背景を考慮する必要がある。たとえば、癌の告知の仕方、インフォームド・コンセントの方法、リビング・ウィルのあり方、自己決定尊重のあり方、治療方法の決定や臓器移植、終末期医療における患者の意思決定の仕方や家族の位置等々は、普遍的な原理で割り切れるものではないだろう。日本の医療や生命科学研究の現場に即した生命倫理が模索されていくにつれて、日本の生命倫理の特徴が現れてくるのは間違いない。本書で私が「ケア」概念を、広い射程を有するいわば文明論的概念へ昇格させたことで、日本的生命倫理を具体化していく際の、大枠を与えることができたのではないかと考える。

「ケア」概念を生命倫理の基底に据えることは、「応用倫理学」を単なる「応用」にとどめない意義を有するとともに、日本的な生命倫理を構想することでもある。さらに、それにはもう一つ重要な意義が存する。それは、将来世代への責任ということに関係する。

将来世代への責任という問題は、環境倫理学において盛んに議論されてきたが、皮肉なことに、環境倫理学自体が将来世代への責任の問題を生じさせようとしていると私は考えている。というのは、近い将来、たとえば今世紀半ばごろにも、石油等の資源がそろそろ底をつき、温暖化が進展し、農産物の収穫に大きな被害を与え、それらがもたらす困難が人口膨張によって加速されることが予想される。そのような事態になれば、環境倫理学で論じられてきたことが現実味を増すだろう。その場合、動植物や生態系への権利の議論ではなく、地球全体を一つとみなすような議論への関心が高まると思われる。環境問題と政策の密接さから見て取れるように、政治的力が倫理の領域にも踏み込んでくると考えられる。そこでは、地球環境、あるいはそこに住む人類の生活のために、個人の権利への大幅な制約が優先されるかもしれない。いわば、環境倫理的原理が生命倫理的原理に優先し、前者の枠内に後者が納められるという事態の到来といえる。そのような場合、二つの倫理が現在のように分離したままであれば、個人の基本的人権や尊厳の軽視が生ずることも十分考えられる。生命倫理における人間中心主義と、環境倫理での集団中心主義とが統合して、集団的人間中心主義を中核とする倫理が優越的になることも考えられる。

このような将来の出現は、これまでの人類の倫理学的営み・実践を外部環境の変動を媒介として断ち切るものであり、決して望ましいこととはいえない。まして、環境問題は政治問題でもあり、環境倫理の中に国際政治の力、権力が不可避的に浸透することが予想されることから、権力によって倫理学の原理が左右されることも予測される。こうした事態が生じないようにすることは、将来世代への責任の一つであるといってよい。「ケア」概念を生命倫理の基底に据えることで、生命倫理と環境倫理の基礎前提に共通項を見出すことが可能となるが、このような道筋は、これまでの生命倫理の実践と、これからの環境倫理の実践とを接続するであろう。こうした接続があれば、外部状況の変動によって突然大きく倫理学原理が変化するという事態を避けることができるのではないだろうか。そして、個人と集団、人間中心主義と非中心主義の統合された形態の倫理の登場する可能性がそこから生まれると考えられる。

将来世代への責任について論じるとき、将来世代のもつ価値観や幸福感は現在と異なっているかもしれないので、いかなる責任がわれわれにあるかを規定できないという批判がよくなされる。そこから、われわれとしては、最低限のこととして、将来世代の生活の必要最小限度の水準の確保や、将来世代の生活や政策等での選択肢を狭めないといったことをすべきという議論がある。もっともな論ではあるが、ここでは、将来世代の価値観や幸福感がわれわれの現在の活動に依存してもいるという重要な点が見落とされている。そう捉え直してみると、将来世代論では、そうした世代に対する責任があるかという理論的な議論にとどまらず、いかなる社会、制度、自然環境を残すべきかという実践的な議論も重要なものとなるだろう。本書はそのようなことも念頭に置いて書かれている。

注

(1) ギリガンにおいても「ケアの倫理」の提唱が、ひとまずはアメリカという文化の土壌の上でなされていることは、彼女と邦訳監訳者との共同になる「日本語版へのまえがき」にも明瞭である。そこでは次のようにある。「本書で提起している問題は、道徳観における文化の差に照らして考慮するとき、さらに新たな視点がくわわり、一層興味深い問題となります。自立や個人の権利に価値を置く考え方は、アメリカの伝統の中心であり、日本の社会が相互依存を尊重し、「甘え」で動いていることと対照を成しています。こうした道徳観のちがいは、自己の体験のしかたや他者とのかかわり方のちがいを反映しています」(邦訳書、ii頁)。これを見ると、本書第二章で「タテ社会」、「甘え」、「母性原理」を「ケア的」とした私の理解は的外れでないことがわかる。また、日本の心理学者は普遍性を追及する倫理学者と異なり、性差だけでなく文化的差異に敏感なようである。そのことは、山岸明子「付論　コールバーグ理論の新しい展開 ── 主としてギリガンの批判をめぐって ──」(L・コールバーグ『道徳性の形成 ── 認知発達的アプローチ ──』(永野重史監訳、新曜社、一九八七年所収)の注6からも明らかである。

目次

第Ⅰ部　ケア論の射程

第一章　ケアとは

はじめに

「ケア」という語は、現在の日本で多用されているが、その意味に関しては、確かなところがわからないままに用いられている場合が多い。

日常生活において「心のケア」、「アフターケア」、「ヘアケア」、「スキンケア」等の言葉をわれわれは用いている。また、医療や福祉の領域でも「看護ケア（ナーシングケア）」、「介護ケア」、「ヘルスケア」、「ターミナル・ケア」、「ケアマネージャー」、「在宅ケア」、「老人ケア」、「ケアハウス」といった言葉が使われている。また、「キュアからケアへ」という標語も一時期盛んに用いられた。

これらは、医療・看護、福祉・介護、そして日常生活といった種々の文脈で用いられている。また、その意味するところも、支援、世話、手助け、配慮、気配り、手入れ等さまざまである。英米での「ケア（care）」の用法についてもいえることであるが、こうした多様な使われ方は、「ケア」という言葉を便利なものにしていると同時に、その意味をわかりにくくもしている。

確かな意味も分からずに流通するということは、多くの言葉にあてはまることであるから、ことさら問題にしなくてもよいように思われるかもしれない(1)。しかし、「ケア」についてはそうはいかない事情がある。一例を挙げれば、現在、看護と介護の現場では両者の領域の異同が大きな問題となっているが、両者ともケアの一種である。看護ケアと介護ケアの関係を本格的に問い両者の専門性について考察するためには、まずは「ケア」の意味の理解が必要となるだろう。

「ケア」は、しっくり対応する日本語を見つけにくい語である。[2] それはおそらく、原語自体が多義的であることに由来するのであろう。それゆえ、日本ではある時期から、原語のままでカタカナ表記して使っているのであるが、このような場合、原語のもつ意味をよく理解しておかないと、その語が一人歩きするという危険がある。しかも、それは確かな意味をもたずに一人歩きをしかねないのである。原語のもつ意味を理解するためには、それと日本語とのつながりを知ることが必要である。そして、それには「ケア」という語を日本の文化や思想の中に位置づけること、日本の文化、思想の中で捉えてみることが必要である。詳細については第二章で論ずるが、「ケア」という語が意味するものは、意外にも日本の文化の中核に位置している。

看護と介護の領域についての問題からもわかるように、ケアに関することがらは制度のありかたとも深くかかわっている。「ケア」の意味からすれば、医療や福祉、保健の分野だけでなく、心理、教育や養育の分野もケアに関わっている。これらの諸領域はこれまで分断されていたが、今後大規模に編成しなおす必要が出てくるかもしれない。ケアについて考察することは、これら諸領域の間の連関を明確にすることにも役立つだろう。

ケアについて考えることの意義はそれにとどまらない。現在、ケアということは医療や福祉以外の多くの領域でも注目を浴びている。「ケア」は現代という時代のキーワードの一つであるといってよいだろう。では、なぜ今それが注目を集めており、時代のキーワードの一つとなっているのであろうか。そのことの考察は、医療や福祉、教育から日常の育児、世話、気遣いといった活動にとどまらず、それらの根底にあり、人間を人間たらしめるような「ケア」の深い意味、いわば存在論的な意味の探究も必要とするだろう。

以下では日本におけるケアのあり方やケアについての議論に的を絞ってみた。その理由は、第一に、日本以外の国のケア論議を論ずる準備が現在の私にはないということである。第二の理由は、私の見た範囲では、日本ほど「ケア」について熱心に議論しているところはないということである。もちろん、欧米諸国でも近代的個人主義や自由主義への懐疑からケア的な関係への注目が生じてきているが、日本以外では、終末期ケア、老人ケア、患者ケア等の、ケアの各論が主として議論されており、ケアということそのものについて論じられることは稀である。(3) ここには、ケア的なものと日本の思想風土との強い結びつきが現われていると考えられる。以上の理由から、日本におけるケア論に焦点を絞り、「ケア」の意味、またケアについての議論の枠組みを探ってみることにする。この枠組みは諸外国の議論を整理することにも寄与するだろう。まずは、「ケア」という言葉の登場した歴史から見てみる。

第一節　日本における「ケア」の用法小史

「ケア」という言葉は、近頃は眼にしない耳にしない日がないほどよく使われているが、それが日本で使用されてからそれほど歴史が経っているわけではない。この節では、小史とも呼べないごく大雑把なものであるが、日本での「ケア」という語の用法を、朝日新聞（一九四五年〜）と公刊された著作を参照しながら追ってみることにする。(4) そこから「ケア」概念が生命倫理の領域にかかわっていく様子が見てとれるだろう。

(1)　一九四五年から一九四九年まで

まず、一九四五年から一九五〇年に新聞検索してヒットした最初の項目は「ケア物資」という用法で、見出しは「教員にケア小包」とある（一九四八年九月三〇日、朝日新聞朝刊）。小包の内容は、米、味噌、醤油、砂糖、石鹸、チョコレートなどとある。このケア物資とは、戦後のアメリカの団体からの食糧、医療、図書等の援助物資のことであり、援助は一九四八年六月から始まった。これ以後、何度かこの言葉が紙面に登場することになる。ここでの「ケア」とはCooperative for American Remittance to Everywhere Inc. の頭文字をとったものである[5]。日本でその物資を扱う部署は「米国海外救済団体ケア・ミッション駐日本部」と呼ばれてもいた。少なくとも朝日新聞の紙面検索では、この時期「ケア」は「ケア物資」以外の意味では使われていない。図書検索でも「ケア」をタイトルに含むものはなく、この時期日本では'care'の訳である「ケア」という表現は、少なくとも公に通用する語としては、使われていなかったと推測できる。

なお、日本への救済物資援助は一九四六年九月に発足したアメリカの援助団体「ララ（LARA アジア救済連盟）」によるものが先であった。各国の在留邦人たちもこの団体を通じて日本に援助物資を送っており、ララ物資に関する記事の量はケア物資をはるかに上回っている。

(2) 一九五〇年代

一九五〇年代には、依然として「ケア物資」関連が多いが、「アフターケア」が医療関係の言葉として初登場する。朝日新聞の初出は一九五三年一一月一八日朝刊で、結核の退院後について述べる文脈で「アフターケア（病後の世話）」が用いられている。当時結核患者は一五〇万人いたといわれるが、ベッド数はその一割にも満たなかった。現在の福祉制度とは違い、退院の翌日から人々は働かざるを得ない状況だったが、彼らに相応しい仕事はなかなか見つからなかった。栄養もとれず無理をするうちに再発する場合も多かった。そこで退院後適当な仕事を与えるというアフターケアが求められたのである。一九五六年四月一六日朝刊では、東京都中北部の清瀬に結核患者のアフターケア施設を作るという記事がある。ラジオ修理、洋裁、謄写版印刷技術などの職業指導を都が行うとある（この施設は一九五七年一一月にフランス人のエミリアン・ミルサン神父の助力もあって建設された）。結核の「アフターケア」については、著作も公刊されている（植村敏彦『肺結核のアフタケアー』医学書院、一九五五年）。また、一九五七年五月一四日付けの記事の見出しには「精神薄弱児に初のアフターケア施設」とある。ちなみに、「アフターサービス」は「アフターケア」よりも遅く、一九五九年二月七日朝刊で電化製品のアフターサービスが初出である。

(3) 一九六〇年代

一九六〇年代には「アフターケア」は、医療関係に限られず広範に用いられるようになる。たとえば、一九六三年一二月七日朝刊に経済審総合部会が「倍増」アフターケア報告を承認したとある。これは、所得倍増計画の「アフターケア(跡始末)」のことである。このアフターケアの課題は以後数年間紙面を飾ることになる。一九六四年六月一九日夕刊では、学力テストのアフターケアについて論じている。また、一九六四年八月一一日朝刊には、石炭政策による歪みのアフターケア(跡始末)が報じられている。所得倍増計画の場合と同様に「跡始末」としてのアフターケアである。一九六六年二月一四日夕刊の、精神異常の少年による凶悪事件の報道で、「日本に病院と社会を結ぶアフターケア施設がほとんどないこと」が述べられている。また、一九六八年九月二九日朝刊では、離職した年少労働者を犯罪等から守るためのアフターケアの記事がある。一九六八年一二月六日夕刊には、講演会での講師の話への疑問を問いただすシンポジウムが企画され、そこに「アフターケア」が用いられている。このように、この時期「アフターケア」はさまざまに用いられている[6]。

一九六〇年代半ばになって、著作のタイトルに「患者ケア」「ヘルスケア」の用語が登場し始める。たとえば、E・L・ブラウン他『患者ケアの問題点と新しい方向 第一、三』(医学書院、一九六七年。この一年前の一九六六年に第二分冊が刊行されている)。また、『医療タイムス』(医療タイムス社、一九六六年)では「ヘルスケア新時代を開く」特集が組まれている。タイトルではなく本文に「看護ケア」、「患者ケア」、「安楽ケア」、「心身両面のケア」、「保健ケア」等が登場する著作としては、たとえば翻訳の論文集『看護の本質』(稲田八重子他訳、『総合看護』編集

部編、現代社、一九六七年）がある。⑺

(4)　一九七〇年代

七〇年代前半は、新聞検索では「アフターケア」のみであるが、刊行図書を検索すると「コミュニティ・ケア」、「デイケア」、「老人ケア」等の福祉の領域で、「ケア」が頻繁に用いられるようになる。またこの時期、新聞ならびに図書に関しては、医療の領域での「ケア」の使用は検索画面からほとんど影を潜める。ただし書名ではなく本文に「ケア」が登場している場合はかなりあると思われる。

七〇年代後半から、新聞紙上にも老人や精神障害者に対する福祉にかかわるケアが登場してくる。この間、七八年にはショートステイ（短期入所生活保護）、七九年にはデイサービス（通所介護）が制度化されている。また、書籍のタイトルとして、「メディカルケア」、「ペーシェントケア」、「患者ケア」等が登場する。さらに、日本プライマリ・ケア学会の設立（一九七八年）とともに、「プライマリ・ケア」、「プライマリ・ヘルスケア」、そして「ヘルスケア」の用語が使われだすのもこの頃である。

「ターミナル・ケア」が書籍のタイトルとして登場するのも同時期からであり、『死にゆく人々へのケア――末期患者へのチームアプローチ』（柏木哲夫著、医学書院、一九七八年）がおそらくその最初であろう。

(5)　一九八〇年代以降

「ターミナル・ケア」関連書籍は八〇年代から増加していき、癌患者ケアの書籍も増えていく。この時期、ターミナル・ケアの中心は末期の癌患者であった。また、老人ケアへの言及は七〇年代前半から登場するが、八〇年代前半から目立つようになる。「ケア」の使用頻度は、一九八〇年代前半は一九七〇年代後半と同程度であるが、一九八〇年代後半は一挙にその五〇倍ほどに増加する。この頃から、医療や福祉の領域以外でも、「ドッグ・ケア」、

「ヘアケア」、「スキンケア」、「スポーツケア」のようにケアが幅広く用いられ始める。まさにケアの時代の幕開けといえる。

このような時期に、ギリガン『もう一つの声――男女の道徳観のちがいと女性のアイデンティティ』（生田久美子・並木美智子訳、川島書店、一九八六年）やメイヤロフ『ケアの本質』（田村・向野訳、ゆみる出版、一九八七年）の翻訳が刊行される。ケアの問題は、学問上も、福祉と医療にとどまらず倫理や心理等の広範な領域で論じられ始める。そして、個別的ケアの議論だけでなく、ケア一般についての論考が目立つようになっていく。

二〇〇〇年を過ぎると「ケア」の使用頻度は一九八〇年代の後半の一〇倍に達しており、「権利」とほぼ同様の頻度になっている。これは、いまだ多義的で曖昧ではあっても、ケア概念が日本に定着したことを示している。

日本において、特に生命倫理の領域で「ケア」について何が論じられてきたかについては、以下で述べていくことにするが、その前に「ケア」概念の歴史について、ごく簡単に触れてみたい。

第二節　ケア概念の展開

(1)　クーラの神話

「ケア」のもともとの意味について考察するために、古代ローマの神話で、ゲーテ、キルケゴール、ハイデッガー等にも影響を与えたとされる「クーラの神話」をまず見てみよう。

この節の叙述の一部は、ケネディ研究所発行『バイオエシックス百科事典』（*Encyclopedia of Bioethics*, 2nd ed., 1995）の「ケア」の項（この百科事典の編集者でもあるW・T・ライクが執筆）を参考にしている。それによれば、古代ローマの伝統においては、ケア（cura）は以下のような、二つの基本的な対立する意味をもっていた。これは現代のケア概念にもあてはまる。

(A) 気がかり、心配、心の重荷。

(B) 他者に幸福を与えること、献身、配慮。

こうした伝統のうちにあり、以後の文学、哲学、心理学、倫理学に大きな影響を与えたのが「クーラの神話」である。(8)

女神クーラがある日川を渡っていたときに泥を見つけ、それを手に取り、人間を形作り出した。作り終えたときにジュピターが来た。クーラがジュピターに、人間に精神(魂)を与えるよう頼むと、彼はすぐそれに応じた。クーラは人間に彼女の名をつけようと思ったが、ジュピターは彼の名を与えたいという。二者が言い争っているところにテラが現れ、人間にテラ(大地)の身体を与えたのだから、テラの名前をつけるべきだと主張する。結局、三者はテラの息子でありジュピターの父でもあり、公正と平等で知られているサターンに裁いてもらうことになる。彼の裁きによれば、人間に精神を与えたジュピターは人間の死後に精神(魂)を取り戻す。また、テラは自分の身体を与えたのだから、人間の死後にそれを受け取る。クーラははじめに人間を形成したのだから、人間が生きている限り人間を掌握する。最後にジュピターは、人間は humus(大地)より作られたのであるから homo と呼ぼう、と言った。

ハイデッガーは『存在と時間』第四二節にこの神話を引用している。そこでの注によれば、これはヒュギヌスの寓話の二二〇番目として伝承されている関心・憂慮の寓話であり、ゲーテはこれをヘルダーから受け取り『ファウスト』第二部のために改作したという。ハイデッガーは、『存在と時間』において、人間という存在の根源的あり方に関わるという意味での存在論的概念として「関心(気遣い、憂慮)(Sorge)」を捉えた。ハイデッガーによれば、人間という存在者は、「世界のうちで出会うもののもとに存在するものとして、それ自身に先立って、世界のうちに既に存在する」というあり方をしている。このように、世界の内に既に投げ出され、世界のうちにあるものと交渉するという仕方で、自分自身にかかわりつつ自分自身を超え出ている存在としてのあり方が「関心」というあり方である。

存在論的に捉えられた関心・憂慮、すなわち、本書の文脈で言えば存在論的な意味での「ケア」は、人間を人間として成り立たせている根源的なあり方であり、人間のあらゆる態度、行動の基盤としてある。日常の心理的次元にある「心配（Besorgnis）」、手元のものへの「配慮（Besorgen）」、他人への「顧慮（Fürsorge）」等の基盤にも、もちろん、この存在論的な意味での関心、ケアがある。しかし、「関心」、「ケア」のそのような理解は、それらを具体的な心理現象として理解する日常的用法と乖離している。そのため、そうした存在論的把握が古代以来の歴史をもっていることを示すために、クーラの神話がとり上げられたのである。ただし、ハイデッガーの人間存在の捉え方の成否とは別に、クーラの神話は人間という存在の根底にクーラ（ケア）があることを明確に物語っている。

この神話によれば、ケアがはじめに人間を作ったのであるから、ケアによって人間ははじめて人間となる。また、人間が生きている間中、ケアは人間という存在を支配することになる。人間という存在の根底をなすところのケアが、具体的な行為や心情に現われる場合は、種々の脈絡において、上述の二つの意味（A）、（B）に対応する仕方で現われるだろう。心配や苦労という仕方でにせよ、気づかいや世話という仕方でにせよ、人間はケアという根源的なあり方を離れて存在できず、また、ケアによって人間は完成されるのである。この神話が語るところの、人間にとってケアが本質的であるということは、時代と文化の相違を越えてあてはまると思われる。

(2) 古代から近代までの展開

ケアは人間という存在の根底にあり、人間を人間たらしめている根源的あり方であるが、それはさまざまな人間的な心理や行動となって現われてくる。まず、人間は種々の悩みや気がかり、関心、気遣いのうちに生きている。これは自分にも他者にも向けられたものであり、人間のもろもろの活動の出発点であるといえる。悩みや気がかりが高じると援助や世話等のケアを求めるようになる。これはごく自然のことである。また人間は、生来というわけではないが、役割にもとづく責任や義務、また人が人に対してもつ感情といったさまざまな脈絡において、悩んでいる人や苦しんでいる人への同情、配慮や世話をし続けてきた。そして、その結果としてケアする側もなにがしかの充実感や満足感を得てきた。家庭での養育や病人の看護、老人の世話については、フェミニズム的観点から批判されてはいるが、歴史を通じて主として女性によって担われてきた。これらケアに関わる基本的なことは、時代や文化を越えて人間の一貫した営みとしてある。しかし、倫理や思想の次元にかんしては、時代や文化の相違によってケアへの着目のしかたが異なってくる。

たとえば、古代ギリシア的な思考では魂への配慮・世話としてのケアが重視されていたが、そこでは魂としての自己へのケア、セルフケアがまず考えられていたといえる。このセルフケアはやがて、魂以外の身体等をも対象にしていくことになる。[9] ソクラテスやプラトンにとって、魂への配慮がめざすところは有徳な人が送る「よき生」であったが、それは言葉の本来の意味での幸福な生であった。その意味で、幸福中心の倫理学であったが、その幸福とは、一般に考えられているようなたんなる欲求の満足ではなく、欲求のありかた自体の再検討を促すものであった。[10]

しかし、キリスト教の時代になると、自己へのケアに代わって、他者に向かっての友愛や慈善という徳の形をとってケア概念が現われることになる。それは、他者へのケアの基盤にある自己へのケアが、究極的には神によってなされるということを背景にしていた。たとえば「マタイによる福音書」第六章には次のように述べられている。

空の鳥を見るがよい。まくことも、刈ることもせず、倉に取りいれることもしない。それだのに、あなたがたの天の父は彼らを養っていて下さる。あなたがたは彼らよりも、はるかにすぐれた者ではないか。(中略) きょうは生えていて、あすは炉に投げ入れられる野の草でさえ、神はこのように装って下さるのなら、あなたがたに、それ以上よくしてくださらないはずがあろうか。(中略) あなたがたの天の父は、これらのものが、ことごとくあなたがたに必要であることをご存知である。まず神の国と神の義とを求めなさい。そうすれば、これらのものは、すべて添えて与えられるであろう（日本聖書協会訳）。

近代に至り、世俗と宗教の両方の領域において共同体的な規範が弱体化していくにつれて、倫理の中心も徳から規則や規範へと移行していく。なぜならば、一般に徳を中核とする倫理が十分に機能するためには、確固とした規範が存在することが必要だからである。古代ギリシアにおける知恵、勇気、節制、正義といった徳を考えてみよう。このうちの「正義」は通常は、規範に従うことであり、規範の存在が前提される。また、確かな規範がないときには、知恵も勇気も節制も道徳的な生き方を導くとは限らなくなる。それは、中途半端な悪人ではなく大悪人のことを考えてみるとわかる。彼らは人並みはずれた知恵、勇気、節制を備えている。その意味では、古代ギリシアの「徳」が意味する「卓越性」を有しているともいえるのである。(11)

ごく大雑把にいえば、近代においては、自由への平等な権利をもった個人それぞれが、人類一般にあてはまる普遍的な規則・規範に従うことが、道徳的ないし倫理的なこととされる。そして、そのような普遍的な規則・規範を見いだし、基礎づけることが倫理学の主題となっていく。ホッブズ、ロック、ルソー、ベンサム、カント等の倫理学は、この大枠の中に位置づけることができる。こうした大枠の中で、規範と自然法との関係、神の位置、社会発生以前の自然状態での権利の様相、社会契約のあり方、理性と欲求の関係、普遍的規範のあり方等々が論じられていった。ここでは、倫理学理論や規範は抽象化、普遍化、合理化される。その典型はカントのきわめて形式的な定言命法（無条件的な規範）「同時に普遍的な法則となることを意志しうるような格率（行動原理）に従って行為せよ」、あるいは「君の人格および他の人格の内なる人間性を、単に手段としてのみでなく、常に同時に目的として扱うよう行為せよ」等である。それゆえ、具体的、個別的、非合理的という特徴をもつケア概念やその類似物（共感等）は、ハチソン、ヒューム等が主張した道徳感情論等として出現することはあっても、倫理学の歴史において主流になることはなかった。

一九世紀半ばから顕著になる理性的なものへの懐疑は、実存主義、マルクス主義、深層心理学、進化論の台頭という形態をとって現われてくる。ここでは、抽象的な本質よりも個としての人間の実存が重視される。また、理性による所産とされていたものの土台に自然への働きかけとしての労働そして経済活動が見出されるし、理性の背後にはたらく無意識の領域の存在が主張されるようになる。また、人間を生物全体の進化の過程の中で把握する姿勢も支持者を獲得してくる。こうした動向に呼応して、ケア概念のもつ具体的、個別的、非合理的という要素が見直される時期が到来する。

このような動きは、医療の世界においても見ることができる。他の科学よりも遅れて、一九世紀末に科学的知見が医療の世界にも急速に導入されることになった。これは、診断・治療の技術の飛躍的な進歩をもたらしたが、問題点も少なくなかった。端的にいえば、それまでの医術から医学への展開に伴い患者の個別性が軽視されるという事態が生じたのである。そして、そのことへの反省が生まれてくる。

一九二七年、奇しくもハイデッガーが『存在と時間』を刊行した年に、ハーヴァード大学の医学部教授F・ピーボディは「患者のケアについて」という論文で次のようなことを述べている。患者をたんなる治療ではない意味でケアすることは、医学において本質的なことである。現代の病院では、膨大な量の科学的資料を扱わねばならず、また器質性疾患への内科医の強い偏向もあり、医学という術の人格的側面が脅かされている。疾病の治療という抽象的観点からでなく、患者個人へのケアという具体的観点から、内科医は患者の特殊事情に着目すべきである。

その後、第二次世界大戦を経て、そこでの精神病者への安楽死や人体実験等の悲惨な経験の反省から、医の倫理への関心は患者の権利や自律、インフォームド・コンセントの確立に向かうことになる。医療の世界においてケアが再び論じられるようになるのは、六〇年代からである。このころ、特に七〇年代から、看護が科学技術的、管理的様相を深めていくにつれて、また、看護学の基礎づけをめざして、看護学者たちもケアの観念に注目しだす。

(3) 現在の状況

医療の領域でケアに着目する以上のような動向を先駆として、二〇世紀最後の四半世紀には、社会における一般の人々もケアに眼を向けざるをえない事態が生じてきた。

それはまず「キュアからケアへ」という標語で表される医療の世界での変化による。その変化を促進したのは、第一に、医療技術の進展の結果としての高齢化社会また高齢社会の到来である。こうした社会では、従来のような退職後の年金や老人医療費の問題だけでなく、老人介護としてのケアの問題が提起されることになる。個人がするにせよ、公的機関によるサービスを利用するにせよ、老人へのケアはきわめて身近な問題となってきている。現在そのケアのあり方が、個人の次元で、また制度の次元で問われている。

第二には、医療技術の進歩によって、医療の対象が感染症から成人病等の慢性疾患へと重点を移してきていることが挙げられる。もちろん、癌のようなキュアの対象である疾患への対処も重要な課題であるが、全般的にみれば、慢性疾患や老人性退行疾患の比重が高まってきている。患者は治療によって治癒するのではなく、長い期間にわたって病気とのつきあいを余儀なくされる。このような状況においては、患者のＱＯＬ（Quality of Life 生活の質）が重視されることになり、患者の部分としての患部ではなく、個人としてのまた心身にわたる全体としての患者が医療の対象とならざるをえない。ここでは、ケアということがクローズアップされる。

そして第三には、ターミナル・ケアへの注目が挙げられる。これは死の場所が家庭から病院へと移行したことにより、家族に看病されて安らかな死を迎えるという従来のあり方が困難になってきたことを背景としている。また、死についての教説を提供する宗教の弱体化、そして、苦痛を緩和する技術の進歩も背景にある。ここではもちろん、通常のキュアということは意味をなさない。人生の終末期という極限的な状況下で、人間が最期まで人間らしくありつづけ、安心して納得した死を迎えるためにはいかなるケアが必要なのであろうか。このような重い問いかけが広く現代の社会においてなされることになる。

人々がケアに注目するようになった別の背景として、個人主義的、自由主義的な人間観への疑問視が挙げられる。現在の自由な社会では、個人の独立を強調するあまり、人間どうしのきずなが弱まってきつつある。このような社会において自由な個人は、他者との望ましい仕方での共生や社会全体の幸福よりも、他人からの批判や強制なしに自由にしたいことをすることに比重を置きがちである。こうした傾向は、個人主義的自由主義を提唱したJ・S・ミルの考えである、個性ある個人が自己と社会について配慮しつつそれぞれのしかたで生きるということからも逸脱するものであろう。

そうした事態への疑いや批判はさまざまなしかたで現われてきている。たとえば、ボランティア活動を教育にとりいれること、地域のコミュニティを復活させる試み、また、心や魂の癒し（ケア）への欲求の増大、そしてそれに応えるような新しい宗教の盛況等であり、さらには、「母なる自然」への回帰を提唱するエコロジー運動も、広い意味ではこれに含まれるといえるだろう。

倫理学の領域では、それはまず共同体倫理や徳の倫理の復権という形態で現われた。「ケアの倫理」を提起して倫理学者やフェミニストたちをケア論争に巻き込むこととなったC・ギリガンの著作『もうひとつの声』（*In a Different Voice*, 1982）も、そうした傾向を背景にして、生命倫理の領域にも大きな影響を及ぼすことになる。ギリガンはその著作において、英米における倫理に代表されるような、自律し分離した個人と抽象的な道徳原理からなる男性的な「正義の倫理」に対比して、他者との感情による結びつきと、状況に応じた道徳的思考を中心とする女性的な「ケアの倫理」を提唱する。これ以降、ケアにかんする議論は医療や福祉の領域を超えて倫理学の領域にまで拡大することになる。

第三節　日本のケア論のソースブック

以上、ケネディ研究所発行『バイオエシックス百科事典』を一部参考にしつつ、ケアにかんする歴史をごく簡潔に述べてきた。以下でケアについて論じられてきた内容を私なりの仕方で分類する前に、ケアとはいかなるものであるか述べる必要がある。その前に、日本の生命倫理のケア論をリードしてきた主要文献を挙げてみたい。

これ以降の節はこれまでの日本の生命倫理の諸文献を中心に整理した結果によっている。そのため、煩雑を回避するため、他の章・節とは形式を異にするが、文献注を本文に挿入することにしたい。なおここで参照された文献の一覧は本章末に掲げてある。

これまで見てきたように、日本におけるケア論は八〇年代から活発化し、現在では花盛りの観がある。ここで、現在までの議論のソースとなったと思われる何冊かの著作を年代順に挙げておこう。日本の生命倫理は医療や研究の現場に携わる人々を多く含むことから、専門外の外国語原典に接する機会が多くない。それゆえ、外国諸著作については、原著ではなく主として翻訳書を挙げてある。また、ここでは論文ではなく著作に限定してみる。

① 柏木哲夫『死にゆく人々へのケア』医学書院、一九七八年

著者は一九七三年に淀川キリスト教病院において、日本初のターミナル・ケアチームを編成したターミナル・ケアの草分け的存在であるが、本書はそのチームの記録に基づいている。キュアと対置されるケアの特徴が端的に現われる現場の経験から、ターミナル・ケアにおける患者へのケア、家族へのケア、チーム医療のあり方を述べた本書が与えた影響は大きい。これ以後のターミナル・ケア関係の書籍でのこの著作への参照頻度がそのことを物語っ

ている。

② C・ギリガン『もうひとつの声——男女の道徳観のちがいと女性のアイデンティティ』（生田久美子・並木美智子訳）川島書店、一九八六年（原著出版は一九八二年）

原著によって、それまでは看護や福祉の領域で議論されてきたケア論が、倫理学の領域を含む広範な領域で展開されることになる。それまでの医療現場中心であったケア概念は、「ケアと権利」、「ケアの倫理と正義の倫理」といった倫理学的対立図式の中で論じられるようになった。また、ケアの倫理は女性的倫理の典型とされるが、ここから看護倫理を原理志向的・男性的な生命倫理や医の倫理から独立させる動きを生むことにもなった（Noddings 1984）。この翻訳書は、そうした国外の動きを日本に移入する契機になったといえる。ただし、この翻訳書では'care'は「ケア」ではなく、「配慮」、「心くばり」のように訳されている。

③ M・メイヤロフ『ケアの本質』（田村真・向野宣之訳）ゆみる出版、一九八七年（原著出版は一九七一年）

原著の出版はギリガンより一〇年ほど早いが、邦訳はギリガンの訳書の一年後である。本書は哲学的にケア概念を捉えるものであり、人間以外をも対象とするケアについての原理的探究がされている。語られた内容には深いものが感じられるが、哲学の議論などは引用しない平明な叙述は多くの読者を呼んだ。この翻訳書も種々のケア論において参照されており、上記のギリガンの訳書とともに、ケア論のもつ哲学的倫理学的含意を伝えることになった。

④ J・ワトソン『ワトソン看護論——人間科学とヒューマンケア』（稲岡文昭・稲岡光子訳）医学書院、一九九二年（原著出版は一九八五年）

P・ベナー『ベナー看護論——達人ナースの卓越性とパワー』（井部俊子他訳）医学書院（原著出版は一九八四年）

これらは看護系のケア論のソースブックといえるものである。ワトソンについていえば、一九九一年に来日して開催した講演・セミナー「来るべき時代に向けてのヒューマン・ケアリングの意味と意義——臨床看護のケアとその基礎」と、彼の著作の翻訳（ワトソン 一九九二）が看護学会に与えた影響は大きいと思われる。看護とはサイエンスでありかつアートであるという観点からの看護論、ケアする相手との一体化をはかる「トランスパーソナル・ケアア」の提唱等、大きな影響を与えた。また、一九九二年の日本看護科学学会第一回国際学術集会では「ヒューマン・ケアリング――その政治・倫理・哲学」がテーマとなる。[6]この刺激を受けて、一九九三年に『看護研究』第二六巻一号ではケアの特集を組むことになり、看護の領域でのケア論が活発化していく。ワトソンの看護論の翻訳と同じ年に、P・ベナー『ベナー看護論――達人ナースの卓越性とパワー』(この書はThe Book of the Yearを獲得)も出版され、これも多くの読者を得た。

⑤ 森岡正博編著『「ささえあい」の人間学』法蔵館、一九九四年

日本生命倫理学会の設立の一年後の一九八九年から一九九二年まで続いた五名の研究者(森岡正博・赤林朗・斉藤有紀子・佐藤雅彦・土屋貴志)による一三回にわたる研究会での議論に基づいている。副題にあるように「私たちすべてが「老人」+「障害者」+「末期患者」となる時代の社会原理の探究」が動機であり、新しい福祉社会の原理を尋ねている。ここでは「ケア」という語はあまり使用されず、「ささえあい」をキーワードに試行錯誤しつつ粘り強い探究がなされているが、ケアについて思索する読者に幅広い影響を及ぼしたと考えられる。

⑥ 川本隆史『現代倫理学の冒険――社会理論のネットワーキングへ』創文社、一九九五年

手際よくまとまりかつ読み応えのある各章であるが、倫理学、政治哲学の視点で「ケア」を論じた章は、哲学や倫理学を研究する多くの読者をケアの問題へと導いた。本書では、ギリガンの'ethic of care'を「思いやりの倫理」や「心配りの倫理」ではなく「ケアの倫理」と訳している。ギリガンは主として道徳意識としてのケアを念頭に置いており、行為としてのケアには'activity of care'を用いたりしている。倫理学と従来のケア論を結びつけたという点で、'care'を行為も包含する「ケア」と訳したことのもつ意義は大きい。これ以降、ギリガンの「ケアの倫理対正義の倫理」の問題が倫理学の領域で盛んに論じられていくことになるし、倫理学の研究者がケアについて本格的に論じるようになる。また、フーコーとケアの問題への着目にもこの著作は大きな影響を与えた。

⑦　石井誠士『癒しの原理――ホモ・クーランスの哲学』人文書院、一九九五年
二〇世紀末に当たり、次の千年紀の哲学的人間学の要となる「ホモ・クーランスとしての人間」を提示し、それによって「痛み」、「病気」、「健康」、「治療」、「医療」等の概念の根本的転換を迫る著作である。ヨナス、ヴァイツゼッカー等を踏まえながら西田哲学に依拠する哲学的生命論を根底にすえることを試みている。生命倫理の中でも哲学畑の研究者の多くが参照するケア論である。

⑧　*Encyclopedia of Bioethics*, 2nd ed., Macmillan Library Reference USA, 1995
この第二版でのケアについての叙述は二六頁にわたっており、以後の生命倫理研究者のケア論議に少なからぬ影響を与えてきた。第二版の内容は、「ケア概念の歴史」、「医療におけるケアの倫理の歴史」、「現代のケアの倫理」である。私もこの事典の叙述から多くのことを学んだ。二〇〇六年には、第三版の翻訳『生命倫理百科事典』（丸善）が刊行された。これまで以上に多くの人がこの解説を読むことが予想され、その内容はケアを論ずるさいの常識となるだろう。

なお第一版（一九七八）では、ケア論は参考文献を含めても四頁強程度である。第二版よりもはるかに少なくケア概念の歴史も記されていない。ケアに関する注目の度合いの変化をここにもうかがうことができる。

これ以降も、ノディングズ、クーゼの翻訳や、国内でも数多くのケア論が出版されていくが、ソースブックとしては一応一九九五年で区切っておきたい。

第四節　ケアの意味

「ケア」についても種々の定義が可能であり、それ自体がケア論の一つの領域をなしているといえる。ケアには、人間を人間たらしめるあり方という存在論的把握の仕方があるが、ここではそのような次元ではなく、種々の脈絡

においで、日常の次元において現われた(態度を含めての)行為としてのケアの意味について、これまでの数多くの議論を土台にして私なりにまとめてみる。「ケア」の意味規定は、「心配」、「世話」、「配慮」、「気遣い」といった本質的な意味を中核として、ケアという態度や作法、行為のあり方を時代とともに積み重ねてきた。その結果としての現代における意味を述べてみたい(12)。

「ケア」とは、まず、あることをする者とされる者との関係である。セルフケアはその派生形態であり、ケアする自分とされる自分の関係と考えられる。そして、ケアにおいて成立する関係とは、一方が苦痛除去や生活改善のために要求していることに他方が援助や気づかいによって応え、それが相手に受け入れられるという関係であり、その意味でケアとは相互行為といえる。つまり、ケアとは、たとえば籠(相手)に玉(世話、気遣い)を入れるような一方向的で単純な行為ではなく、はるかに複雑かつデリケートな行為である。つまり、相手が求めることに対して熟慮して応え、それが相手に受け入れられるといった双方向的行為である。要求は言葉によってだけでなく、身振り、あるいは身体の状態によっても表現される。それらを察知するのは、共感の能力によるともいえる。さらに、要求されたままに応えるのではなく、要求への対応についてのケアする側での熟慮(相手は本当に望んでいるのか、望まれたことは相手にとって善いことか、それは倫理的に許されることか、実際に実行可能か等の判断)がそこに介入してくる。ケアとは、相手にとって本当によいと考えられることを行うことだからである。また、要求に応えたとしても、相手にそれが受け入れられなければならない。そのためには、現にいる「この人」としての相手とよい関係を作り維持していくような態度・作法が不可欠である。そうでなければ、そこにあるのは援助や世話、気遣いに対する拒絶(「大きなお世話」)であり、本来のケアの関係は成立しがたいといえる。すなわち、ケアには共感に加えて、理性的思考能力や相手との関係を的確に判断し対応する能力が必要とされる。

つまり、ケアとは、援助を必要とする人が発する要求に対して、援助者が熟慮をもって応え、その応答が援助を必要とする人に受容されるときに成立する関係、あるいは相互行為である。この場合、熟慮をもって行うことには、援助や世話といった積極的に相手に働きかける行為だけでなく、相手をそっとしておくこと、相手の言葉にじっと耳を傾けること、たんにそばに寄り添っていること、忘れずにいることといった種々の気遣いも含まれている。簡潔にいえば、「ケアとは苦痛除去や生活改善の要求に熟慮をもって応え、相手に受容可能な援助、世話、気遣いをするという相互行為、関係のことである」。

本来的なケア、理想的なケアとは、このような複雑な関係・相互行為であるが、現実には、これらのいくつかが成立しなくても「ケア」と呼ばれる場合もある。たとえば、救急救命の場合のように、相手の受容を不要とする場合もあるだろうし、ケアする側の熟慮がルーティン化している場合もある。また、相手にとって最善と考えられることであれば、相手が嫌がっていても行うパターナリスティックなケアもあるだろう。

相互行為としてのケアは行為であるかぎり、それが成就することも失敗することもある。一般に行為が成就するときには何らかの満足や充実感が生ずる。ケアという相互行為が成就すれば、要求がかなえられたり望みが実現したという満足感がケアされる側に生ずるが、それだけではない。ケアする側には、相手が満足したことへの喜びが生じうる。さらに、相手の要求を熟慮し、しかも相手に受容可能な仕方で行う助ける行為であるから、ケアする側にもそれなりの達成感、充実感が生ずるのが普通である。また、ケア行為には多くの場合に苦労が伴うため、ケアする側の人格の向上も結果として生ずることがしばしばある。ケアは存在論的意味で人間存在の根源にあるのだから、そのケアの具体的現われにおける充実の影響が人間の生きる意味や意義にまで及ぶことも十分考えられる。

このようにケアにおいては、赤子、患者、悩める人等にとって善いものが与えられるとともに、ケアが成就したとき、あるいはそれに向けての努力の過程において、与える側にも充実感や人格の向上といった善いものが生ずる。それゆえ、こうしたケアによって成立する関係とは「よい関係」である。その意味で、本来、ケア的関係は、要求や共感という事実的事柄を基礎にしてはいるが、よい関係という価値的要素を含んでいる。

ただし、ケアとは一面では辛い仕事である。特に心身の状態のよくない人を相手にして、その人にとって善いことを、しかも受容可能な仕方で行うには多くの神経を使う。まさに「気遣い」、「気働き」が不可欠であり、ケアには疲労感、自分への無力感、相手への不満といったネガティブなものを伴うことが多い。それは成就したケアについても当てはまる。ケアがうまくいっても、どっと疲れることはしばしば起きる。「よい関係」を作り維持することには苦労、心労が伴うのである。このようなネガティブな要素が伴うことを考慮すると、ケアの見返りとしての、感謝の言葉や職業としての報酬は決して軽視できないものである。

ケアにおけるよい関係は、通常は形成や維持が容易でなく、よい関係からの逸脱（無視、虐待、支配、押し付け、バーンアウト等）がしばしば生ずることになる。これは、主としてケアする側の過度の専心、相手への過度の期待や依存、無力感、投げやり、拒絶、お仕着せ、支配といったことに由来するだけでなく、その要因がケアされる側に見出される場合もある。ケアされる状態にあることは一般に人間にとって望ましいことではないため、ケアされる側は、素直にケアを受け入れて感謝できないような、さまざまなネガティブな心理が働くからである（渡辺二〇〇二）。そうした心理は、ケアする側の疲労を増すことになり、その反動として、ますますケアされる側の不満も募っていく。ここにあるのは、ケアにおける悪循環とでもいえるものである。こうした逸脱したケアにはさまざまな形態がある。一方の極には、ケアする側の自己を顧みない専心や没頭、バーンアウト（燃えつき）があり、その対極には、虐待や支配等がある。

第五節　ケア論の分類

以上のことを踏まえて、ケアにかんする議論の分類をしてみたい。これはケアに関する議論一般を整理する枠組みとして役立つものである。ここでは翻訳を含め日本の文献に限定している。というのは、日本の生命倫理の現状では、文系の研究者以外にとっては日本語の論文や翻訳書が基本的な文献とされているからである。もとになった文献は限られているが、以下の分類はケアについて論ずる一般的枠組みとして妥当なものと考えられる。

まず、そのようなケアをする側の専門性という観点からの分類が考えられる。それは、非専門職によるケアと専門職によるケアという分類である。子どものケア、老人ケア、ターミナル・ケア等では日常的ケアや家族によるケアも論じられるが、多くの著作は専門職によるケアについて論じている。この分類を横糸に見立てることにする。

それとは別の分類として、ケアにかんする議論には、まず、ケアの定義の検討を含め、ケア的関係そのものの吟味、ケアの対象の範囲、ケアの前提する人間観といったケアの理論に関わる領域がある。二番目に、実際にケアの現場でいかなる関係を作るべきか、ケアの技法・技術はどうあるべきかといった臨床現場に関わる領域がある。そして、三番目として、ケア的関係が埋め込まれている制度や社会、文化を問うことに関わる領域が考えられる。

それらは、それぞれ理論、臨床、制度の三領域に分けることができるだろう。理論領域には原理論や類型論等が含まれるだろう。また、臨床領域には作法論、徳論、逸脱論、補完論等が、制度領域には制度論、文化論等が含まれるといえる。三領域は相互に連関しているとはいえ、一応このような分類が可能である。この分類を縦糸に見立てることにする。すると、ケア論の見取り図は次のようになる。

A　ケアの横糸
　a　非専門職によるケア
　b　専門職によるケア

B　ケアの縦糸
　1　理論：原理論・類型論

2　臨床：作法論・徳論・逸脱論・補完論
3　制度：制度論・文化論

以下では、ケアの縦糸の方を中心に述べるが、まずは横糸についてもごく簡単に述べてみよう。

(1)　専門職によるケアと非専門職によるケア

非専門職によるケア

この典型は養育や育児といった親が子に対するケアである。ケアの原型が論じられるさいに子どもへのケアがよく挙げられるように、これはケアの原点であるとともに、大人へのケアと異なる特徴を有している（加藤尚武 二〇〇〇、石橋 二〇〇五）。また、老親の介護、見知らぬ困窮者への援助、病人への介護や気遣い、落ち込んでいる人への慰めや配慮、セルフケア、さらには家族による死者への供養等、専門家以外によって日常的に行われるケアがこれに属する。

こうしたケアが義務であるかどうかについては議論があるが、法的義務と道徳的義務の区別もあり、一概に義務かどうかは言いがたい面がある。この中の一部のケア、たとえば養育は親の法的道徳的義務であるが、他の多くは法的義務ではなく、道徳的義務あるいはそれを超えたもの、道徳的に賞賛されるべきことに当たるというのが妥当だろう。しかし実際は、法的義務や道徳的義務の範囲は時代や社会によって変動しており、不確定な場合が少なくない。

また、非専門職によるケアと専門職によるケアとの区別も時代に応じて変動する。たとえば、介護保険制度の導入によって、それまで主として非専門職のケアの領域とされていた在宅老人介護の領域に専門職によるケアが進出することになったのはその例である。

専門職によるケア

専門職によるケアにおいては、ケアすることは職業に伴う義務である。ここではケアにかんする専門的知識の習得や資格取得が必要とされる。そして、非専門家によるケア以上に、ケアへの専心と注意が求められる。ケア専門職が働くのは、看護、介護、教育、保育、カウンセリング等の領域においてである。ただし、ケアされる対象を生きている人以外にも広げれば、葬式や供養を行う僧侶、神官もケア専門職とみなすことができる。

専門職とその倫理については他に譲ることにするが（田中・柘植 二〇〇四）、とくに看護の専門性に関しては議論が活発である（前田 二〇〇一、三井 二〇〇四、服部 二〇〇六）。それは、看護師の仕事が医師と介護士等の職の間に挟まれているため専門性の確保が容易でないからである。

(2) ケア論の諸相――理論・臨床・制度――

理論

先にも述べたように、厳密に量的に比較したわけではないが、欧米よりも日本では、終末期ケアなどに限定したものではなく、また現場でのケアの技法でもない、ケアの理論的側面についての議論の比重が高いように思える。このことは、日本文化のもつケア的性格、ケア的土壌（第二章を参照）と関係しているかもしれない。われわれはケアということについて論じながら、実はその奥で日本の文化や思想の再検討をしているのかもしれない。

ターミナル・ケアや癌患者へのケア、プライマリ・ケアといった各論的な実践的ケアの議論は、ギリガンの著作の翻訳以前からあったが、上述のように、倫理学研究者の間ではとくに川本によるギリガンの紹介（川本 一九九五）以後、ケアの倫理についての議論が盛んになりだす。

ケアの問題は倫理学の伝統では道徳感情論の領域にあり、ヒューム等の道徳感情論のもつ伝統的な哲学上の問題点を継承している。すなわち、道徳感情や共感という主観的で状況依存的なものが、普遍性を要求する倫理の基盤たりうるか、また、そのためにはいかなる補完原理が必要であるかという問題である。この議論は、たとえば、ノディングズ（ノディングズ 一九九七）の「ケアリング」を中核とするケア倫理に対するクーゼによる批判（Kuse 1997）において登場している。つまり、ケアや感情の持つ主観性を補完する「一般的原理」を、ケア中心の倫理でどう位置づけるかの問題であるが、ケアにもとづく倫理がこのような脈絡で論じられる場合はそれほど多くない（中村 二〇〇一、高橋 二〇〇四、永田 二〇〇三）（本書の第五章ではそのことについてかなり立ち入った議論をしている）。むしろ、サラ・フライの看護倫理（フライ 一九九八）にも言及しつつ、看護倫理は生命倫理や医療倫理の一部なのか、それとも独自の倫理なのかという問題圏の中で議論されてきている（手際よい紹介として、小林 二〇〇〇）。また、ケアの倫理を「他者援助の奨励」として、「他者危害の禁止」で代表される正義の倫理とともに社会の一般的倫理に組み込む試みとしては清水（二〇〇五）等の議論がある。

「ケア」の意味についての議論は種々あるが、一般的定式は本節冒頭で挙げておいた。これはケアするものとされるものの相互性を含んでおり、その点でノディングズの「ケアリング」概念に近いものである。[13]

私の提示した定式で大きな問題となるのは、ケアによってケアする側に生ずる充実感や達成感といった善き結果をどう評価するかについてである。ここで種々の類型が生ずる。結果としての充実感さえ不要で一切の見返りを求めず、いわばケアを聖化する立場もある（池川 一九九一）。これまで看護の世界ではむしろこちらの方が主流だったかもしれない。患者の苦悩は、死すべき者としての根源的苦にいたる場合があり、そうした状況でのケアは心身のケアを超えてスピリチュアルな次元にまで及ぶことがある。看護にはそこまで要求されないにしても、ケアは宗教的救済の次元とも関わりうることゆえ、ケアの聖化にも理由がある。

しかし、現実にはケアにはネガティブなものが付きまとうのであり、それに対処せずに専心や献身を求めるのは、バーンアウトへ通じる道であると思われる。「感情労働としてのケア」への着目はそうした聖化への批判の一環と考えられる（武井 二〇〇一）。私は、ケアすることによる充実や人格の向上は、ケアの質の確保に不可欠であるとともに、セルフケアという面でも有効であると考えている。また、ケアに伴う苦労を考慮すると、達成感や充実感以外の見返り、報酬等の互酬的要素も重要であろう。

ここでキュアとケアの関係について一言すれば、「キュアからケアへ」という標語が唱え始められた時代とは違って[14]、最近では両者をはっきり区別せず、むしろ本来ケアがキュアの基礎にあるという立場が主流になっている（加藤直克 二〇〇四）。また、「キュアからケアへ」は、その標語が最適とされる現場であったターミナル期の医療についても近年見直しが行われてきている。たとえば、ターミナル期においても、ケアだけでなく「キュアもケアも」が相応しいとされる（日本医師会報告 二〇〇六）。

これは、「終末期」をどう捉えるかということと連動してもいる。上記報告書（日本医師会報告 二〇〇六）でも従来の「生命予後」や「キュアからケアへ」で特徴づけられる「終末期」概念の不十分さが指摘されている。これとともに、ターミナル・ケアのあり方も、これまでの末期癌中心（柏木 一九七八）ではなく、多様な疾病に応じたターミナル期に相応しいものが提唱されている（池上 二〇〇六）。

ケアの哲学的側面、存在論的意味への考察も「ホモ・クーランス」としての哲学的人間学の提唱（石井 一九九五、浜渦 二〇〇五）のほか、多くの論者によってなされてきた。ケアを自他の相互依存関係、「ささえあい」と捉えること（森岡他 一九九四、森村 二〇〇〇）、ケアの実存的理解（松島 一九九八）、ケア概念へのハイデッガーの寄与の考察（村田 一九九四、中山 二〇〇一）、レヴィナスとの関係を問うもの（佐藤 二〇〇〇）、ケアがいやいやながらという意識を伴う義務であることの淵源を、最終的には、生き物を殺して食うことで生きざるを得ない人間の負い目の解消に見出すこと（最首 二〇〇五）はその例である。また「ケア」という表現は用いられていないが、近代的自我概念・所有概念に対する大庭（二〇〇〇）の批判の中には、ケア的関係の中で生じ、ケア的関係へと死後に旅立っていく「私」が見てとれる。

「ケア」の原義には「心配」の意味がある。どうしても気にかかり心にかかる心配事が、自分ではなく悩みつつある他者を対象とするとき、気遣いや配慮、世話が生ずる。ケアの根底に心配し悲しむ人間、他者との関わりの中にある人間、傷つきやすい人間観を見て取り、それを近代思想に典型的な自由独立で権利をもつ人間観に対置し、ギリガンの「正義の倫理」対「ケアの倫理」という対立図式とからませながら論ずることは盛んになされてきた（石井 二〇〇三、朝倉 二〇〇三）。傷つきやすさや弱さを生命一般のもつ特徴と捉え、それと機械とを対置する、あるいはそれが社会を根底から支えていることを論拠としてエンハンスメントへの制約を構想する論考もある（松田 二〇〇五。また本書第六章を参照）。

また、スピリチュアル・ケアの考察も、宗教や死生観、実存の問題を通して、ケアの哲学的側面へと分け入ろうとしている（窪寺 二〇〇〇、広井 一九九七、二〇〇〇、水谷 一九九六）。その道はまた、宗教とケアの問題（山下 二〇〇五）、さらには、自然によるケア、自然のスピリチュアリティの考察へと通じている（広井 二〇〇五、高橋・吉田 二〇〇五）。

ペットへのケアは言うまでもなく、スキンケア、ヘアケアまで言われる今日、ケアの対象に何を含めるかについても議論がされている。ケアの類型は、ケアの対象の種類にも依存している。通常は生きている人間であるが、作品や観念を対象とすることも考えられる（メイヤロフ 一九八七）。また死者をも対象に含めるとき、ケア論は形而上学と結びつくことだろう（広井 一九九七、二〇〇〇）。本書第二章で述べるように、日本の神や自然までも含むとされる場合は、ケア論は文化全体のあり方を問題にすることになる。また、エリクソンが成人期の「生きる力、活力（virtue）」としたケアは、将来世代への責任論への示唆を与えてもいる（木下 一九八九）。このように現存する人間だけでなく、死者や将来世代、動植物、自然を対象にするとき、ケア概念は権利、義務、責任、功利の原理等に代わって、生命倫理と環境倫理を統合するキーコンセプトになるかもしれない。これについては本書第五章で述べてみたい。

日米でのケア論が盛況である事情について大胆に言えば次のようになるだろう。アメリカでは個人主義的自由主義の人間観や社会観、倫理観に対抗、あるいは補完するものとしてケアが注目されてきた。日本ではアメリカ由来の生命倫理が医療等の現場に根ざすにあたり、日本の文化や社会のもつ関係性重視の特徴、いわばケア的風土に直面したことをきっかけにケアが脚光を浴びることになった。こう考えると、ドイツやフランスでは社会的「連帯」という土壌がケアの有する意義の多くを担っているため、ケアについての論争がそれほど盛んでないといえるだろう。ハーバーマスがギリガンのケア概念を「連帯」と読み替え、正義と連帯を相互補完的としたことについては朝倉（二〇〇四）が、またフランスにおける「連帯」、そしてそれと「人間の尊厳」、「公序」の関係については、磯部（二〇〇五）が参考になる。

臨床

本来のケアでは、ケアするものとされるものの間によい関係が成立していると上で述べた。では「よい関係」とはどのような関係なのだろうか、また、いかにすればそれを形成し維持できるだろうか。このような問いについての論考の量は、理論的側面にかんする論文の分量をはるかにしのいでいる。医療従事者、とくに看護系ではこうしたケアの臨床に関わること、つまり、ケアの作法論、徳論、逸脱論、補完論が重点的に論じられている。また介護やカウンセリングにおいてもこのような点が議論の中心にある。ターミナル・ケアにかんする議論もこの臨床の領域にあるし（柏木 一九七八、デーケン他 一九九一、水谷 一九九六）、自己決定にかんする立岩の論考（一九九七、二〇〇四）もケアの臨床論として読むことができる。

ケアが根源的に有する困難さとそれに向き合う方途の考察をめざす三井（二〇〇四）では、パーソンズとフリードソンの専門職論に言及している。前者では、医療専門職が重大な責任を負っていながら不確実性に取り囲まれており、なすべきことを限定せざるを得ないこと、後者では、患者の固有の生に応じてニーズを捉えることが医療専門職には困難であることが論じられる。そして、それと対応させつつ、ケアへの取り組みを大きく「ケア技法論」

と「ケア倫理論」に分類している。前者はケアの指針化、マニュアル化をめざし技法を重視し（日野原 一九九九、村田 一九九四）、後者は患者を受け入れることに「専心」したり受け入れを「歓待」したりする立場（メイヤロフ 一九八七、鷲田 一九九九、ワトソン 一九九二、池川 一九九二、石井 二〇〇三）である。

これらはいずれも、いわゆるケアの作法論の領域にある。ケアの作法には、ケアする側での技法、マニュアルだけでなく心構え、いわば徳論が必要である。たとえば、メイヤロフ（一九八七）は「知ること」、「種々の観点をとること」、「忍耐」、「正直」、「信頼」、「謙遜」、「希望」、「勇気」を挙げるが、これらは古代ギリシアと中世の徳目を総合したようなものである。

ケアとは本来、状況依存性、個別性という特徴を強くもっている。これはいわゆる全人的医療の特徴でもあるが、患者個人の身体や履歴、病状の個別性への対応はマニュアル化を阻む壁となっている。しかしケアの視点は、指針化、マニュアル化されないと医療現場では実際に機能しがたいという側面をもっている。ここには一種のジレンマがあるが（朝倉 二〇〇三、宮脇 二〇〇三）、技法化、マニュアル化の必要性を認めつつ、マニュアルから抜け落ちる部分がつねに存在することへの自覚が必要だろう。ケアの理論が看護診断という技法の導入とともに注目を浴びてきたこと、理論と診断のいずれに重点を置くかが時代とともに揺れ動いていることは、そうした自覚の現われといえるだろう。

ケア論のすぐれた説を展開してきた清水（一九九七、二〇〇五）の論考は、ケアの理論的側面とともに臨床的側面にもかかわっている。その場合、上の分類での「ケア倫理論」だけでなく広い意味での「ケア技法論」にも関与している。たとえば、清水が開発プロジェクトの代表を務めた、治療方針の決定・選択の困難な状況での決定を支援する「臨床倫理検討システム」では、生命倫理の諸原理を踏まえつつ、ケアの理論と技法論との架橋が試みられている。

ケアの技法化・マニュアル化への別の視点からの批判として、技法化は専門家とクライアントが共同で問題に取り組むのでなくて、両者の間の優劣関係を維持することになるというものがある（野口 二〇〇二）。ここでは後期ヴィトゲンシュタインに影響された社会構築主義の立場から、ナラティブの方法によって問題解決よりも問題解消という方向が示される。

また、ケアを技法化することには、上とは異なる利点もある。それは、ケアするものとされるものの間に一定の距離を保つことで、両者の間に生じる心理の波濤を穏やかにすることである。ケアとはよい関係の形成と維持をめざすものであるが、そのことは決して容易いことではない。ケアされる側の多くは疾病や障害、貧窮といった困窮のうちにあり、ケアする人との間に複雑な心理の綾が生じがちである。親密な関係にある場合はそれが顕著になる（渡辺 二〇〇一）。そこに現われるのは、生身の人間どうしの関係の深部であるとともに暗部であり、ケアが本来の姿から逸脱することもしばしば生ずる。このように、ケアには明るい部分と暗い部分との両面がある。「高齢者虐待」や「児童虐待」の問題は、ケアがもつ暗い側面への考察を不可欠にする。これと関連して、介護の現場での「老人ケアのしんどさ」を論じたものとして木下（一九八九）がある。

上述したように、近年、バーンアウト（燃え尽き）問題が重視されている。専心を伴う「ケアリング」のもつ厳しさ、過度の献身の要求はこの問題を生じさせる要因の一つと考えられる。本来のケア、理想としてのケアは、ケアされる側だけでなく、ケアする側にとっても善きもののはずであるが、これまでは、主としてケアを受ける側の善に視線が注がれてきたといえる。それは弱者への眼差しでありケアにおいて重要なことであるが、ケアするものも同様に傷つきやすい生身の人間であり、セルフケアやチームケアが不可欠である。チームケアが首尾よくいけば、患者にとってもケアする方にとってもプラスは大きいだろう（岡本 二〇〇三）。

ケアするものへのケアが不十分だとバーンアウトという事態に陥りがちである。このバーンアウトへの指摘は、現場で医療に携わっている人々の間では以前からなされていた（赤林 一九九四）。最近のバーンアウトについては、感情労働としてケアを捉える武井（二〇〇一）がある。これと関連して、医師の側でも、「義務」と、義務を超え賞賛されるべき行為である「超義務」とを区別する必要性があることを論じたものとして浅井他（二〇〇六）の論文がある。また、ケアは相互行為であるかぎり、ケアの失敗の原因がケアされる側にある場合もしばしばあり、その意味でケアされる側の心構えも重要となるだろう（渡辺 二〇〇一）。

バーンアウトに対処するにはセルフケアが必要であり、その中の重要なひとつは休息である。今道は日本における応用倫理学の先駆的著作である『エコエティカ』において「異邦人愛」、「定刻性」、「国際性」、「語学と機器の習得」に加えて「気分転換（エウトラペリア）」を現代の新しい徳目として挙げている（今道 一九九〇）。しかし、チームケアやセルフケアで全てに対応できるわけではない。個人やチームの行動を制度が制約しているかぎり、場合によっては、医療や介護等のケアにかかわる制度を変える必要があるだろう。

制度

ケアを人間関係だけでなく制度面から捉えることは不可欠であるが、生命倫理の領域でのケア論、あるいはケア倫理では、このような観点からの議論は活発ではなかった。こうした状況にあって、川本の最近の編著（川本編 二〇〇五）は、社会倫理としてケア倫理を見ることを意図している。ただし、社会学や福祉学の領域では制度を抜きにしてケアを語ることはできないため、以前からそのような視点でもってケアを捉えてきている（広井 一九九七、二〇〇〇、二〇〇五、三井 二〇〇五、上野 二〇〇五）。

看護やケア専門職の専門性についての議論も、この制度的観点に属している。たとえば、看護の本質をケア、あるいはケアリングとすることは、キュアとの関係で医師と看護師との違いを一応際立たせ、看護の独立性を主張できるかのように思われるが、今度は介護やカウンセリングといった他のケアを専門とする領域との区別という悩ましい問題を生むことになる。これは援助、世話、配慮、気遣い、介護、看病、養育等をすべて「ケア」と一括することが必然的にもたらす問題である。前田（二〇〇一）では、看護と介護は、それぞれが「医療モデル」、「生活モデル（障害との共存）」からケアにかかわることと、教育課程の相違によって区別される。三井（二〇〇五）では、病院における看護職の自律化が他の医療専門職との同時的な自律化によって可能となったことを論じている。

多くの専門職が一丸となって医療が進められているが、医療チームだけでは判断しかねる事態が生ずることもしばしばある。そのとき、医師、看護師等に加えて、倫理学者、法学者といった医療以外の領域からの意見が求められる。専門という枠を超えた検討が必要になるが、これは応用倫理学が本来めざしていることでもある。このような検討はこれからますます重要度を増すと思われる。しかし、そこには専門と非専門という壁が立ちはだかっている。こうした状況の打開をめざす試みのひとつとして、多くの領域の専門家の間のすれちがいを調停する「臨床哲学」が提唱されている（中岡 二〇〇一、堀江・中岡 二〇〇五）。

ケアの質を確保するには、ケアする側の人格や徳性の向上やケアの標準化も必要であるが、それだけでは十分ではない。ケアの行われる病院という組織、さらには医療制度による保障が不可欠である（朝倉 二〇〇三）。ここには、ケアを考える上での報酬、見返りの重要性がうかがえる。ケアを見返りや充実さえ目指さない行為に聖化することからは、このような視点は生じにくいだろう。とくにケアを職業とする看護や介護においては、報酬や保障の問題は避けて通ることはできない。

フェミニズムと生命倫理の関係は、ギリガンとの関連以外では、これまでは主として生殖医療との関連で論じられてきた（森岡 一九九五）。ケアが伝統的に女性によって担われてきたことを思えば、ケアとフェミニズムの関係ももっと論じる余地があると思われる。医療の領域でも、たとえば女医の増加や、「看護婦」から「看護師」への転換が示すように、医師と看護師の異なりはたしかに職種の異なりとしてあるが、そこにジェンダーの問題が伏在してもいる。医師の業務からの看護職の独立性を求め、「看護婦」から「看護師」への転換を図ってきた看護界の動向は、ジェンダーの壁を払拭してきた歴史と見ることもできるだろう。

社会学的視点から上野はケアへの哲学的・倫理学的アプローチへの批判として、①ケアをそれ自体でよいものとしていること、②過度の抽象性と一般化、③脱文脈性、とともに、④脱ジェンダー性を挙げている（上野 二〇〇五）。こうした批判点はすべて連関しており、フェミニズムの主張への賛否は措くとしても、これまでのケアの倫理学の再検討を促す問題提起であると思われる。上野の研究は福祉、主として介護に向けられているが、この方面でのケアにかかわる問題の多くはジェンダー性を問うことを必要としている。たとえば、女性をいやおうなく介護に組み込んでいく社会的力については春日（二〇〇五）を参照。

また、上野は「ケアの人権アプローチ」として「ケアする権利」、「ケアされる権利」、「ケアすることを強制されない権利」、「ケアされることを強制されない権利」という互いに関連する四種の権利について述べている（上野 二〇〇五）。ケアを権利と関連させる仕方としては、ケアの逸脱の補完として自由権（支配するようなケアから自由である権利）、社会権（ケアを十分受ける権利）を位置づけることも可能だろう（本書第五章を参照）。

日本の文化をケア的文化として捉えることは、現場の医療問題に悩む人々からは迂遠なアプローチに思えるかもしれない。しかし、たとえば、告知やインフォームド・コンセントのあり方を現状に即して考えるときに、しばしば自覚される日本的人間関係や制度の特徴について、より広い観点から見るのにそれは必要である。また、ケア的文化は医療制度や生命倫理政策のあり方にも深く関係している。

以上、日本の生命倫理におけるケア論の枠組みを概観するとともに、私の立場についても、ある時は比較的明確に、ある時はそれとなく、示唆しておいた。その立場の概略を明示的に述べれば次のようになる。

ケアは通常の人間関係を超え人間が人間である根本条件に関わるという意味で存在論的側面をもつこと、日本の文化はケア的文化であり人間関係や制度のさまざまな側面にケア的特徴が現われていること、ケアの対象範囲は生きている人だけでなく、受精卵、胎児、死者、神々、動植物、自然、将来世代にまで及ぶこと、ケアを倫理の中心に据えることは個人に先行して人間関係を置くとともに理性よりも道徳感情を基盤にすること、ケア中心の倫理は生命倫理と環境倫理を統合する可能性をもつこと、ケア中心の倫理には普遍性の欠如という欠陥がありそれを補完する必要があること、「ケア」の意味の中の心配や気がかりの面が従来のケア論で軽視されていること、ケアとは苦労を伴うこと、ケアをするものはされるものと同様にそれほど強い人間ではないこと、弱さやミスの不可避性には人間の尊厳と関わる意義があること、ケアとは本来難しいものであり種々の逸脱がつきまとうこと、バーンアウト回避のためにもケアの達成における充実感等の報酬やセルフケアが軽視できないこと、制度的な面を含めてケアにはマニュアル等の作法や内面での徳の涵養だけでなく、外面的な制度の整備が不可欠であること等である。

次章以降では、そうした私の立場についてより立ち入った仕方で論じていくことにする。

注

（1）柳父章『翻訳後成立事情』岩波新書、一九八二年。

（2）第二章第三節(1)を参照。日本で「ケア」という用語を使いだしたのは、おそらく‘care’という言葉が多義的なため、それらの多義を包括する適当な訳語が見つけられなかったことによると思われる。‘care’には、心配、世話、援助、配慮、気遣い、介護、手当て、関心等の用法がある。それらを「ケア」と一括りにすることで、それまでは異なるとされていた諸領域が連関し、問題や課題を共有することになる。ただし、日本における「ケア」の用法では、「心配」という意味は背景に退いている。

（3）たとえば、Hastings Center Reportに掲載された記事を、一九八〇年から現在までたどってみると、ターミナル・ケアや高齢者ケア等にかんするものは多いが、ケアについて一般的に論じたものはほとんどない。

（4）以下の叙述には、朝日新聞検索「聞蔵Ⅱ」、NACSIS Webcat（全国の大学図書館）、国立国会図書館の検索を利用した。「ケア」検索件数（朝日新聞）（一九四五年から一九八四年までは見出しとキーワード検索。一九八五年以降は見出しと本文検索）は次のようである。

一九四五年から一九四九年まで　一〇件　すべて「ケア物資」関係。

一九五〇年から一九五四年まで　八件　「アフターケア」一件、「ケア物資」関係七件。

一九五五年から一九五九年まで　六件　「アフターケア」五件、「ケア物資」一件。

一九六〇年から一九六四年まで　四件　「アフターケア」のみ。

一九六五年から一九六九年まで　六件　「アフターケア」五件、「ケアマーク」一件。
一九七〇年から一九七四年まで　四件　「アフターケア」のみ。
一九七五年から一九七九年まで　一七件　「アフターケア」七件、「プライマリ・ケア」四件、「デー・ケア」二件、「在宅ケア」、「老人ケア」、「地域ケア」、「ケア付き住宅」各一件。
一九八〇年から一九八四年まで　一八件　「アフターケア」四件、「ホスピスケア」関係三件、「ケアセンター」二件、他に「ターミナル・ケア」、「メディカル・ケア」、「在宅ケア」、「科学的ケア」、「ライフケアシステム」、「コミュニティ・ケア」などがある。「スキンケア」も登場。
一九八五年から一九八九年まで　九二一件
一九九〇年から一九九四年まで　二、二五九件
一九九五年から一九九九年まで　七、六八〇件
二〇〇〇年から二〇〇四年まで　一〇、八七九件　ちなみに、二〇〇五年一年間では二、一五二件。

一九八五年以降の項目については、多すぎてチェックできなかったので、一割から二割ほどは「ケアンズ」のような「ケア」と無関係な項目が含まれていると思われる。しかし、それにしても急激な増加である。

比較のために、他の用語の検索結果を記してみよう。いずれも二〇〇五年の一年間の使用頻度である。「権利」は二、二六四件で「ケア」とほぼ同数である。つまり、新聞紙面にかぎってではあるが、「ケア」は今や「権利」と同程度に用いられているといえる。「自由」は、日常的にも多用されているため件数も多く、一二、〇一四件である。その他として、「平等」はぐっと減って九四七件、「尊厳」は三四八件、「自律」は二四六件、「自己決定」は七〇件である。

（5）CARE International Japan のホームページには以下のような説明がある。

「一九四五年一一月当時、CAREとは、The Cooperative for American Remitance to Europe（対欧送金組合）の略で、もともと戦後のヨーロッパを支援するために、アメリカの二二の団体が協力して設立したのが始まりでした。当時のCAREの支援活動は、食料、衣類などの生活必需品が詰められた「CAREパッケージ」という箱をヨーロッパの被災者に送るというものでした。CAREの支援の手は日本にも差し伸べられ、一九四八年より八年間にわたって、当時の金額で二九〇万ドル、一、〇〇〇万人の日本人が支援を受けました。その後も、活動はアジアや南米、アフリカなど支援を必要としているところに及びました。活動地域が広がるとともに、CAREの名称も、当初のThe Cooperative for American Remittance to Europe（対欧送金組合）からThe Cooperative for American Relief Everywhere（全世界へのアメリカによる支援組合）へ、さらにThe Cooperative for Assistance and Relief Everywhere（地球規模の支援及び救援組合）と変わっていきました」。
http://www.careintjp.org/whoiscare/history.html

（6）この時期で面白いのは、一九六九年一二月二日朝刊での「ケアマーク」である。何のことかと思えば、これは「荷扱い指示マーク」のことであった。「注意」や「用心」の意味の「ケア」である。このマークには一般貨物の取り扱い指示用と危険物指示用があり、それらを世界共通にしようという動きが報じられている。

（7）日野原重明『〈ケア〉の新しい考えと展開』（春秋社、一九九九年）によれば、Index Medicus（アメリカ国立医学図書館発行）の項目には、一九六〇年代半ばから医療における「ケア」が登場し始めている。たとえば、nursing care は一九六六年から、patient care team は一九六八年から、delivery of health care は一九七一年から、patient care は一九七四年から。これを見るかぎり、それら用語の日本での登場は、アメリカでの登場にそれほど遅れてないといえる。

（8）手元にある辞典（C.T.Lewis *Elementary Latin Dictionary*, Oxford University Press, 1992 [1st ed. 1891]）が挙げている'cura'の意味も本文で記したものと合致している。また、『英語語源辞典』（研究社、一九九七年）によれば、ラテン語の「クーラ（cura）」は「キュア（cure）」の語源ではあるが、「ケア」の直接の語源ではない。それによれば、care は英語としては、古期英語の前期（一一世紀以前）から一八世紀初めまで「悲しみ」、「苦悩」の意味で用いられ、また古期英語の後期（一一世紀以後）から「注意」、「用心」の意味で、一五世紀以前から「世話」、「保護」の意味で、一六世紀末からしばしば複数形で「心配事」の意味で用いられてきた。古期英語では caru, cearu であり、これはゲルマン共通基語の caro や古高地ドイツ語 chara、ゴート語 kara に由来し、遡れば印欧共通基語 gar（to call, cry）にまで至る。そして、語源上はラテン語 cura と無関係だが、一五世紀以前から「世話」、「保護」の意味で使われ始めたことにその影響が見られる、とある。動詞としての care は、古期英語の前期から「心配する」、古期英語の後期から一五世紀まで「悲しむ」、一三世紀初め頃から「気にかける」、一四世紀から「好む」、一五世紀から否定文・疑問文で「かまう」の意味で用いられてきた。古期英語では carian、その語源は、ゲルマン共通基語の karojan 等、古サクソン語の caron、古高地ドイツ語 charon、ゴート語 karon である。

cure については、一四世紀以前頃から一七世紀初めまで「注意」、「気づかい」の意味で用いられ、一四世紀半ばからキリスト教での「魂の救済」、教区における「信仰の監督」、一四世紀後半から「治療」、一七世紀前半から「治療法」、「治療剤」として用いられてきた。中期英語（一一〇〇―一五〇〇年）での cure は（古期）フランス語の借用であり、その語源はラテン語 curam、さらには古代ラテン語 coira にまで至る。動詞としては、一四世紀後半から一六世紀後半まで「魂の救済に当たる」の意味で使われ、一四世紀後半から一七世紀前半まで「気を配る」、一四世紀後半から「患者の病気を治す」の意味で使われており、一六世紀末から一八世紀末まで「病気が治る」また、一七世紀半ばから「保存処理をする」等の意味で用いられてきた。中期英語での cure は名詞と同様に（古期）フランス語の借用であり、その語源はラテン語 curare、さらには cura にまで遡る。原義は「注意する」、「気づかう」であるが、これは英語では廃れてしまう。

なお、ハイデッガーとケア概念との関係については、中山將（二〇〇一）を参照。

（9）たとえば、M・フーコー『性の歴史Ⅲ　自己への配慮』第二章では、自己への配慮（le souci de soi, le soin de soi-même）という古代ギリシアにおける哲学的主題が、魂の鍛錬から、身体の養生、病人への気遣い、家庭の主人としての活動、神々や死者への敬意にいたる生活全般における自己の陶冶（culture de soi）と呼べる事態を進展させ、やがてローマ帝政期において性にかんする厳格な態度を生み出したことが述べられている。M. Foucault, *Histoire de la Sexualité 3, Le souci de soi*, Gallimard, 1984. Chapitre 2.（M・フーコー『性の歴史Ⅲ　自己への配慮』田村俶訳、新潮社、一九八七年、第二章）。

（10）B・ウィリアムズ『生き方について哲学は何が言えるか』（森際康友・下川潔訳、産業図書、一九九三年）（B. Williams, *Ethics and the Limits of Philosophy*, Harvard University Press, 1985）第三章を参照。

（11）ただし徳をこのように捉えることをソクラテスは批判する。『パイドン』68Eからの議論では、通常よしとされる節制は実は他の快楽のためのものであり、本当は快楽に負けており、不節制なのだといわれる。ソクラテスが目指すのは本来の徳、真実の徳であり、それは「知」という哲学的探究を基準としてのみ達成できるとされる。「この通貨と引きかえに、あるいはこの通貨――すなわち〈知〉――を価値のただひとつの基準として、それと共にすべてのものが売買されるならば、そのときにこそ、まさしく勇気といい節制といいまた正義という、一言にしていえば、真実の〈徳〉が生じてくるのだ」（松永雄二訳『パイドン』プラトン全集1、岩波書店、一九七五年）。

（12）ここでの説明はいわゆる「ケアリング」も含めたものである。「ケア」と「ケアリング」の相違については本書では考察しない。たとえばレイニンガーとノディングズの定義の大きな違いを考慮すると、区別しない方が混乱を招かないのではないかと思う（筒井　一九九三を参照）。また、ここで述べたケアの意味はいくつかの解釈を受け入れることができる。その一つは本書第二章で考察されるものである。

（13）ノディングズの唱導する「ケアリング」とは、以下の構成要素よりなる。まず、相手（ケアの対象）がもつ援助・教育等への要求があり、それに共感（動機を自分志向から他者志向へと換えること（displacement）、自分と他者の両方の視点から見ること（inclusion）、専心すること（engrossment）等から成る）し、それに基づく援助・手助けが相手から受容されること（reception）である。この意味でケアリングにおいては、ケアする人とされる人の間に相互性（reciprocity）が成立しているとされる。また、共感の程度は相手によって濃淡があるため、ケアリングの強さは同心円的関係をなしており、万人へのケアリングは不可能とされる（ノディングズ　一九九七）。

（14）キュアからケアが標語として定着していったことには、アルマ・アタでのWHOの宣言での「キュアからケアへ」（一九七八）が大きな影響を与えたと思われる。

第三節・第四節の参照文献

赤林　朗（一九九四）「なぜ治療者はバーンアウトするのか」（森岡他（一九九四）所収）
浅井篤・板井孝壱郎・大西基喜（二〇〇三）「医療におけるケア概念と他者の問題」（二〇〇六）「超義務と医の職業倫理」『先端倫理研究』第二号、熊本大学倫理学研究室紀要
朝倉輝一（二〇〇四）『討議倫理学の意義と可能性』法政大学出版局
池上直己（二〇〇六）「病院としての終末期ケアへの対応」『病院』第六五巻第二号
池川清子（一九九一）『看護――生きられる世界の実践知』ゆみる出版
石井誠士（一九九五）『癒しの原理――ホモ・クーランスの哲学』人文書院
石井誠士（二〇〇三）「ケアの現在およびその課題」『医学哲学医学倫理』第二一号
石橋涼子（二〇〇五）「子ども・医療・ケア」（川本編（二〇〇五）所収）
磯部哲（二〇〇五）「フランスの生命倫理――尊厳と連帯」『生命倫理を中心とする現代社会研究』第二号、熊本大学拠点形成研究B
報告書
今道友信（一九九〇）『エコエティカ――生圏倫理学入門』講談社学術文庫
上野千鶴子（二〇〇五）「ケアの社会学――序章　ケアとは何か」『クォータリー［あっと］』一号、太田出版
エンゲルハート、H・T・、ヨナス、H・他（一九八八）『バイオエシックスの基礎――欧米の「生命倫理」論』（加藤尚武・飯田亘之編）東海大学出版会
大庭健（二〇〇〇）「所有というナウい神話――間柄の私有化の思想史」（大庭・鷲田（二〇〇〇）所収）
大庭健・鷲田清一編（二〇〇〇）『所有のエチカ』ナカニシヤ出版
岡本珠代（二〇〇三）「チーム医療の倫理」『医学哲学医学倫理』第二一号
柏木哲夫（一九七八）『死にゆく人々へのケア』医学書院
春日キスヨ「介護とジェンダー」（川本編（二〇〇五）所収）
加藤直克（二〇〇四）「ケアとは何か――クーラ寓話を手がかりとして」（平山他（二〇〇四）所収）
加藤尚武（二〇〇〇）『子育ての倫理学――少年犯罪の深層から考える』丸善ライブラリー
加藤尚武・加茂直樹編（一九九八）『生命倫理学を学ぶ人のために』世界思想社
川本隆史（一九九五）『現代倫理学の冒険――社会理論のネットワーキングへ』創文社
川本隆史編（二〇〇五）『ケアの社会倫理学――医療・看護・介護・教育をつなぐ』有斐閣
木下康仁（一九八九）『老人ケアの社会学』医学書院

ギリガン、C・（一九八六）『もう一つの声――男女の道徳観のちがいと女性のアイデンティティ』（生田・並木訳）川島書店（原著は一九八二年）
窪寺俊之（二〇〇〇）『スピリチュアル・ケア入門』三輪書店
Kuse, H.（1997）Caring–Nurses, Women and Ethics, Blackwell.
小林亜津子（二〇〇〇）「看護倫理のアイデンティティ――看護倫理の基本問題」『生命倫理』第一〇巻第一号、日本生命倫理学会
最首悟（二〇〇五）「ケアの淵源」（川本編（二〇〇五）所収）
佐藤義之（二〇〇〇）『レヴィナスの倫理――「顔」と形而上学のはざまで』勁草書房
清水哲郎（一九九七）『医療現場に臨む哲学』勁草書房
清水哲郎（二〇〇五）「ケアとしての医療とその倫理」（川本編（二〇〇五）所収）
高橋隆雄（二〇〇一）「日本思想に見るケアの概念――神の観念を中心として」（中山・高橋編（二〇〇一）所収）
高橋隆雄編（二〇〇四）熊本大学生命倫理研究会論集第五巻『生命と環境の共鳴』九州大学出版会
高橋隆雄（二〇〇四）「生命と環境の倫理――ケア概念による統合の可能性」（高橋隆雄編（二〇〇四）所収）
高橋隆雄編（二〇〇五）熊本大学生命倫理研究会論集第六巻『生命・情報・機械』九州大学出版会
高橋隆雄（二〇〇五）「デジタルとバイオ――機械・生命・尊厳」（高橋隆雄編（二〇〇五）所収）
高橋隆雄・吉田李佳（二〇〇五）「自然のスピリチュアリティ」『文学部論叢』第八四号、熊本大学文学部紀要
武井麻子（二〇〇一）『感情と看護――人との関わりを職業とすることの意味』医学書院
立岩真也（一九九七）『私的所有論』勁草書房
立岩真也（二〇〇四）『不動の身体と息する機械』医学書院
田中朋弘・柘植尚則（二〇〇四）『ビジネス倫理学――哲学的アプローチ』ナカニシヤ出版
筒井真優美（一九九三）「ケア／ケアリングの概念」『看護研究』第二六巻一号
デーケン、A・他（一九九一）『日本のホスピスと終末期医療』春秋社
中岡成文（二〇〇一）『臨床的理性批判』岩波書店
永田まなみ（二〇〇三）「ケアの倫理はありうるか――Allmark-Bradshaw 論争に関連して」『医学哲学医学倫理』第二一号、医学哲学倫理学会
中村直己（二〇〇一）「ケア、正義、自律とパターナリズム」（中山・高橋編（二〇〇一）所収）
中山將・高橋隆雄編（二〇〇一）熊本大学生命倫理研究会論集第二巻『ケア論の射程』九州大学出版会
中山將「ケアの本質構造――ハイデガーの寄与」（中山・高橋（二〇〇一）所収）

日本医師会報告（二〇〇六）「「ふたたび終末期医療について」の報告」日本医師会第Ⅸ次生命倫理懇談会
野口裕二（二〇〇二）『物語としてのケア――ナラティヴ・アプローチの世界へ』医学書院
ノディングズ、N・（一九九七）『ケアリング』（立山他訳）晃洋書房（原著は一九八四年）
服部俊子（二〇〇六）「ケアリングとプロフェッションとしての看護――看護倫理の構想に求められること――」『先端倫理研究』第二号、熊本大学倫理学研究室紀要
浜渦辰二編（二〇〇五）『〈ケア〉の人間学』知泉書房
浜渦辰二（二〇〇五）「ケアの人間学」（浜渦辰二編（二〇〇五）所収）
日野原重明（一九九九）『〈ケア〉の新しい考えと展開』春秋社
平山正実他（二〇〇四）『ケアの生命倫理』日本評論社
広井良典（一九九七）『ケアを問いなおす』ちくま新書
広井良典（二〇〇〇）『ケア学』医学書院
広井良典（二〇〇五）『ケアのゆくえ、科学のゆくえ』岩波書店
フライ、S・（一九九八）『看護実践の倫理――倫理的意思決定のためのガイド』（片田・山本訳）日本看護協会出版会（原著は一九九四年）
堀江剛・中岡成文「臨床哲学とケア」（川本編（二〇〇五）所収）
前田ひとみ（二〇〇一）「看護におけるケアの変遷と展望」（中山・高橋（二〇〇一）所収）
松島哲久（一九九八）「現代医療における倫理性の復権――ケア概念を中心として」（加藤・加茂（一九九八）所収）
松田純（二〇〇五）『遺伝子技術の進展と人間の未来――ドイツ生命環境倫理学に学ぶ』知泉書館
水谷幸正（一九九六）『仏教とターミナル・ケア』法蔵館
三井さよ（二〇〇四）『ケアの社会学――臨床現場との対話』勁草書房
宮脇美保子（二〇〇三）「薄らぐ患者・医師関係――ケアリングを看護に引き戻す」『医学哲学医学倫理』第二一号
村田久行（一九九四）『改訂増補　ケアの思想と対人援助』川島書店
メイヤロフ、M・（一九八七）『ケアの本質』（田村・向野訳）ゆみる出版（原著は一九七一年）
森岡正博他（一九九四）『「ささえあい」の人間学』法蔵館
森岡正博（一九九五）「日本におけるフェミニズム生命倫理の形成過程――七〇～八〇年代優生保護法改悪反対運動が意味するもの」『生命倫理』第六巻第一号
森村修（二〇〇〇）『ケアの倫理』大修館書店

山下秀智（二〇〇五）「宗教とケア」（浜渦編（二〇〇五）所収）
米本昌平（一九八五）『バイオエシックス』講談社現代新書
Reich, W. T. (eds.) (1978, 1995), *Encyclopedia of Bioethics*, Macmillan Library Reference USA, 1st ed. 1978, 2nd ed. 1995（第三版（二〇〇四）の邦訳『生命倫理百科事典』丸善、二〇〇六年）。
レイニンガー、M・M・（一九九五）『レイニンガー看護論――文化ケアの多様性と普遍性』医学書院
鷲田清一（一九九九）『「聴く」ことの力』TBSブリタニカ
渡辺俊之（二〇〇一）『ケアの心理学』ベスト新書
渡辺俊之他（二〇〇〇）『リハビリテーション患者の心理とケア』医学書院
ワトソン、J・（一九九二）『ワトソン看護論――人間科学とヒューマンケア』（稲岡文昭・稲岡光子訳）医学書院

第二章　日本思想におけるケアの概念

——神の観念を中心として——

はじめに

本章ではケアの概念を日本の思想の中に探ることを試みる。「ケア」という言葉はもはや日本語として定着している趣があるが、この言葉の意味するところを日本の思想や文化の中で理解しないかぎり、その言葉は単なるフィーリングのうちで捉えられたり、欧米での理解のしかたが一人歩きしがちである。ケアについて考えることは人間理解の基盤のみならず制度や政策、生活のあり方を考えることにも通じており、けっしておろそかにできないことである。日本におけるケアの問題点を検討したり、ケアに関わる将来像を構想するためには、日本の文化におけるケア的なものの位置を知っておく必要があるだろう。私は、ケア的なものは日本の文化の中核にあると考えている。こうした点を考慮しなければ、日本においてケアのありかたを構想するといっても、木に竹を継ぐようなことになりかねないのである。残念ながら、私の知るかぎり、これまではケアの概念を日本の思想や文化の中で把握する試みはほとんどなされてこなかった。ここで述べることがそのような議論のきっかけになれば幸いである。

本章は以上のようなことを念頭において書かれたが、ここでの考察は日本における「神」について従来とはかなり異なる見解を提示するものである。つまり、私は「神」と「ケア」との密接な結びつきを考え、神の本質はケアを求めることにあると主張する。それのみならず、ケアを求めることは生者、死者を問わず魂の本質的特徴であると主張する。それゆえ、魂がケアを求める存在であるという思想は、日本の文化の奥深く浸透しているといえる。私は、神をそのように捉えることが『古事記』や『日本書紀』の解釈として可能なものであると思うし、これによって、日本思想におけるいくつかの重要なことがらがこれまでとは別の視点で見えてくるだろう。しかし、私自身は日本思想や神道論のプロパーではないし、民俗学的に神の観念を研究しているわけでもないので、思わぬ誤りを犯しているかもしれない。その点に関して大方の御教示を仰ぎたい。

第一節　日本文化を理解するキーワード ―― ケアとの類似 ――

この節では、日本文化を理解するキーワードとして「タテ社会」、「甘え」、「母性原理」の三つを挙げ、それらと「ケア」との類似を示す。これによって、日本の思想や文化においてケア的な要素が重要な位置を占めていることが予想される。本節で言及した以外の多くの日本文化論や日本人論においても、このような「日本的なるもの」が反復して現われてくる。私はそうした事実を重視してみたい。「日本的なるもの」が実体として存在するかはさておくとして、私は繰り返し日本文化論や日本人論に登場するこのような「日本的なるもの」をケア的なものとみなし、次節以下では、神や霊・魂、そして日本の倫理観や政治、宗教についてケア的な要素を探ることを試みたい(1)。

本章の考察にはいる前に、ここで言われる「ケア的」の意味について述べておこう。第一章で行った意味規定によれば、ケアとは、援助を必要とする人が発する要求に対して、援助者が熟慮をもって応え、その応答が援助を必要とする人に受容されるときに成立する関係、あるいは相互行為のことである。「ケア的」とは、個人の自律や自己決定よりも、こうしたケアを基盤とする社会や文化と親和性を有する、個人、社会、人間関係、理性、感情、責任、倫理規範等についての立場が相互に連関して示す特徴を指している。具体的には、個人よりも関係が存在論的にも倫理的にも先行する立場、理性よりも感情を重視する立場、個人の責任よりも共同責任を重視する立場、普遍的倫理規範を適用して問題を解決するよりも状況に応じた倫理的判断を重視する立場等である。これは、C・ギリガンの提唱した「ケアの倫理」が前提するものでもあり、いわば女性的、母性的ともいえる。このような特徴を「ケア的」と呼ぶことにするが、ケア的社会やケア的文化は、そうでない社会や文化と比べて、望ましい点も望ましくない点も有している。

(1) タテ社会

第一のキーワードは「タテ社会」である。これは一九六七年に出版された、中根千枝の著作『タテ社会の人間関係』（講談社現代新書）によって知られるところとなった用語であり、一九六〇年代後半に一世を風靡した言葉である。

中根は、西欧社会からの理論を基準にして他の社会に適用していく方法を批判して、ある社会における基本と思われる原理を抽出し理論化していく。そして、個人と個人、個人と集団、集団と集団の関係は歴史を通じて変化しにくいので、そうした関係を基盤にして社会構造（social structure）の比較研究を試みた[2]。

中根によれば、日本はまず「場」（地域、所属機関等の一定の枠）を重視する社会である。これは、資格（氏・素性、血縁、学歴、職業、地位、資本家、労働者、男女等のように一定の個人を他から区別しうる属性）を重視することと対比される。日本の社会が場を重視することは、種々のしかたで現われている。たとえば、日本人が自分を社会的に位置づける時に資格（エンジニア、記者等）よりも何々会社という場を優先させること、所属する会社や機関を「ウチの」と呼ぶこと、所属機関と自分とをエモーショナル（情的）に一体化する傾向があること、同じ場に属する成員の間に、絶えざる人間接触にもとづく情的な結びつきができ、それが資格という理性的な区別を乗り越える役割をもっていること、強い「ウチの者」「ヨソの者」意識、人間関係における直接の情的接触を重視する結果としての年功序列制等にそれが現われている。

場の共通性によって構成された集団は、成員の情的な全面的な参加により一体感が作られるが、大きな集団の場合には、個々の成員をつなぎとめる一定の組織が必要である。場によって集団として孤立したそうした組織に関しても、日本の社会では共通の構造が見られる。中根は、それを「タテ」の組織と呼ぶ。「タテ」の関係とは、親と子、上役と部下のように同列に置かれない項を結ぶ関係であり、官僚組織が典型である。それに対して「ヨコ」の関係とは、兄弟、同僚、労働者階級のように同質、あるいは同列に立つ項を結ぶ関係であり、カーストや階級組織がその典型である。

日本の社会は一般に、「タテ」の組織よりなる「タテ社会」であると中根はいう。ここでは、たとえば、同等の身分・資格の者の間でも年齢や入社年次、勤続期間の長短による序列意識が強い。これは、能力平等観と結びついて能力主義の人事管理をはばむ重要な一因となっている。また、規則や契約よりも情によって結びついた人間関係が重視されることと、上から下への枝分かれ的組織であるため、リーダーは成員を直属の幹部を通して把握せざるをえず、幹部の発言権が強くなり、決定は直属幹部との力関係できまることになる。ここではまた、子分への情的な思いやり（温情主義）を重要視することから、子分の希望が通りがちである。

また、次節以降の論点と関わることであるが、中根は、日本における神の認識も、抽象的で人間世界からまったく離れた存在としてではなく、個人との現実的で直接接触的な関係から出発しており、それを媒介として、その延長として把握されていると述べる。そして、このような社会では、対人関係が自己を位置づける尺度となっており、行動規範も絶対の原理や論理ではなく相対的な感情や慣習にもとづくことになる。

このように、日本の社会は情的な人間関係・結びつきを中心にして構成された社会であり、そこでは、論理や規則・原理よりも感情が重視されている。ウチとソトの区別はあるが、公私の区別が曖昧であり、近代的な自律する個人とは異質な土壌がそこにはうかがわれる。上述の「ケア的」の意味規定に照らしてみれば、こうした「タテ社会」の特徴を「ケア的」と呼ぶことができるだろう。

(2)　甘え

第二のキーワードは「甘え」である。一九七一年に出版された土居健郎の著作『「甘え」の構造』（弘文堂）は大ベストセラーになる。土居は精神科医で、アメリカに留学していた頃に日本人とアメリカ人の心理の大きな違いを意識することになる。帰国後彼は、日本人の患者が症状を訴える言葉に注目しながら、日本人の心理を特徴づける言葉として「甘え」（受身的愛情希求）という語にたどりつく。氏によれば、この言葉は英語では表現できない意味をもっている。そして、「すねる」、「ひがむ」、「こだわる」、「すまない」、「きがね」、「ひねくれる」、「人情」といった言葉とも密接に関連しており、日本人の心理構造の中核にあるとされる。この受身的愛情希求としての甘えは、よきにつけ悪しきにつけ日本的なものの核となっている[3]。

欧米では自律ということが強調されているが、これの強調のしすぎは精神科医が患者の悩みを理解しそこなう原因となる。甘えの心理は、母子一体感を成立させ幼児の成長に不可欠であるが、成人後も、新しい人間関係を結ぶさいに甘えが発動する。甘えは、非分離、一体、結合という特徴をもち、人間の生において不可欠であるが、これが優勢すぎるのも問題である。氏は、中根千枝のタテ社会論にも触れ、日本人の甘えに対する偏愛的な感受性がタテ社会を重視する原因となっている、とも述べている。

土居は、多くの日本語や、日本に特徴的であるといわれている事柄を「甘え」と連関させて説明する。たとえば、「ひがむ」は、自分が不当な扱いを受けていると曲解することで、自分の甘えの当てが外れたことに起因し、「すまない」は、相手の好意を失いたくなく、今後も甘えさせてほしいと思うため発する言葉である。また、人情を強調することは、相手の甘えに対する感受性を奨励することであり、義理の強調は、甘えにより結ばれた人間関係の維持を賞揚することである。

次節以降の論述と直接関連することであるが、氏は天皇と幼児の関係についても甘えの見地からの解釈を与えている。それによれば、周囲への依存度からすれば赤ん坊と同じ状態にある天皇が、身分からすれば日本で最高であるのは、日本では幼児的依存が尊重されているからである。これは、日本の社会では周囲から盛り立てられる者が上に立つという構造と関連するし、素直が古来最高の徳であったこととも関係する。また、日本では幼児と老人に最大の自由と気ままが許されていることとも関連している。

すなわち、日本人は甘えを理想化し、甘えの支配する世界を真に人間的な世界と考えたのであり、それを制度化したものが天皇制なのである。詳説は避けるが、このような観点からは、わびやさびも、もののあはれも甘えとの類似性において論じられることになる。

甘えは、自他の分離の事実を否定してもっぱら情緒的に自他一致の状態をかもしだすものであり、情的であり非論理的なものである。氏によれば、甘えは閉鎖的、私的、自己中心的という短所をもつが、包容的、無差別平等的、寛容的という長所ももっている。ひとことでいえば、その特徴は「母性的」である。

このように、土居の叙述は日本の社会や文化、思想の特徴とされてきたことを「甘え」の一語で説明する。その論述には多少強引な点もあるが、氏の説の真骨頂は、甘えによる日本社会の分析が直接に患者の治療につながるという点にあったことは記憶されるべきだろう。

この「甘え」というキーワードが指し示している日本の社会、文化の特徴は、前述の「タテ社会」とほぼ同様のものであるといえる。土居が中根の説を参考にしたために生じた類似もあるだろうが、それでも、二つのキーワードはケア的なものとしての日本的なものを示唆しているといえるだろう。

(3) 母性原理

第三のキーワードは「母性原理」である。これは、臨床心理学の研究者である河合隼雄が、日本文化と欧米の文化との対比において、「父性原理」に対して用いたものである。氏は、ユングの研究のほかに、日本や世界の昔話の心理学的分析、教育問題等の現在の社会的諸問題への提言に精力的に取り組んだ[4]。

この言葉を氏は他の著書でも使っているが、『子どもと学校』(岩波新書、一九九二年)において、その意味内容を簡潔に一覧表にしているので、それをここに掲げてみよう。

	父性原理	**母性原理**
機能	切る	包む
目標	個人の確立	場への所属(おまかせ)
	個人の成長	場の平衡状態の維持
人間観	個人差(能力差)の肯定	絶対的平等感
序列	機能的序列	一様序列性
人間関係	契約関係	一体感(共生感)
コミュニケーション	言語的	非言語的
変化	進歩による変化	再生による変化
責任	個人の責任	場の責任
長	指導者	調整役
時間	直線的	円環的

河合によれば、父性原理は、「切る」ことによる分割の最小単位のひとつとして、人間の「個」を重視し、個を確立し、その成長を願うことが目標となる。これに対して、母性原理では、すべてを包むひとつの「場」の平衡状態を維持することが大切である。このため、自己主張を強くせず、全体のバランスを常に考えていかなくてはならない。場の方が個人に優先するのである。また、父性原理では個人差を認めるので、競争ということが大切である

が、母性原理ではすべてを無差別平等に包む。そのため、全体が平等であることを前提して、何らかの組織を作ろうとすると、年功序列のような制度が生じやすい。そして、現在のように父性原理による能力差の考えが混入してくると、成績や金といった一つの価値による一様な序列化がなされがちである。

日本は欧米と比べて母性原理が強い国であったが、欧米の文化を輸入することで父性原理も輸入しつつある。それでも日本はまだまだ基本的に母性原理で動いている、と氏は述べている。

ここでの「母性原理」は、前述の二つのキーワードと同様にケア的なものを示唆しているといえる。このように、日本の文化や社会、思想を表現するものとして挙げた三つのキーワードがいずれもケア的なものを指し示しているとすれば、日本の文化や社会を「ケア的文化」とか「ケア的社会」と呼んでもおかしくないだろう。

以上の考察は、日本の文化や社会においてケア的なるものがいかに重要であるかを、日本の文化に関するこれまでの著名な三つの解釈に依存して示したものである。しかし、文化の解釈が一般にそうであるように、それらは先立つ解釈を念頭においての解釈と考えられる。そうなると、相互に独立した解釈ではなく、そこでは無自覚的に一定の枠組みが前提されている可能性がある。そのような枠組みにできるだけとらわれずに、以下ではそれら三つの解釈とは別の視点から、日本におけるケア的なものを探究してみたい。別の視点とは、全くオリジナルな視点であり、記紀神話の世界に日本的なケアの淵源を見るものである。そのために、記紀神話における神の観念の諸解釈を踏まえて私なりの解釈を提示してみたい。

第二節　日本における神の観念

(1)　本居宣長・大野晋・山折哲雄

ここでは、日本における神についてのいくつかの説を挙げてみる。神についての私の解釈は、それらの説と直接に対立するものではない。むしろ、新しい観点から従来の説を見直すのに役立つと思われる。(5)

本居宣長

まず、日本の神の一般的な定義として最もよく知られている本居宣長の説をみてみよう。

> さて凡《すべ》て迦微《かみ》とは、古の御典等《みふみども》に見えたる、天地の諸々の神たちを始めて、其を祀《まつ》れる社に坐す御霊をも申し、又人はさらにも云はず、鳥獣草木のたぐひ、海山など、其余何《そのほか》にまれ、尋常《よのつね》ならずすぐれたる徳《こと》のありて、可畏《かしこ》き物を迦微とは云なり。[すぐれたるとは、尊きこと、善きこと、功《いさを》しきことなどの、優れたるのみを云に非ず。悪きもの奇《あや》しきものなども、よにすぐれて可畏きをば、神と云なり。……] 抑迦微《そもそもかみ》は如此《かくのごと》く種々《くさぐさ》にて、貴きもあり、賤しきもあり、強きもあり、弱きもあり、善きもあり、悪きもありて、心も行《しわざ》もそのさま〴〵に随ひて、とり〴〵にしあれば、[中略] 大かた一《ひと》むきに定めては論《い》ひがたき物なむありける。(『古事記伝』三之巻)

これは「さて凡て迦微とは」から始まっていることからわかるように、神のきわめて一般的な定義である。これによれば、神と呼ばれているのは、『古事記』『日本書紀』(以下『記紀』と略す)等で言及された天地の諸々の神々、社に祀られている御霊、天皇、鳥獣草木、海山等にいたるまで、尋常ならずすぐれた性質をもった可畏きもののことである。そして、この「すぐれた」とは人間にとっての価値である善悪を超越するものである。これについては、次のようにも言われている。

凡て神は、佛《ほとけ》などいふなる物の趣とは異にして、善神《よき》のみにはあらず、悪きも有て、心も所行も、然ある物なれば、悪きわざする人も福《さか》え、善事《よきわざ》する人も、禍《まが》ることある、よのつねなり。されば神は、理の当不《あたりあたらず》をもて、思ひはかるべきものにあらず。たゞその御怒を畏みて、ひたぶるにいつきまつるべきなり。(『古事記伝』一之巻)

ここにもあるように、神と呼ばれるものの範囲は広大で、その性質は貴賤、強弱、善悪とりどりであり、一言で規定するのは困難であるが、これにさらなる規定を加えることが試みられてきた。

大野晋

国語学者の大野晋の説を紹介しよう。大野は、古代国語の音韻の分析等を通じて、以下のような説を展開する(大野晋『日本語をさかのぼる』岩波新書、一九七四年)。

日本の古代には、カミの外に、チ、ヒ、ミ、タマといった神霊、精霊があり、また祟りをするモノがあった。この中のチ(ククノチ〈樹木の霊〉、カグツチ〈火の霊〉、ヲロチ等)は、自然界に存在して活動したはげしい原始的な勢力、活力であり、ヒ(ムスヒ、マガツヒ等)は、日(太陽)のもつ力の神格化であるとされている。ミ(ヤマツミ[山祇]、ワタツミ[海神]、オカミ[龗]等)は、山や海、雨水を支配する霊格の一つである。

それに対してタマは、はるかに人間的であり、人間を見守り助ける働きがあった。また、タマは精霊であり、人間の体内を抜け出して行動することもできた。古代人は、タマの力を絶やさないためにタマフリをして、活力をよび起こし体内に呼び止めようとした。

この他に、モノと呼ばれる悪霊や鬼があった。怨霊として祟りをするオホモノヌシはカミのように祭られ捧げものを受けるが、カミのような支配者としての威力をすでにもたない存在である点で、カミと異なっている。

これらのチ、ヒ、ミ、タマ、モノの類に対して、カミとはいかなる存在と考えられていただろうか。上（カミ）にいますものがカミであるという本居宣長以来の説は、「ミ」という子音が古代には二種類あり、「上」と「神」では異なる音であったということで、大野によってしりぞけられる[6]。

大野は、古代の文献を手がかりにしてカミの実例を見ながら神の特徴を示していく。それによると、まず雷鳴、虎、蛇、狐、狼等、その強大な力に人間が到底対抗できない恐るべき存在にカミがましますと考えられていたし、山、海、川等を領有・支配し人間に恐るべき力をふるうと考えられていた。また、カミは幽界の存在であり、可視的存在ではない。つまり、カミの第一の特徴は、姿を直接に現わさない恐怖の対象であるということである。しかし、天武天皇以来、顕界の天皇をもカミとみなす思想が現われてくる。

第二番目の特徴は、カミの気持ちを静めるにはマツル（物を差し出す）ことが必要である。つまり、カミは物を欲しがる存在なのである。

いずれにせよ、もともとカミは人間にとって恐怖、畏怖の対象でしかなかった。そして、後にカミが人を助ける機能をもつようになるが、これはホトケの機能がカミに染まっていったからではないだろうか、と大野は結論づける。この考えは、私自身の説ともつながるものである。このように、大野はカミとチ、ヒ、ミ、タマ、モノとの違いを述べているが、日本の神について論ずる場合、それらは一括されることが多い。私もそれに従うことにする。

山折哲雄

山折哲雄は、「カミ――その変容と展開」（岩波講座・東洋思想　第一五巻『日本思想1』一九八五年、所収）において、日本のカミを考えることは、実際には日本のカミ・ホトケ（神仏）を考えることに他ならないという立場から、ホトケとの対比でカミを特徴づける。歴史的には、日本のカミはカミとして顕われると同時にホトケとしても崇められてきたのであり、両者はいわば同質的に捉えられてきたが、同一の存在であるのではない。両者はもともと日本の内部と外部という異なる文化領域を担う異質の存在であったのが、接触と交渉をくりかえす間に思わぬ同質化の過程を歩むことになったのである。

山折は、仏の可視性に対する神の不可視性に着目する。「神」は同時に「魂（タマ）」を意味しており、原始神道における神々の大部分を占める祖霊や神霊は、無限に分割されて空間を飛翔し、それを勧請する人々の祈願に応じて特定の事物や場所に鎮座した。そして、鎮座した場所においては、神の本体は森や樹木という自然の背後に身を隠している。また、たとえば、一宮、二宮、三宮といった慣用や、伊勢神宮でアマテラス、トヨウケなどと言挙げをせずに、内宮、外宮ですましているように、神は一般にその個性と肉体を消去する方向にある。神々は、自己の固有の性格を、「紀伊国に坐す神」、「飛鳥に坐す神」のようにある場所に坐すということへ置きかえたり、自然の匿名性と無署名性の中にいわば封じ込めたりしたのである。

このように、不可視の神は、自己増殖性、憑霊性、閉鎖性、匿名性という特徴をもっており、一言でいえば「憑霊」原理によっている[7]。それに対して、仏とそれに連なる菩薩は可視的であり肉体性と個性を主張しており、受肉性、開放性、署名性でもって特徴づけることができる。これを総括すれば「受肉」原理に基づくといえる。

神仏習合の構造的な特質も、こうしたカミの憑霊性とホトケの受肉性との接触と融合の中から生じたと氏は述べ、本来不可視であるカミの神像化と、本来開放的であるホトケの秘仏化の過程をたどりながら、カミとホトケの相互媒介の歴史を跡づけようとする。

本来、相容れないはずの神と仏とが融合する神仏習合については、第四節で私の説を述べてみたい。

(2) 和辻哲郎

神に関する私の考えを述べる前に、「祀《まつ》る神」「祀られる神」についての和辻哲郎の説を一瞥することにしよう[8]。

『日本倫理思想史』（岩波書店、一九六二年）第二章「神話伝説における神の意義」において、和辻は『記紀』の物語に登場する神々を次の四種に分類する。

① 祀る神
② 祀るとともに祀られる神
③ 単に祀られるのみの神
④ 祀りを要求する祟りの神

①の祀る神とは、現人神としての天皇のことである。天皇は皇祖神や霊験の著しい神々を祀る。しかし、生前は人々や他の神によって祀られることはない。

②の祀るとともに祀られる神とは、『記紀』の物語において最も活躍している人格的な神がこれにあたる。たとえば、天照大御神《あまてらすおおみかみ》は天孫をこの国土に降臨させた神であり、天上の国を主宰する神であり皇祖神であり、日本における最も大いなる「祀られる神」である。ところが、この神も高天が原において自ら神を祀っているのである。[9] ここで祀られている神とはいかなる神であるか。宣長がそれを『記紀』冒頭に登場する神々と考えるのに対し、和辻はそれを神々の根源である「不定の神」と考える。そして、この不定の神を祀ることは、天照大御神が須佐之男命《すさのをのみこと》の狼藉に怒って天の岩戸にこもった時に、八百万の神が相談して占いをさせたり天宇受賣命《あめのうずめのみこと》が神がかりする場面でも行われている。こうした占いや神がかりは八百万の神々の上にいる神の存在を示唆している。

なお、不定の神の存在を端的に示すのは以下の場面である。

伊邪那岐命《いざなきのみこと》と伊邪那美命《いざなみのみこと》が結婚して国土を生もうとした時、はじめに水蛭子《ひるこ》を、次に淡島を生んだが、前者は葦船に入れて流し、後者は子の仲間に入れなかった。そこで、このような子を生んでしまった理由をうかがいに、二人は高天が原に登り、天つ神たちの命を請うた（つまり祀った）。その時、天つ神たちは太占《ふとまに》という占いによって指令を与えたのである。天つ神は天地初発の時の神々であり、それよりも先立つ神はもはや存在しない。占いによって神命をうかがったその神とは、無限に深い神秘そのものであり、神々を神々たらしめている不定の神、あるいは不定そのものである、と和辻は述べる。

②の祀り祀られる神の尊貴性は、祀るということによって担われると和辻は主張する（この主張の背景には、祀る神としての天皇の尊貴性を正当化するという動機があると考えられる）。それゆえ、たとえば、須佐之男命が伊邪那岐命に海原の統治を命じられたのにもかかわらず、その神命に不従順なため根の国に追放されるのは、祀ることを怠ったためであることになる。

③の、単に祀られるのみの神は、以上のことから、尊貴性において劣っている神ということになる。これらは、山、河、海等を支配する神々であるが、いかなる活動をするかについて『記紀』では具体的なことは述べられていない。

④の祀りを要求する祟りの神とは、最初に大国主の神の前に現われる時に自らへの祭祀を要求し、後には祟りの神として現われる大物主神が典型である。こうした神々の物語において重要なのは祭祀のもつ呪力であって、祀られる神自身ではない、と和辻は述べる。つまり、この種の神も③の神と同様に、②の神のように人格性を現わし神代史の表舞台に登場する神とは異なるのである[10]。

ここまで述べてきた和辻の説の論点は、まず、ふつうの宗教では、神のような存在は祀られても祀ることはしないが、日本の神はそうでなく、神の中には他の神を祀る神もいるということである。そして、（ほとんどの場合）祀る神は、祀ること、神を媒介する役となることで神聖なものとなる。それゆえ、祀る神である天皇は神々に祈願をこめたり大幣《おほぬさ》を奉ったりするが、祀る天皇はそれらの祀られる神々よりも尊貴でありうることになる。また、祀られるのみで他を祀らない究極の神が『記紀』では想定されているが、それは『記紀』には名が登場せず、不定の神、無限者とでもいうしかない存在である。そうした存在は通路、媒介者を通じてのみ自らを現わしてくるのである。

和辻が注目するのは祀ることの力、祭祀の呪力である。この実在性を古代の日本人は強く感じていた。和辻が考えていた不定の究極者、名をもつ神々、祭司・巫女、祭祀の関係は次のようである。たとえば、天変地異や疫病の流行を何らかの神の祟りとみなして祭司は祀りの場で祭祀をとりおこなう。祭司による祭祀は不定の神の媒介者としてある。やがて神は自らを名乗り祀り方等の要求を示してくる。そこでその神の名の社を建てる等が行われ、それによって世の中が平穏になることで、祭祀の呪力が証明される。ここでは、祭祀を執り行い神がかりする祭司や巫女も、神の通路として神と呼ばれる。『記紀』では、高天が原において祭祀を行い神の通路となるこの種の神が祀る神にあたり、いわば人格をもつ神として尊貴性を有するとされる。

さてここで、「祀る」とはいかなることかを整理しておこう。上述の和辻の叙述からいえることは、祀るとは、第一に、神命を請い、それに従うことである。占うことや神がかりになることは、神命を請い神命の通路となることであるから祀ることでもある。そして第二に、神の社を建てたり、供え物をささげたりすることも祀ることである。

これらを祀ることと呼ぶのは、和辻に特有の説ではない。たとえば、プラトンの対話編『エウチュプロン』でも、一般の民衆にとって「敬虔（hosiotēs）」とは神々を敬い、その法に従うという外面的手段を通じて、神々の恩恵を獲得することであり、ソクラテスはそれを「神々と人間との間の一種の交易術」であるとして批判する。神々を敬いその法に従うことは「世話（therapeia，これは therapy の語源である）」あるいは、「奉仕（huperetike）」であるが、その内容は、神々に請願したり贈り物をしたりすることであるとされ、和辻の与えた規定と合致している。

このような「交易術」としての敬虔は、神々との現世的で実用的な関係を求めるものであるとしてソクラテスは批判するが、この批判は日本の神々と人間の関係にも向けることができるかもしれない。しかし、経験の反復を通じてそのような外面的形式を整えることに日本人は心血を注いできたし、そうした形式を通じて神々に触れることができると確信していたと考えられる。人間の理解と把握をはるかに越えた存在に対して、外面的儀式作法を整えることで接近することは、日本の武道や芸道での形の重視と似て、たんなる外面を装うことではなく、外面の形の整備を通じた内面の厳しい規律も伴っていたのである。また、神との現世的、実用的関係も、たしかに宗教心の堕落を招きかねないが、生きることの根幹に関わる利益を求めることは人間の本性であり、軽々に否定できるものではない。

(3) ケアを求める神

和辻哲郎は、日本の神の特徴としての「祀る」側面に着目した。たしかにこれは日本の神概念にとってきわめて重要な特徴だと思われる。しかし、私はむしろ「まつ（祀・祭）ることを求める」という側面に注目してみたい。そして、それを通じて、祀る神の特徴も捉え直してみたい。

神がまつることを求めるというのは、前述の大野晋が挙げた特徴でもある。また、平野仁啓も「神がまつることを要求するのは、日本の神々の特色のひとつと考えてもよいであろう」（『日本の神々』講談社現代新書、一九八二年、八八頁）と述べているように、「まつることを求める」を日本の神の特徴とすることには、おそらくほとんどの研究者が賛同するだろう。

実際に、『記紀』の記述からも、自分をまつることを言葉に出して求める神々や、それを暗に要求する神々の姿がうかがえる。そして、適切にまつらない場合にはたいてい祟りが生ずることになる。

ここで重要なのは次の点である。この「まつることを求める」神が適切にまつられずに祟る場合、祟る理由はあくまで自分がまつられていないからであり、人間の幸福を思って祟るわけではないということである。神が他の神をまつることは日本に固有の特徴かもしれないが、神を適切にまつらないと祟るとか害を及ぼすというのは、日本の宗教に独特のことではない。多くの宗教でそのようなことがいわれている。そして、祟りや害が生ずる理由としては二つ考えられる。まず、神や超越者が人間の幸福を願い気にかけているので、信じる者を救い不信の者に罰や祟りを与えると考えられる。他方は、神や超越者が人間のことを気にかけていない場合である。日本の場合は後者に該当し、天皇や一部の神を除き、神は人間の幸福などほとんど気にかけていないように思われる。これは、先に挙げた本居宣長や大野晋の主張するところでもある。

まつらなければ、まず間違いなく不幸な結果になり、まつれば幸福がもたらされるかもしれない。それは、神々の要求に応えたこと・応えなかったことへの結果のように思われる。つまり、ここにあるのは、まつらなければ神は不機嫌で他の存在にあたりちらすが、まつることで機嫌がよくなり恵みを施す気になる、といったことなのである。[11]

この「まつることを求める」神という規定は、上述の和辻哲郎による神の分類の②、③、④には直ちにあてはまる。では、①の「祀る」神としての天皇についてもあてはまるだろうか。

天皇はたしかに神によってまつられることはない。しかし、臣民は重要事については天皇の勅命を仰いだし、政事とは奉仕事であるといわれるように（第四節(1)を参照）、臣民・民衆によって奉仕される存在であった。これは、和辻の用いた「祀られる」と同じ意味ではないにしても、広義には「まつられる」と呼べるだろう。天皇も上述の意味でまつられることを要求していた。この要求を拒否することは、反逆の罪を犯すことであった。このように考えると、広い意味での「まつることを求める」神という特徴づけは、天皇を含めたあらゆる種類の日本の神について妥当するといえる。

ここで「まつることを求める」とはどのようなことであるか、もう少し立ち入って考えてみたい。和辻が「祀る」という言葉で、神命を請い、それに従うことと、神社を立てたり、供え物をささげたりすることを意味していたことはすでに述べた通りである。これに関して、前述の大野晋の言葉では、カミの気持ちを静めるにはマツル（物を差し出す）ことが重要である、とされている。まつることにおける、物を差し出す側面がここでは強調されている。また、さきほど、天皇についても広義には「まつられる」といえるだろうと述べた。以下では、このような広い意味での「まつる」について考えることにする。

さて、神命を請うとは、重要事に関して神にうかがいを立ててそれに従うことである。別の視点からそれを見れば、それは、いつも神の存在を敬いつつ「忘れずにいる」こと、神のことを「気にかけている」ことであろう。また、社を建てたり供え物をささげたり、物を差出すこと、奉仕することは、敬いつつ「世話する」ことともいえるだろう。「まつる」とは、ただ気にかける、ルーティンワーク的に世話する、というのではなく、心から畏敬の念をもって接するというニュアンスを含んでいるが、「忘れずにいる」、「気にかける」、「世話する」を基本的な要素として含んでいる。

すると、「まつる」とは、尊敬や畏敬の念をもって行うという面をひとまず脇に置けば、これまで述べてきた「ケア」の概念に包含されるといえるだろう。このように「ケア」という概念でことがらを把握することで、従来とは異なるしかたで人と神の間の関係が見えてくると思われる。

第一章では、「ケア」の古くからの意味として、(A)気がかり、心配、心の重荷。(B)他者に幸福を与えること、献身、配慮、を挙げた。

古代において神は、いつ恐ろしい害悪をもたらすかもしれず、否応なく、つねにわれわれの心を虜にするような存在であり、われわれの関心をひきつける畏敬すべき存在であった。ここに(A)の意味でのケアが現われている。それをベースにして(B)の意味でのケアが生ずる。神が要求するのはこのようなケア(B)である。また、現代のケア論で議論されるのも、こうしたケア(B)に他ならない。こうしたケアは、他者への援助、世話とともに、気づかいや配慮を行うものである。気づかい、配慮には、相手の言葉に耳を傾けることも含まれるし、相手のことを忘れずにいることも含まれている。神は、人間が神に対して畏敬の念を伴った強い関心をもちつづけることで、自らの心を鎮めることができた。このような関心の持続は、重要なことがらの決断にさいして神にうかがいを立てることや、毎日のあるいは定期的な供養・世話によって示されるのであった。

こう考えてくると、神が「まつることを求める」ということは、「ケアを求める」ことである、と言いかえることができる。すなわち、「日本の神はケアを求めている」と解釈できる。

このように解釈することで得られることは多い。そのうちの一つは、日本の神々がまつることを要求するのは自分のためであって人間のためではない、ということがより明確になることである。すなわち、赤子の場合に端的に見られるように、ケアを求める時、通常は、ケアしてくれる相手のことを気づかってそうするわけではないからである。ケアされることで、ケアしてくれた相手に恩を返す気持ちになる場合はあっても、恩を返すためにケアを求めることは通常ないのである。(12)

「ケア」による解釈のもたらす帰結はそのことにとどまらない。さらに重要なこととして、この解釈は、生者と日本の神や死者の霊との関係、生きている人々どうしの関係、また神仏習合や日本の政治に関して新しい見方を提起する。そのことは、日本の文化や思想の根底にケアを求めるということが存在すること、ケア的文化として日本の文化を解釈できるだろうことを示唆する。そして、このケア論は、ケアする人、される人が種々の欲望、苦悩、感情を抱えた人であることと、そうしたケアにおける互酬性を重視することで、現在のケアのありかたの再検討を促すとともに、日本の神と自然との一体性ということから、自然へのケアも射程におさめるものである。また、神とののっぴきならぬ関係を意識することから、神へのケアが始まるように、一般にケアは、自然発生的というよりも、特定の脈絡において生じてくるということも、この解釈から得られることの一つである。さらに、第五章では、生命倫理と環境倫理の統合のさいのキーコンセプトとしてケアは論じられることになる。

第三節　日本的な霊の本性としてのケアへの要求

(1)　死者の霊

『日本国語大辞典』（小学館、一九七二―七六年）によれば、「祀る」、「祭る」、「斎《いつ》く」、「奉る」、「供える」「供養する」、「養う」という言葉は、神々にかかわる行為と人間にかかわる行為の両方を表すことができる。これに対して、「世話する」、「思いやる」、「いたわる」、「気にかける」はもっぱら人間を対象としている。

「まつる」を「ケアする」で言いかえるとは、「祀る」、「祭る」、「斎《いつ》く」等の行為と、「世話する」、「思いやる」、「いたわる」等の行為とを同一次元に置くことである。つまり、それらの間にある区別を一時的に除去し、それらすべてを「ケア」という外来の言葉で総括してみることである。日本語にはこのような総括にふさわしい言葉がみあたらないので、「ケアする」という言葉を使うのである[13]。こうすることで、神に対する態度と神以外のものへの態度に存するある共通点が浮かび上がってくる。また、育児、養育、教育、養生、人への気配り、同情、慰め、治療、供養、祭祀という広範な領域をケアの領域としてとらえることができるようになるだろう。

まず、死者の霊について考えてみよう。

民俗学の研究によると、日本では一般に死者の霊魂《たま》はアラタマ（荒魂）、アラミタマ（荒御魂）として、危害（祟り）を及ぼす危険な要素をもっているとされていた。しかし、これは丁寧にまつられるとその荒々しさが薄れ、やがてニギタマ（和魂）として穏やかな性質に変化する。そして、数十年するとタマの段階でもっていた個体性を失い、祖先神と一体化していく[14]。

葬儀や供養、そして幾度にもわたる年忌法要は、生者が死者を長い年月にわたって供養する、いいかえれば、気にかけ世話をすることである。このようなケアを通じて、死者の霊は個体としてもっていた感情や思いを次第に失いつつ匿名の霊へと鎮まっていく。感情とは特定の誰かがもつものであるから、個体性が薄れるとともに、現世での出来事への後悔や人への恨み、憎しみ等は消えてゆく。これは感情にかんする論理である。それに対して、ケアによって死者の霊が鎮まること、死者は次第に個体性を喪失していくことは、宗教的前提としてある。こうした考えかたや儀式がいつ頃生じ、広く定着していったかについては定かでないが、ここには、いまだ神になっていない霊においてもケアへの要求が存在することが見てとれる。そして、死者をこのようにケアする慣習は数十年前まで日本人の心を強く捉えていたし、現在でもまだその慣習は存続している。

ある人の悩みや苦しみをそばに寄り添って黙って聴いてやることは、現在でもカウンセリングやターミナル・ケア等において重要なことであるが、この種のケアは死者へのケアとして、たとえば夢幻能の世界においても登場する[15]。

夢幻能『清経』では、都落ちして九州にたどり着きそこも追い出され入水した清経は、妻に彼の気持ちを理解されなかったことのゆえに成仏できずにいる。彼は夢に妻のもとに現われて、死なずにおれなかった切ない胸のうちを語る。そして、妻にわかってもらったとき、清経は心の安定を得て救われる。また、他の夢幻能でも同様に、生者の前で心のうちを語ったり舞を舞ったりすることによって霊は鎮まっていく。

このように、日本では死者の霊は生者による供養や法要、あるいは霊の声に耳を傾けること、死者のことを想いだすことで鎮まっていくとされる。これがおろそかにされるとき、祟りという形で生者に対して訴えがなされる。ここにあるのは、ケアを求めつつ、それが容れられない場合に危害を加えたり災厄をもたらしたりするという、前述の神の特徴と共通するものである。これらがターミナル・ケアと類似しているならば、神を祀ることとケアの類似も的外れではないだろう。

(2) 生者の場合

上で述べたことが正しければ、神々も死者もケアを求めている。それは、霊がいずれ祖先神になりうるという点を考えれば、それほど不思議なことではない。それでは死者の霊や神をケアする側の生者についてはどうだろうか。彼らも本来ケアを求める人なのだろうか。

相良亨は『日本人の心』（東京大学出版会、一九八四年）第一章において、室町末期の『閑吟集』の中の小歌「ただ人は情《なさけ》あれ朝顔の花の上なる露の世に」について次のように述べている。

人の世は朝顔の花の上の露のように無常にはかなく悲しいものであるのだから、ただ温かい心のいたわりが大切であるというのである。否、大切であるというにとどまらず、ただそれだけが、この世に生きるよりどころであるというのであろう（同書九頁）。

相良は、このように無常の世において人と人との結びつきを求め、悲しみや感動を分かちあうことを求めることを日本人はしてきたと述べる。これは、土居健郎の『「甘え」の構造』の主張することでもあり、他の多くの論者の指摘するところでもある。ケアを求める神や死者の霊をケアしてきた日本人は、本来彼ら自身ケアを求める存在であったといえるだろう。

もちろん、日本人にかぎらずおよそ人間はケアを本性上求めているといえるが、日本の場合は、神や死者の霊にまで共通することとして、いわば精神的な存在の全般にわたる本性としてそれを捉えた点に大きな特徴がある。それゆえ、ケアを求めることは、日常の生、そして宗教や倫理の領域の基盤に位置するものとなる[16]。

幼い子どもを観察していてもわかるように、人はケアされることとともに、自由や独立も本性上求めているといえる。ところが、神々や霊のみならず、倫理、政治や社会のあり方までもがケア的特徴をもつ世界にあっては、自由や独立の要素は背景に退いてしまいがちである。このような文化においては、人間の本性としては、ケアを求めるという点が強調されることになるし、行為や欲求、思考もそれに準ずることになる。いつから始まったか定かではないが、日本は長い間このような文化的風土のもとにあったといえる。現在、個人主義的自由主義が浸透しつつあり、それが少しずつ変わりつつあるようだが、まだ基本的には以前と同じ路線の上にあるように思われる（拙著『自己決定の時代の倫理学』九州大学出版会、二〇〇一年を参照）。

それでは、「ただ人は情あれ」という言葉は、どう解釈されるべきなのだろうか。これは明らかに、ケアすることを勧める言葉である。

ケアを求めることは日本人において重視される本性と考えられたが、ケアすることについてはどうであろうか。それは、ケアを求めることと同列にあるとは言えないだろう。まずその言葉は命令であるが、本性あるべくあれという命令は一般的に不適切な命令であろう。日本人、というより人間の本性としてあるのは、まず、不安や気がかりなことがありそれに対処するという意味での自己へのケア、そして他からのケアを求める心である。それはごく自然な心である。そして、赤子が泣いていたり、人が困って途方にくれているといった、ケアを求める自然な心に出会うとき、われわれはたいてい自然に心が動く。ただし、そこで素直に同情や心配をしてケアする場合もあれば、種々の理由から放っておく場合もある。

ケアしたいという欲求が自然に生ずることがあろうとも、ケアするとかしないというのは行為や態度であり、選ぶことができるものでもある。また、ケアする心が自然に生ずる場合があることも事実であるが、それがいつしか薄れてしまうのも事実である。このように考えると、「ただ人は情あれ」という言葉は、自然と思われる感情とつながっていようとも、われわれがすべきことを語っているのであり、その意味で、行為の善悪に、つまり倫理にかかわる言葉であるといえる。[17]

ここで再度、相良亨の文章を引用することにする。氏は、本居宣長における「物のあはれを知る」ことと倫理との関係を次のように述べる。物にふれ事にふれて対象と主観の一致を感ずることが「物のあはれをしる」ことであり、物のあわれを知るときに歌が生まれる。そして、宣長にとっての倫理とは人のあわれを知って生きることであった。

人があわれに耐えがたい時には、そのあわれの趣を、息をながく文《あや》をなして歌えば、こよなく慰むものであると宣長はいう。しかし、それでもなお心が晴れがたい時には、その歌を人に聞いてもらうのがよいという。人がこれを聞いてあわれと思う時には、いたく心が晴れるものであるという。（中略）これを聞き手の側からいえば、歌い手のあわれをあわれと同情共感することが、歌い手の心を慰めることであり、それが宣長にとっての倫理でもあった。これは歌の世界に限られるものではない。人のあわれを知って生きる人、それが「心ある人」「よい人」であった。（『日本人の心』一五頁）

ケアを求める相手に同情共感したり世話したりすることは、ケアへの求めに応ずることであり、簡単にいえば他者へのケアである。では、それが人の生きる道であるというのはなぜだろうか。

ケアとは本来、われわれの心を自然と思えるしかたで捉えてしまうものであり、他者へのケアもその意味では、意識や自覚なしに生ずる同情や共感に基礎を置いている。ところが、ケアすることは、ある種の充実感とともに心身の消耗をともないがちであり、人は自己のケアにばかり気をとられたり、ほんの気まぐれにしか他者をケアしなくなる場合がしばしばある。自己へのケアと、他者にケアを求めることは、人が生きていく上で不可欠であるが、他者へのケアはなしですますこともできる。本来のケアは、行う人と受ける人の双方の了解がなくては成り立たないが、生身の人間は複雑な感情や思いをもっており、相互了解はほころびを生じやすい。ケアは「感情労働」の一種であるともいわれるように、充実したケアの遂行には時として多大の労苦が伴うのである。

ここで赤子について考えてみると、赤子はケアを求めているが、他者へのケアをしているようには見えない。それゆえ、他者へのケアは生まれつき人に備わっていることとはいえないだろう。すると、他者へのケアの傾向性は、第二の自然本性（the second nature）、いわば「徳」として文化的に習慣的に形成されるといえる。特殊な家庭環境や時代状況、また当人の性格や人生における苦い経験（幼児期における虐待も含まれる）の存在といったさまざまな理由から、それが形成されない場合があるだろう。あるいは、十分に形成されていても、ある状況下でケアをためらうことも考えられる。本性そのものに従うことは一般に倫理的命令とはならないが、ある種の第二の自然・本性、徳を形成せよということは倫理的命令となりうるのである。また、そのような徳が発揮されるように行為せということも、倫理的命令となりうる。

人に情け深くあれということは、以上のように人間の望ましい第二の本性にかなった生き方をすることであったが、これは同時に、共同体や社会の秩序を維持することにも通じている。それはたとえば、西欧社会における「連帯」の基盤となりうるものである。その意味においても、他者に対してケアせよという命令は倫理的命令でありうる。

人は本性上ケアを必要とし、ケアを求める存在である。これは、相手・他者との情的また物質的結合関係を本性上求めることである。ケアを求めている人に応えることは、他者の手助けになるだけでなく、共同体における人間どうしの結びつきを強めることにもなる。

「情けは人のためならず」というのは、人に情けをかけることで、自分も本性上求めている結びつきの成就が自覚されるという意味もあるだろうが、より直接的には、ケアのネットワークを通じて自分もいつか誰かにケアされるということであろう。ここにあるのはたんなる見返りへの期待ではない。人間どうしが互いにケアによって結びついたネットワークを形成していることへの自覚がここにはある。他者に対するケアは、このように社会における人と人の結びつきを維持し強化するのに役立つのである。

このように、人に情け深くあること、ケアすることは、人間の第二の自然本性にかなうという意味で素直・純粋・正直な行動・態度であるとともに、集団や共同体の秩序を維持するという役割をもつものでもあった。

ここで挙げた二つの特徴は、古代における倫理観として有名な「清き明《あか》き心」とも深くかかわるものである。丸山眞男によれば、「清き明き心」は日本人の倫理意識におけるキーワードであり、これには二つの要素が含まれている。ひとつは心情の純粋性であり、もうひとつは集団への忠誠である。(18) 情け深くあることは、利己心をできるだけ排するという意味で、心情の純粋性を要求するとともに、結果として社会における結びつきを強化する。その意味で、ケアすることは清く明き心に通じているといえる。

菅野覚明『神道の逆襲』（講談社現代新書、二〇〇一年）では、スサノヲの命《みこと》を人間の典型として、人間とは根源的に母と引き離された子供としてあるという説が述べられている。確かに、スサノヲは生まれつき母がいないため、そのことを嘆き海原を治めることを怠ったためイザナキの怒りを買って根の堅州国《かたすくに》へ追放されてしまう。その間に高天が原での乱暴狼藉、アマテラスの岩戸への引きこもりやスサノヲの大蛇退治等の出来事が生ずることになる。ここには、亡き母を求めて放浪する子供としてのスサノヲの姿を思い浮かべることができる。大蛇を退治した後に、スサノヲは我が心はすがすがしと言い、大蛇から命を守った櫛名田比売《くしなだひめ》と出雲の須賀《すが》に宮を作り、そこで日本で初めての和歌とされる「八雲立つ出雲八重垣妻籠《つまご》みに八重垣作るその八重垣を」が歌われる。この歌には、母と引き離された子供が長い労苦の末にようやく家庭をもてる喜びが、その繰り返しのリズムの中に溢れている。

このように、人間とは根源的に母なるものから引き離されてあるとすれば、人間とはケアを求める存在であるということができる。スサノヲも同様にケアを求める神である。ケアを求めることがいわゆる霊、魂、いのちにとって本質的なことであれば、霊、魂としての神々にも一般的にそのことが妥当するといえる。

(3) 神、死者の霊、生者の魂との関係

以上で見てきたように、ケアを求めている相手をケアすることは、いわゆる第二の自然本性にかなうことであり、また共同体秩序を維持するものであるという意味で、義務ではないにしても倫理的に推奨されることであった。私は、このことが神の世界にも反映していると考える。

和辻は日本の神の「祀る」側面に着目して、祀る神の方が概して神格が高いというが、それは、ケアされるだけの人間よりも、気配りや気遣いという難事をなす、ケアもする人間の方が倫理的にすぐれている、つまり、人格的にすぐれているということと対応している。

和辻が上述の神の分類で③や④に挙げた、祀ることはせずに祀られることを要求し、それがかなえられないときに祟ることがあるという神は、人間でいえば赤子のようなものである。「泣く子と地頭には勝てぬ」のことわざに

もあるように、赤子はケアが適切でないと泣いて周囲を困らせる。対処のしかたとしては、あやしたり乳を与えたりして気持ちが静まることを待つだけである。

それに対して、『記紀』で活躍する神々は祀られるだけでなく祀る神でもある。これは人間界でいえば、一人前の大人に対応している。祀る神、ケアする神は、神格の高い神として神の世界で活動し、神代史を形成する役を担っていく。

では死者の霊についてはどうかというと、これは祀られることを求めるだけの存在であるとみなせる。その点でそれは、まつりを要求する神と類似している。柳田國男は「先祖の話」において、先祖の霊が家の発展に力を貸すと信じられていたと述べているが、私は、ここには仏教の影響があるのではないかと考える。つまり、以下で言及する「神仏習合」の後の、人間を守り幸福をもたらすという神観念が、現在の神観念に大きな影響を与えているのである。

以上のように、日本においては、神、死者の霊、また生きている人間は、ともにケアを求めるという共通点をもっていると解釈できる。そして、人間の世界での一人前の大人と赤子の区別は、神の領域では、祀り祀られる神と、祀ることを求めるだけの神との区別に対応していたし、死者の霊も人間でいえば赤子や祀ることを要求する神と似た状況にあるとみなすことができる。

このように、まつることをケアすることの一種と解釈することで、神と赤子の類似性をとらえることや、精神的なもの・霊的なものの一般的特徴、すなわち日本の文化を底流するものを抽出すること等が可能になる。

ただし、神へのケアと、死者へのケア、生きているものへのケアでは、ケアのあり方が異なっていることも否定できない。神へのケアでは、人間が相手の場合のように、相手のことを思ってケアするというよりも、祟りが恐ろしいとか鎮まってほしいということを含んだ畏敬の念、さらには御利益がほしいといったことが理由でケアがなされる。死者の場合は、これらの混合形態であるといえる。このように、神へのケアには神に対する畏敬の念が伴っているが、それは、相手を本源的な存在として敬うことでもある。ここでは、たんなる世話をしたり、たんに人間のためにケアを利用しているのではない。この点は、人間へのケアについても妥当する。人間の場合は、畏敬の念ではないにしても、尊重すべき他者として扱うことが必要である。

それでは、このように共通点をもち、互いに類似した構成をもつ三者の関係はいかなるものであろうか。旧約聖書が述べるように神に似せて人間を作ったということがいえないのであれば、神の世界と人間の世界の類似性は、神の世界の虚構性、つまり人間が自分たちに似せて神の世界を構想したということを物語っているのだろうか。

私は、神の世界は人間の世界の一種の理想型とみなされていたと考えている。いいかえれば、神のあり方は人間の本性の純粋形態とみなすことができる。その純粋性の現われのひとつは、上でも述べてきたように、ケアを求めるものに対して素直に応ずることによって、ケアするものとされるものが自然な結びつきをつくるということである。そしてこの結びつきはネットワークを形成するに至る。神がおおっぴらにケアを求めるのは、魂や心というものが本来ケアを求めているからであり、祀る神が当然のようにして他の神を祀っているのも、秩序維持という観点からすればそれがあるべき姿だからである。また、ケアの足りない場合に祟るのも、赤子がぐずったり泣いたりするのと同様に自然なことである。宣長の「尋常ならずすぐれたる徳」という言葉は、人間の能力を超えた力、霊威とともに、そのような理想型、純粋形態を表現していると解釈できる。

人間においては、以上のようなことが歪みや複雑さを含んで現われる。神は、恐怖の対象であったり、ケアを求めたり、平和をもたらす存在であったりと、多義的な現われ方をするが、人間ではそれがさらに複雑な様相を呈することになる。助けてもらいたいのに意地を張ったり、義理や世間体からしぶしぶ老親の面倒をみたり、あるいは虐待したり、すねたり、逆恨みしたり、といった、土居健郎ならば「甘え」という概念から説明できるような歪みが人生には満ちている。本当に素直でいるのは赤子と、人生の終末期にいる人たちなのかもしれない。先に、夢幻能での「相手の言うことを聴く」こととターミナル・ケアのあり方との類似性を指摘したが、人は活動する世界から遠ざかると神のもつ純粋性に近づくといえる[19]。

しかし、神々の世界が人間界の純粋形態であるからといって、本来存在するのは人間界だけであり、神々の住む世界は人間の側からのたんなる投影のようなものであるという考えは依然として否定されていない。人間は、複雑で歪曲しているこの世のありかたを超越する世界を構想・虚構したにすぎないとも考えられるからである。

けれども、古代以来長い間、日本人は神々の世界を実在するものとして捉えてきたと私は考える。そして、神々の実在性の根拠となってきたのは、動物や自然物をも含む神々の示す圧倒的な力、祟りと祓いや鎮魂の実在感、また祭における情的高揚感、神懸かりによる神命の出現とそれを証す数々の不思議な出来事、死者の霊にまつわる種々の物語といった、生きた人間を超えた存在と人間との間に繰り返し示される因果的また情的なつながりの実在感であっただろう。こうしたつながりをよき関係に保つことは、長い歴史を経て種々の仕方で試され、経験則として、ある一定の祀り方、祀る形式を確立してきたのである。また、この因果的つながりは、人間界と神の世界の間に存在するだけでなく、人間界内部、そして神々の世界の内部においても実在するものであり、いわば諸々の生命、魂、いのちを貫く天地自然の理法でもあり、日常の世界の基盤にあるものでもあった。ここでは、神々は虚構的存在ではなく、霊的なもの・生命的なものの本源として、すなわち、あらゆる存在者の根拠として実在するものであった。

ここにおいては、適切にケアする（祀る、祭る、捧げものを供える等）ことを怠ると祟りや災いが生ずるという因果関係や、神々をまつることによってその純粋性・本源性に関与し、潑剌とした高揚感や自己実現の感覚を得ることの実在性が、神々へのケアという行為を支えている。先にも述べたように、神々はおそらく赤子のように、気まぐれで手におえないが、ケアに素直に応える存在として捉えられていたのであろう。赤子へのケアと神へのケアは類比的に把握され、神々の実在性も確固たるものであったと思われる。

このような因果的、情的関係は、生きている人間と死者の霊との間にも確認され、根源的なケアへの求めに応ずることで成り立つ心と心、魂と魂とのつながりの純粋形態を形成することになる。これは人間どうしの間にも、不純物を混じえつつも実感されるものである。成人するとは、一人前に仕事をして社会で一定の役割を演じ社会を支えていくことであるが、それだけ個々の人への配慮が忘れられがちになる。「情け深くあれ」とは、純粋な形態を思い出せということでもある。神々の間ではこの点に関しても純粋であるという考えが、『記紀』にあるような「祀る神」という特徴的な描写に導いたと思われる。

こうした否定しがたい力や経験が神々の世界を支えてきた。そして、このような力や経験にわれわれが実在性を認めるかぎりにおいて、われわれにとって神々は存在しつづけるのである。

第四節　政治・宗教

(1)　祭事と政事

丸山眞男は、祭事と政事の関係について次のように述べる。[20] 祭事と政事がともにマツリゴトであることから、祭政一致が日本の政治の特色とするのは北畠親房以来の考えにすぎない。「祭事」という表現が登場するのは平安初期からに過ぎないのであり、両者を同一視すべきではない。また、それへの批判は本居宣長も指摘していることである。宣長によれば、「政事」という言葉の由来は「奉仕事《まつりごと》」である。それは、臣・連たちが天皇の大命を受けて各自その職務に奉仕することであり、政事をする主語は天皇ではなく君に奉仕する臣・連たちである。

ここから丸山は以下のように主張する。「まつりごと」の由来は、原義としては、何か物を献上すること、「献上事」であった。たとえば「豊御酒《とよみき》まつる」というように。宗教的行事について「斎祭《いつきまつる》」といった表現が用いられる場合、聖なるものの意味はイツク、イハウ、イムにあり、神にお供えものをするのがマツルにあたる。この献上物が奉仕になると「奉仕事」となる。つまり、臣・連たちが天皇の大命を受けてその職務に奉仕することとなるのである。ここには、絶対君主制等とは異なり、下から上への方向性がある。神が超越的立場から命令を下す存在でないのと同様に、政治においても下からの奉仕（私流にいえばケア）が本質的である。それは、政事を天皇が「きこしめす」「しろしめす」という受動表現を用いることにも現われている。こうしたことは、日本の政事において常に深層で鳴り響いている執拗低音である。

丸山によれば、このことは以下のような日本の政治の特色を生み出す。

① 正統性と政策決定の所在の分離

正統性は、天皇による支配、さらには皇祖神、天つ神の系譜へと遡りうるが、政策決定についていうと、律令制における最高政策決定機関は太政官であったし、また、後の時代の摂政・関白もそうである。さらに、決定レベルでも正統性と決定機関の分離が生じがちである。将軍と執権がその例である。

② 政権の下降傾向と身内化（ここにはタテ社会論との類似性がみられる。ケアする方が決定権をもち、指導者をマツリアゲているといえる。）

これは、内大臣、蔵人所、参議、検非違使等、令外の官が実権を握っていくところに現われている。これに対して、‘Government’‘Ruler’という表現は上から下への方向性をもっている。また、中国古典の「政」の用例も、上から下への方向性を示している。日本のように、政事が下から定義されていること、決定が臣下へ、またその臣下へと下降してゆく傾向は、病理現象としては決定の無責任体制となるが、よくいえば、典型的な独裁体制の成立を困難にする要因でもある、と丸山は述べる。

祭事と政事とを区別する丸山の主張にもかかわらず、祭事と政事の両者はともに「奉る」、「仕えまつる」、「献上する」ということによって成立していることに注目すべきである。両者は、まつること、奉仕することを求める存在（すなわち神、天皇）に対して、下から上へという方向性をもちつつ行動や心で応ずるという点で共通している。これは、天皇も現人神とされていたことを思えば当然のことでもある。ここで下から上へという方向性を度外視すれば、祭（祀）と政はともにケアということを中核としているのである。ただし、そこからただちに祭政一致が帰結するわけではないだろう。それはそもそもケアの内容が異なるからであり、それゆえ漢字として「祭」と「政」に分かれたといえる。[21]

(2)　神仏習合

これまで、日本の神の特徴をケアを求めることにあるとする主張がもたらすさまざまな帰結を見てきた。整理のためにここでそれを振り返ってみよう。

ケアの概念を用いることで、まず神と死者の霊との類似性を、そして生きている人間と神との類似性を指摘することができた。次には、神々の世界と人間界との関係を、前者が後者の純粋形態であるというしかたで解釈した。さらに、両者の結びつきが因果的・情的なものであるという解釈も提示してみた。本節の(1)では、祭と政の根源的な関係をケアということで考えられないだろうか、ということを提起した。以上述べてきたことから、日本における霊的・精神的なものが、ケアを求めるという本性をもつこと、また「清き明き心」、「もののあはれ」といったこともケア的精神と深く関係していることが示されただけでなく、政事という制度にかかわることもケア的なものを中核としているといえる。

今度は、日本の宗教において決して見過ごすことのできない出来事である神仏習合について、ケア概念を用いて私なりの解釈を述べてみたい。従来は、神仏習合は、唯一絶対神を認めない仏教がインド由来の多くの神々との習合や連関を保ってきたことに由来するとされているが、ケアを求める神という私の説の意義は、神仏習合への新しい解釈の基盤を与えることによってより大きなものとなるだろう。

神仏習合の諸段階を以下に挙げてみる。[22]

①　神は迷える存在で、仏の救済を必要とする。

この段階は奈良時代からで、神宮寺という、神社に付属して建てられた寺院は、常陸鹿島、伊勢をはじめ諸国に建立された。

② 神は仏法を守護する。

これも奈良時代からであり、たとえば、八幡大菩薩（海の神とも銅山の神ともいわれる北九州の神と応神天皇の霊が習合した八幡神が仏教と関係したもの）がそれである。

③ 神は実は仏が衆生救済のために姿を変えて現われたものである。

平安頃からであり、本地垂迹的発想が次第に明確になっていく。これ以後、形の上では仏が神の上に立つが、民衆にとっては、恐ろしさが軽減し親しみ深くなった神のほうがありがたいものとなっていく。

このうちの第一段階が注目される。それらの神宮寺は、神々が神であることの苦しさを訴え、苦境から脱するために仏教に帰依することを願うことで建てられた。

そのことを訴える神の託宣の中の、たとえば越前の気比神宮に神宮寺を建てるさいに、神が藤原武智麻呂の夢に現われて下した託宣には次のようにある。

幸いに吾が為に寺を造り、吾が願を助け済《すく》え。吾れ宿業《すくごう》に因りて神たること固《もと》より久し。今仏道に帰依し、福業を修行せんと欲するも、因縁を得ず。故に来たりて之を告ぐ。

この①の段階では、神は救いを求める存在とされている。本章でのこれまでの考察からすれば、祀ることを求める神が根本的な救済を他に求めることは大いにありうることである。本章第三節(2)で述べたところによれば、神は根源的に母と引き離された子供として、いわば人間の本然の欲望や傾向性の体現者であり、苦しみの基盤をなす個体性を超越できずにいる。それゆえ、神自身では根本的な救いが不可能な構造を有している。そこで、ケアを求める神（care-requiring god）が、その最終的なケアを、ケアする仏（caring buddha）に求めたと解釈できる。仏は一切衆生を慈悲心でもって救うのであり、ケアすることを本性としているからである。この場合、救う側が唯一神であれば習合は不可能であろうから、神道の多神教と仏教の寛容さも習合の条件のひとつといえる。このような事態を、民衆の側での意識から、私的土地所有を契機に生じた当時の支配階層における罪の自覚の現われとする考えもある。しかし、民衆の意識のレベルにおいても、本来ケアを求める神によってはかなえられない救済を、この時代から、ケアする仏に求め始めたと解釈することも可能である。実際に、当時の仏教は霊験あらたかで強い呪力をもつ宗教と考えられていたのである[23]。

九世紀始めの頃に成立した『日本霊異記』の原題『日本国現報善悪霊異記』からも明らかなように、この時代には現世において行った善行・悪行はこの現世において善果・悪果として現われると考えられるようになった。以前は、まつることの結果として神に鎮まってもらうことや、神の力を身に受ける（タマフリ）ということが主たる宗教的関心事であったのが、神仏が人間の善行・悪行に感応することで善果・悪果が生ずるという因果応報が人々の心をとらえていく。

ただし、ケアを求めるという本性に基づいて、情的・物質的な具体的結びつきを重視する日本人の本性は、仏教の浸透によっても基本的には変わらず、その本性に近い神々たちの多くは仏教的救いの要素を取り入れつつ復権していくことになる。また、祟りや利益ということによる現実的なつながりの強さが、③の段階で表面化していく。仏教のほうでも、鎌倉仏教のような思想的な革新は多くの民衆には受容されず、それら鎌倉仏教は神々や迷信と結びついた形態で続いていくことになる。仏教、儒教、また西洋思想といった外来思想を日本的に変容していく土着の力の強さをここに見ることができる[24]。

おわりに

以上で見てきたように、「ケア」という概念の日本における地位は、英米でのそれと相当に異なっているといえる。英米では、中世末から近代にかけて誕生し今や爛熟期をむかえている個人主義的人間観・社会観という風土の上に、ケア的人間観・社会観を調整・統合することが問われている。

それに対して、日本においては、人間のみならず神までも他者とのつながりを本来求めている存在であった。ケアを求める人をケアすることは、共同体のきずなを保つ上でも不可欠であり、日本の倫理の中核にあった。さらに、ケアは生きている人間のみならず死者や神々をも対象としていたし、自然の事物全般にも及んでいた。日本におけるケアは、日常の世話や同情・思いやりに根ざしながらもそれを越えて、死や超越的な領域とも関わっていたのである。また、日常においてもケアの関係のうちには、魂と魂の本来的・根源的な関係が潜在していたといえる。このような風土に、個人主義的な制度や思想が輸入され教育され、それが次第に人々の心に浸透しつつあるというのが日本の現状である。

この章で捉えた神へのケアの有する特徴は、死者や生者、自然へのケアとも基本的に共通するものであった。それらは全体として、日本のケア的文化・思想を形成しているといえる。もちろん、第一節で見たように、「タテ社会」「甘え」「母性原理」的特徴は、長所と短所をもっていた。それは「ケア」的特徴にもあてはまる。ケア的土壌を過度に重視することはよくないだろう[25]。

それはそれとして、生命倫理で論じられる人間へのケアを、神へのケアの視点から捉えなおしてみたらどうなるだろうか。それは、第一章の最後にケアにかんする私の立場として概略を提示したものにほかならない。

① 神へのケアではケアされるものへの畏敬が特徴的である。つまり、相手のことを思ってケアするよりも祟り

や暴威への恐れが特徴としてある。一見するところ、これは人間へのケアとして相応しくないように思えるだろうが、ケアされるものを他者として尊重するという点では、人間へのケアと共通していることは先に述べた。ケアにおける畏敬の念は、ケアの対象の他者性の尊重とみなすことができる。ケアを求めている対象ではあるが、けっしてその人を軽視するような態度は許されない。人間も神と同様に、ひとたび関係が悪化すると取り返しのつかない事態が生ずる場合がある。

② ケアの対象を手段として利用しないことと、ケアの結果として生ずることを期待することは両立する。そのことは神へのケアにおいて示されている。ケアの結果としてのよき関係の成立は、ケアする側に充実感、達成感あるいはケアされる側との連帯感を呼び起こすだろう。ケアを求めることは人間の本性であり、ケアされる側もする側ももともとケアを必要としている。このようであれば、ケアされることによる幸福感とともに、ケアすることによる幸福感は、日常次元の幸福や満足を超えるものでありうる。

③ いかなる神もケアを求める。しかし、他の神をケアする神もいればしない神もいる。ケアを求めることは神、そして魂、いのちの本性であるが、ケアすることは魂の本性ではない。神に対する人間からのケアに典型的に現れているように、ケアすることは、対象との切り離しがたい関係を基盤として生じてくる。これは、親から子へのケア、教育というケア、医療従事者によるケア等においても妥当する。一般にケアは特定の脈絡を前提するのである。

④ ケアでもってよき関係を築くことは容易なことではない。よって、適切にケアするためには経験にもとづいたケアの技法や徳等の作法を学ぶ必要がある。「気遣い」、「気働き」といった感情労働の作法の習得が十分になされない場合に、ケアの対象への支配や操作、それと対照的に、ケアの怠慢、放棄、虐待等が生じてくる。また、この作法の実践には労苦が伴いがちであり、バーンアウト回避のためには、見返りの存在とともにセルフケア、チームケアが重要となる。

⑤ 神と動植物や自然との類似性から、神へのケアはそれらへのケアへ通じている。生きている人間、死者、そ

して神、自然へのケアという、広大な領域をケア論はもつことになる。つまり、赤子のケアから始まり、子どもの教育、大人どうしの関係、医療従事者によるケア、介護ケア、心理の領域でのケア、そしてターミナル・ケア、死後のケア、神へのケアにいたる種々のケアが、それぞれ共通性と独自性をもちつつ全体の中に位置づけられるだけでなく、保護を求める動物や傷つきやすい自然からの呼びかけへの応答（response）にもとづいて、動物や自然に対して責任（responsibility）を感じることより生ずるケアも考察対象となりうる。こうしたことを論ずるケア論は原理的に可能であろう。[26]また、このようなケア概念は、第五章で述べるように、生命倫理と環境倫理を統合する可能性をもつといえるだろう。

注

（1）「日本的なるもの」という言葉は安易に用いるべきではない。果たして日本的なるものが一貫して存在するのか、またそもそも「日本」や「日本人」ということで何が意味されているのか等はけっして容易に答えられる問いではない。こうした問題に対する解説としては次を参照。西田晃一「丸山眞男「古層」論の現代的意義」（『先端倫理研究』2、二〇〇七年、九〇―一〇五頁）

（2）現在の社会制度や人間関係は、中根が『タテ社会の人間関係』を著した頃とかなり変わってきている。この違いによって、この四〇年間の日本の変動の大きさを知ることができる。また、不変の部分を確認することで、日本人の心に根強く存在する特徴も浮かび上がってくる。これまでの変動は、主として個人主義的自由主義の浸透と経済構造の変化によるものであったといえる。これからは、インターネットや携帯電話等に代表される情報技術の発展による、「場」の束縛からの解放も重要な要素になるのではないだろうか。また、最近の少年犯罪での非行グループを見ると、その中では情の支配する温情主義的人間関係ではなく、暴力による支配の関係が以前よりも目立つように思われる。ここにも「タテ社会」の変質がうかがわれる。

（3）「甘え」とは本来、大人どうしの関係だったのが、明治以降、その用法が変化した。その変化して以後の用法を土居は日本文化論に用いているとの批判がある。星野一正編著『死の尊厳――日米の生命倫理』思文閣出版、一九九五年、三三五頁。

（4）ここで「欧米」と一括りにするのは雑な捉え方である。たとえば、アメリカ、イギリス、ドイツ、フランスの生命倫理はかなりの相違を示している。それら相違は、「自由」、「権利」、「尊厳」、「公序」、「連帯」といった基本的概念の意味の相違に由来すると考えられる。

（5）私はここでは、紙数の関係で民俗学の研究者の説を主題的にはとりあげていないが、それらにも考察に値する説が数多くある。たとえば、柳田國男「先祖の話」（定本柳田國男集第一〇巻、筑摩書房、一九六九年）では、日本の神の観念の起源は先祖、祖霊であったとされる。また、折口信夫は、海の彼方から古代の村々を訪れて、祭りを受けて幸福をもたらして還った「まれびと」を神の原型とする（「国文学の発生」、『折口信夫全集』第一巻、中央公論社、一九五四年）。現在の私には、これらの説にコメントする準備がない。なお、新谷尚紀は、祖霊もまれびともケガレをハラウことから生まれたという説を展開する（『ケガレからカミへ』岩田書院、一九九七年。『神々の原像』吉川弘文館、二〇〇〇年）。たしかに、ケガレとカミとの意外な近さは注目に値する。しかし、新谷はケガレからカミへという移行を一般化し、すべての神がケガレから生じたと考えているようであるが、それは無理があるのではないか。その理由は、まず第一に『記紀』の中にはケガレに由来しない神々も多く存在することである。第二には、著者も述べているようにケガレという観念が密教の影響を強く受けているのであれば、それを神仏習合以前の神の本質的な要素とするには論証が不十分ではないかということである。

（6）古代の国語の音韻が今とは異なるものであったことについての研究の歴史は、江戸時代の契沖から始まり、本居宣長やその弟子である石塚龍麿等にうけつがれていく。明治になってからの橋本進吉の研究は画期的なもので、奈良時代の母音の数は平安以降の五個ではなく八個であったことをつきとめた。大野の考察も、橋本進吉による研究とそれ以後の研究に依拠するものである。橋本進吉の研究成果の一端は『古代国語の音韻に就いて』（岩波文庫）からうかがうことができる。なお、大野を代表とする、「神」は「上」に由来するという説への批判、に対する反論もある。薗田稔「祭り——家郷の原像」（岩波講座・東洋思想　第一五巻『日本思想1』一九八五年、所収）では、渡辺昇一と阪倉篤義による反論をとりあげ、それらに基本的に賛同しつつ、神とは隠れた本源という意味と、可畏きものとして祭りに顕現するものという意味の、両方の意味で「上（カミ）」でもあったと結論づけている。

（7）神が次々と別の神を生む過程は自己増殖的であるが、勧請による神の分霊は自己増殖的とはいえない。思うに、分霊化とは、たとえば山岳とその周辺に偏在する山の神を、ある場所を通じて顕現させることである。周囲に偏在する神、あるいは神の霊威と接する通路として神社が設置されるのである。つまり、通常は分霊は神自身の意図によってではなく、神との通路を確保するために人間が行う祀りの行為に応じて実現される。そうした通路であるから、その周囲での不敬な行為は慎まねばならないことであった。

（8）佐藤正英『日本倫理思想史』（東京大学出版会、二〇〇三年）第一章では、和辻哲郎は従来の説に従って、アマテラス等の名を直ちに神とみなして論議を展開しているが、神代史に即するかぎり、アマテラスやアメノミナカヌシは、むきだしの他物、他者としての〈もの〉神を祀るひとと解されねばならないと述べている。氏によれば、過剰さを本性とする他者としての〈もの〉神は祟り神であり、また祭祀（あるいはそれとともに、結婚により対存在になること）によって安穏と豊穣をもたらす存在でもある。産み続けて止まない生の根源は、絶対豊穣と汚穢の両面をもつ存在であり、それは祭祀によって整序され秩序づけられることになる。私の主張する日本の神観念でも、そうした面は神の本質をなしている。神はケアを求めるとはいえ、それ自身、過剰で欲望むき出しの他者としてある。私は、神のこのような特徴が、実は通常のケアにおいても、潜在していると考える。人間関係一般がそうであるように、ケアとは、手ごわい対象を相手にしているのである。そのような手ごわさは、ケアという関係でのみ出現するわけではなく、いわば「霊」、「いのち」の本性としてある。それゆえ、それはケアされる側だけでなくケアする側の本性としてもある。

(9)『古事記』には、スサノヲノミコトがアマテラスオホミカミとの間で行った誓ひ《うけ》(神意をうかがう行為の一種)に勝った後に、有頂天になって乱暴狼藉をはたらいたことが書かれている。スサノヲが馬の皮をはいで、それを機織り小屋の屋根から落としたことで機織り女が死んでしまうが、そのときアマテラスは神に奉る衣を織らせていた(『日本書紀』では自らが織っていたとされている)。これはアマテラスが巫女でもあることを示している。つまり、アマテラスオホミカミも別の神を祀るのである。

(10)④に祀りを要求する祟りの神を独立に立てたのは不適切であるように思われる。というのは、私はすべての神は「まつる」ことを要求すると考えているが、それらの神は適切に祀られないと祟るからである。この意味では、②の神も③の神も④の分類にはいってしまうだろう。また、和辻はオホクニヌシを②にも④にも含めるが、④を独立の項目に立てなければこのような無理は生じない。④はあらゆる神がもっている特徴を強調したものであるといえる。

(11)熊本大学文学部の森正人(国文学)から、拙論に対して次のようなご指摘をいただいた。古代では「ねぐ」「ねがふ」とは、人が神に対して何かを求めること、すなわち「願」という意味であるが、本来この言葉は神を安らかにし鎮めるという意味をもっており、「ねぎらふ」(慰労)などと同根の言葉である。つまりそれは、神の心を安んじねぎらい、そのことを通して人が幸いを得ようとする行為なのである。これは私の説を補強するものであるといえる。森からはさらに、神は単に赤子のように気まぐれでわがままなのではなく、人や社会に対して「おしふ」「さとす」という側面があることを指摘された。この点については、まず、祀ることをする神は人格的側面をもっており、まるきりの赤子とは異なるだろうということ、また、いわゆる「天つ罪」や「国つ罪」を犯すことで神の怒りを生む場合も、神へのねぎらいを怠ったと解釈できること、さらには後述するように、神々の世界は人間界の理想型、純粋型としてあるということによって、ある程度は答えられるのではないだろうか。また、『広辞苑』では「祭る・祀る」の意味として、①供物・奏楽などをして神霊を慰め、祈願する。②神としてあがめ、一定の場所に鎮め奉る。奉祀する。③祈禱する。の三種が挙げられている。この中の①の「慰め」が、ケアに近い意味を表わしているといえる。

(12)本章では日本の神と赤子や子供との類似性が随所に登場してくる。両者が類似することは、既述の土居健郎による天皇と幼児との親縁性の指摘にも現われているし、後注19の柳田國男の言葉からも窺うことができる。さて、神とは尋常ならずすぐれた性質をもつ可畏きものであるという規定と、神と幼児との類似性から推論できることがある。それは、特に知的障害をもって生まれてきた子供と神との類似性である。知的障害とはある意味では通常の人間の特徴を超えているし、意思疎通の困難さも神の意思を思い量ることの困難さと類似している。また、我が子へのケアの責任は、神への祀りと同様に、回避しようがないものとして与えられており、そのような脈絡のもとでの困難かつ真剣なケアを通じて親は、通常の育児の世界を超えた世界に接することにもなる。知的障害児をもつ多くの親の体験はそのことを物語っている。一部の地域でそのような子供を「福子」と呼ぶこともこれと関連していると思われる。

(13) これらの語の中で「ケア」にもっとも近いのは「いたわる」である。『日本国語大辞典』によれば、それは自動詞としては、骨を折る、苦労する、病気で苦しむ。他動詞としては、ねぎらう、治療する、休養する、手厚くもてなす、やさしくなぐさめる、といった意味がある。なお、「ケア」が神の世界と人間の世界を結ぶ関係でありうることは、古代ローマの「クーラ(Cura)の神話」では、女神クーラが人間をケアすることからも明らかである。また、キリスト教でも、神は人間をケアしているといえる。マタイ伝六章、ルカ伝一二章では、人間のみならず野の花や空の鳥さえ神によってケアされている(第一章第二節(2)を参照)。さらに、プラトンの対話篇『エウチュプロン』では、神々への「世話」と人間への「世話」が同じ語(therapeia)で表わされている。またその対話篇には神々への「奉仕」(huperetike)という表現もある(本章第二節(2)を参照)。ただし、これらは『ソクラテスの弁明』で、魂を「世話する」、「配慮する」と言うさいの語(epimeleisthai)とは異なっている。これについては、熊本大学文学部の篠崎榮から御教示いただいた。

(14) たとえば柳田國男「先祖の話」(定本柳田國男集第一〇巻、筑摩書房、一九九六年)を参照。

(15) このあたりの叙述は、相良亨『日本人の心』(東京大学出版会、一九八四年)第一章を参考にしている。

(16) 人間は受苦的存在であり、自己へのケアとともに他者からのケアを必要とする存在である。人間につきものの苦悩・煩悩を解決する方向としては、ケアを求めることと、自律する・自己を強くする、という二つの方向があると思われる。後者は自力救済型であり日本においては武士道として現われているといえるが、日本では受苦性、連帯、結びつきの方が強調されて前者が前面に出ている。また、メイヤロフ(『ケアの本質』)のようにケアすることを人間の本性とする考えもある。メイヤロフの言うような、対象の成長に心を傾けるという意味でのケアは、たしかに人間にとって重要である。しかし、この節では主として、他者に対して具体的な行動として現れるケアを問題としている。つまり、困っている人の存在に気がつくだけでなく、その人の苦境を理解し同情したり手助けすることを含むケアが問われている。また、「神へのケア」に現われているように、本章でのケアは対象の成長を助けることに限定していない。

(17) 他者をケアするということは、自然的に行われる場合があろうとも、一般に特定の脈絡を前提しており、ケアすることが倫理的命令としてわれわれに感じられることがある。N・ノディングズはケアの倫理のもつ自然主義的特徴を「ケアリングに基づく倫理は、ケアする態度を維持しようと努力し、したがって、自然なケアリングに依存しているのであって、それを越えているのではない」と述べている（N. Noddings, *Caring—A Feminine Approach to Ethics & Moral Education*, University of California Press, 1984, p.80. 立山・林・清水・宮崎・新・訳『ケアリング：倫理と道徳の教育――女性の観点から』晃洋書房、一九九七年、一二四頁）。私はケアをノディングズの考えているよりも脈絡依存的に捉えている。なお、ノディングズにおいては「ケアリング」とは、ケアされる側からの何らかの応答が伴うケアと定義されている。つまり、そこには相互性（reciprocity）が成立している。私が本章で考察しているケアも、それを必要とし求めている相手に応える仕方でなされるケアであり、対象が神であれ赤子であれ、相手からの何らかの反応やサインが伴うものであり、ノディングズの「ケアリング」と同様に、関係性のうちにある。ノディングズとの大きな違いは、私の場合、ケアするものとされるものの互酬性を重要視する点にある。なお、癒される死者が逆に生者を癒す点については、池上良正「癒される死者・癒す死者：民俗・民衆宗教の視角から」（『死後の環境』新谷尚紀編、昭和堂、一九九九年）を参照。そこでは、死者への癒しの根底に幸福の「平準化の規範」が存在することが論じられている。

(18) 丸山眞男手帖の会発行『丸山眞男手帖9』（一九九九年四月）所収の「丸山眞男自主ゼミナールの記録第一回」より。また、和辻哲郎は「清き明き心」について次のように述べている。「このように他者から見ても透明でなく、当人においても暗鬱な心境を、古代人はクラキ心、キタナキ心として把捉したのである。かかる心境と反対に、私心を没して全体に帰依するとき、人は何の隠すところもなく人々と溶け合い、人に何らの危険も感じさせず、従って透き徹った心境に住することができる。これを古代人はキヨキ心、アカキ心として把捉したのである」（『日本倫理思想史』第三章）。

(19) 柳田國男「先祖の話」では、七歳までは子供は神であるという諺が紹介されている（定本柳田國男集第一〇巻、筑摩書房、一四六頁）。また、神が本来約束を守る存在であることは、『古事記』応神天皇記で、イヅシオトメを得た弟神に兄神が約束の品物を渡さなかった時に、その母が言う次の言葉に表われている。「我が御世の事、能くこそ神習はめ。また現《うつ》しき青人草「人間のこと」習へや、その物償はぬ」。ただし、神とされた天皇や皇子たちは敵に対しては嘘や策略を頻繁に用いている。

(20) 丸山眞男「政事の構造――政治意識の執拗低音」丸山眞男集第一二巻、岩波書店、一九九六年。

(21) 前掲の薗田稔「祭り――家郷の原像」では、「祭り」について以下のように述べられている。興味深い内容なので言及しておこう。神は可畏きものとして祭りにおいて顕現する。神社は俗の世界と聖なる自然との境に位置して神の出現する祭場である。そして、市は元来、斎《いつ》くを語源とし神祭りの場であった。市が立つとは非日常の行為であった。また、マチは祭りの別名で、市をマチともいう。祭りの晴れやかな活気あるマチの状況がやがて商人、職人、芸人等が定住するマチバ（町場）になり、今の町や街になった。かつてはムラの中にマチ（非日常的な祝祭空間、開放的な晴れの場）があったのである。

(22) 末木文美士『日本仏教史』（新潮社、一九九二年）第六章による。

(23) 神仏習合の第一段階での救済を求める神について、私的土地所有を契機に生じた当時の支配階層における罪の自覚の現われであるとする考えは、次の著作で論じられている。義江彰夫『神仏習合』（岩波新書、一九九六年）。なお、この著作では本文で挙げたのと同様の主旨のもので、多度津大神からの託宣がとりあげられている。なお、神仏習合の第一段階の神の託宣の話は中国伝来であるとする、神仏習合外来説の主張がある。佐藤弘夫編集委員代表『概説日本思想史』（ミネルヴァ書房、二〇〇五年、コラム2　吉田一彦執筆）。それによれば、日本独特の神仏習合は本地垂迹説ということになるが、私が本章で述べた、神と仏の基本的な関係についての主張が否定されるわけではない。

(24)　神々が仏教によって救われるとすれば、本来、ケアされる側での自己変革が必要である。すなわち神々のもつ個体性の超越（つまり悟り）による苦悩の消滅という方向をたどるべきであり、民衆の信仰もそのように個体性の超越へと変わるべきであるが、実情は異なっている。民衆はあいかわらず個我にとらわれ、個体性の超越は受容できず、供養というケアに依拠した死後の個体性の「自然消滅」を受け入れたのである。仏教の側でもたとえば、浄土への往生を説く浄土系では個体性の超越への関心が高くなかった。これらについては次を参照。高橋隆雄・吉田李佳「自然のスピリチュアリティ」（『文学部論叢』熊本大学文学部発行第八四号、二〇〇五年）。ここで、多少強引ではあるが、ケアという概念を用いて道元と親鸞の立場の相違について述べてみよう。道元では修行僧に絶対のケア（一切衆生への慈悲心）の立場を要求する。その境位には自力による悟りによって達する。座禅したり自己の身辺を整えたりする自己へのケアはその目的のためである。ただし、「僧」という言葉自体が僧侶集団を指すことからもわかるように、修行中の僧は集団的な相互ケアの中にある。そしてそれを究極で支えているのは仏によるケアである。親鸞では、修行僧を含め衆生とは本来ケアを求めるものであり、自力をすてて絶対的なケアする仏である阿弥陀仏の慈悲の力にすがることによってのみ往生そして成仏することができる。

(25)　相良亨は『日本人の心』第三章において、心情の純粋性を最重要視する日本の倫理への批判を次のように述べている。「例えば、今日、人格の尊厳、人命の尊重が説かれているが、（中略）それらは、いまだに単なる知識にとどまり、真にわれわれのうちに生きたものとなりかねている。それは、われわれが、ひたすら心情の純粋さを切り札的に重視する伝統のうちになお生きているからであって、その限りにおいて、人間の本質を客観的に捉えようとする内的な必然性がわれわれのうちに熟していないからである。」

これは、個別的な人間関係とケアへの純粋な心情を重視し、客観的な原理や抽象的な思考を軽視しがちな「ケアの倫理」に対する批判としても読むことができる。日本思想のもつ根本的な問題点とケアにおける問題点とは重複するといえる。現代においてケアを論ずる意義はここにもある。ケアのもつ欠陥の補完については、第五章で扱うことにする。

(26)　広井良典『ケア学』（医学書院、二〇〇〇年、一八一頁）では、死者へのケアについて次のように述べている。「ターミナルケアにそくしていえば、その人の死によって、ケアは単純に「終わる」のではない。その人の死は、ケアの「ひとつの終わり」であり、また「ひとつの始まり」といえるのではないだろうか。私自身は、ターミナルケアということは、こうした「死者へのケア」ということまでを視野に入れてはじめて、真の意味で完結するのではないかと考えている」。また、動物や自然への責任について述べると、ケアにもとづく動物や生態系、自然に対する責任は、それらに権利を付与することよりも受け入れやすいと思われる。その際、身近な動物へのケアは人間へのケアと類似しているが、自然へのケアは日本の神へのケアと類似したものといえるだろう。自然も神も人間の生命の本源として存在していながら傷つきやすい側面をもっている。神からの、そして自然からの呼びかけに応答し対処していくことは、神や自然をケアすることであると同時に、人間のために有益なことでもある。ここには、いわゆる人間中心主義とも、また自然中心主義とも異なる立場がある。こうしたことは環境倫理の根本問題にかかわることである。

第三章　安楽死について

——日本的死生観から問い直す——

はじめに

T・L・ビーチャムはある雑誌で次のように述べている。

「医師が自殺幇助するのを絶対的に禁止することは医の倫理において長いあいだ正統とされてきた。しかし今、安楽死と医師による自殺幇助にかんする見解への力強い改革がいくつかの国で進行中である。オレゴン州での医師による自殺幇助の法律、オランダでの安楽死への社会的承認、そして日本における積極的安楽死の（原則的）合法性は将来を明確に指し示すものである（*Journal of Medical Ethics*, 1999, p. 437）。」

ビーチャムが今この文章を書くとすれば、二〇〇二年に安楽死を合法化する法案を成立させたベルギーの名もあげられることだろう。いずれにせよ、日本がここで安楽死（すなわち積極的安楽死）の先進国として登場しているのに驚く人も多いだろうが、安楽死の要件が裁判（一九六二年、名古屋高裁）において提示されたのは日本が世界で初めてであることは記憶しておくべきだろう。また、その後の日本の安楽死裁判は、名古屋高裁の判例にもとづきながら、それに修正を加える仕方で進められてきている(1)。

外からは安楽死の先進国とみなされながら、日本の国内において議論はけっして活発とはいえない。とくに最近の日本人は、「死」について語ることを避けているかのようである。「よき生」は本来「よき死」と分離できないものであるならば、「死」にかんする議論を回避することは「生」についての思索も回避することになるだろう。本章では欧米における安楽死をめぐる考察を概観した後、できるだけ日本の伝統や日本人の死生観を参照しながら安楽死にかんする思索を試みた。

第一節　安楽死と尊厳死の概念

(1)　安楽死の分類

「安楽死（euthanasia, Euthanasie, euthanasie）」という概念の語源は、ギリシャ語の「よい（eu）」と「死（thanatos）」にあるが、多義的であり誤解を生じがちであるので、それが現在意味するところを整理しておこう。[2] 整理のしかたにも種々のものがあるが、以下の分類が一般的である。

(a)　消極的安楽死（passive euthanasia）：人工呼吸装置等による延命治療を開始しない、あるいは中止することで死期を早めるもの。

(b)　間接的安楽死（indirect euthanasia）：苦痛を除去・緩和するために規定量以上の鎮静剤等の薬剤を意図的に投与することによって、結果的に死期を早めるもの。

(c)　積極的安楽死（active euthanasia）：苦痛から解放するために、致死薬等の投与によって意図的に死に至らしめるもの。[3]

ここで(a)と(c)は対になっており、通常は、(a)不作為によって患者の死期を早めることと、(c)作為（行為）によって死期を早めることとの対照としてとらえられる。ただし(a)の中の、治療行為を開始しないことと中止することとの区別を、一方は不作為で他方は作為であるとする主張もある。治療行為の中止を「不作為の中の作為」と呼ぶこともできるだろう。

また、(a)(c)と(b)も対をなしている。前二者が患者の死期を早めたり死に至らしめたりすることを意図しているのに対して、後者（間接的安楽死）では患者の死期を早めることは直接に意図されておらず、苦痛緩和の措置の副次的な結果であるとみなされる。

この分類とクロスする重要なものとして以下のような分類がある。

(ア) 自発的安楽死（voluntary euthanasia）：患者の自発的な要請によるもの。

(イ) 非自発的安楽死（non-voluntary euthanasia）：患者の自発的な要請なしに行われる安楽死。

(ウ) 反自発的安楽死（involuntary euthanasia）：患者の意思に反して行われる安楽死。

これらは上の(a)(b)(c)それぞれに対して適用可能である。たとえば、(a)の消極的安楽死についていえば、患者自身が自発的に口頭で要請する場合や、リビング・ウィル（死に方にかんする意思表示の文書）等での自発的な要請による場合は自発的消極的安楽死、自発的要請がない場合に行うのは非自発的消極的安楽死、患者の生きたいという明示的あるいは暗黙の意思に反して行われるのが反自発的安楽死である。

ただし、口頭での要請やリビング・ウィルによる要請があったとしても、それが「自発的」であるかどうかが問われる。患者の意識や判断は確かであるのか、種々の圧力に屈しての要請ではないのか等が検討されるべきである。またリビング・ウィルは、文書を作成してから患者の考えが変化しているかもしれないので特に注意が必要である。患者の意思を家族等が推定する場合は、(ア)と(イ)のいずれに分類されるかについても意見が分かれるところだろう。

反自発的安楽死は、本人の幸福のためという理由を離れて、社会のため、家族のためという理由から、まだ死にたくない人を殺すことにもつながりかねないので、道徳的に正当化するのはきわめて困難である。それゆえ、これまでの議論の焦点は、自発的安楽死を道徳的また法的に許容できるか、できるとすればその条件は何か、またさらに非自発的安楽死も正当化できるのかといった点にある。

本章で主として論じるのは「自発的積極的安楽死」、すなわち、患者の自発的要請にもとづいてなされる積極的安楽死である。[4] それゆえ、ここでは積極的安楽死をたんに「安楽死」と表現した箇所もある。

(2) 安楽死と尊厳死

「尊厳死（death with dignity）」も多義的に用いられているが、「尊厳死」の意味するところとしては、ここでは「一個の人格としての尊厳を保って死を迎える、あるいは迎えさせること」という『広辞苑』の説明で一応は納得できるだろう。

しかし、その説明は「尊厳」という語を用いているので、いかなる死に方が「尊厳を保つ」ことであるかにかんして、「尊厳」という概念の多義性を反映して、多くの異なる立場が生ずることになる。[5]

戦場で勇敢に戦って死ぬことは「名誉の戦死」として尊厳ある死であろうし、日本の武士の切腹も尊厳をもっての死といえる場合が多かったと思われる。また、そのように壮絶な死でなくても、家族に囲まれながら最後まで威厳や優しさ、またユーモア精神等のその人らしさを保ちながら死ぬことも、もちろん尊厳ある死であろう。

このように、理想的な死として多くの形態を指し示してはいるが、現在、「尊厳死」は安楽死の文脈で主として使われている。それは、人工呼吸器、点滴、鼻孔からの栄養補給のチューブといった、延命のためのさまざまな人工的な生命維持装置が開発された結果として、回復の可能性がないにもかかわらず治療を続けることで、患者の尊厳がそこなわれるということが大きな問題になってきたことによる。

尊厳をもって死ぬことは、安楽死という文脈においても原理的には、ほとんどの形態の安楽死にあてはまると思われる。しかし、一般的には、尊厳死は、医療従事者サイドから見れば、回復の可能性のない患者に対して生命維持処置・装置の差しひかえや撤去をし、人間としての尊厳を保たせつつ死を迎えさせることとされており、消極的安楽死の概念とだいたい重なっている。(6)

尊厳死と消極的安楽死との違いはどこにあるかというと、尊厳死が安楽死よりもはるかに広い範囲をカバーしているということを別にすれば、「尊厳」と「安楽（苦痛からの解放）」のどちらに比重を置くかにある。つまり、無益な延命治療を中止して死を迎えることの理由が苦痛からの解放にある時には消極的安楽死とよばれる。それに対して、尊厳を維持するためであることを強調すると尊厳死となるのである。

これに応じて二つの概念の適用範囲も異なってくる。すなわち、厳密にいえば、消極的安楽死の実施においては、堪えがたい激しい苦痛の存在が必要条件であるが、尊厳死ではそれは前提とされない。苦痛のない植物状態にあることも個人の尊厳を損なう場合があり、尊厳死には、かならずしも苦痛からの解放が伴うわけではないからである。しかし、横浜地裁の判決（注1を参照）に見られるように、消極的安楽死の要件に激しい苦痛の存在を含めない場合があり、こうした区別も確固としたものではない。すると、残る相違点としては、消極的安楽死では死が避けられない末期状態にある場合という限定がつくが、尊厳死ではそうした限定がつかないということであると考えられる。

次に、患者の意思の有無にかんして考えてみよう。積極的安楽死の場合は、横浜地裁等の判例にみられるように、一般に、患者の明確な意思の存在が必要条件であるとされるが、尊厳死についてはどうだろうか。意思があらかじめリビング・ウィル等によって表明されていればよいが、そうでない場合が多々ある。このような場合にも、患者の家族やごく親しい人が患者の意思を推定することが認められつつある。家族らはそれまでの患者の言動から患者の人生観、価値観を推測し、人工延命装置の撤去等を行うことができるのであり、明確な意思はかならずしも求められない傾向にある。(7)

第二節　これまでなされてきた議論

以上の予備的な説明をふまえて、安楽死にかんしてこれまでなされてきた議論をごく大雑把にではあるが述べてみよう。これまでの議論の中には、自殺は根本的な罪であるとか、人の死を早めることはすべて悪であるとかの理由から、すべての安楽死に反対するという議論もあるが、この節で主として考察したいのは、はたして積極的安楽死を否定する、あるいは肯定する決定的な理論的根拠があるかどうかについてである。なお本章での考察は、多少の修正を加えれば、医師が患者の自殺への要求に応じて薬剤等を与えて自殺を助ける「医師による自殺幇助」にも敷衍できるものである。

以下では、まず積極的安楽死を否定する根拠についてのいくつかの論点を考察してみる。

(1)　消極的安楽死を認めて積極的安楽死を認めない議論

これは、「殺すこと（killing）」と「死ぬにまかせること（letting someone die）」の区別にもとづいて論じられることが多い[8]。

消極的安楽死においても延命治療をしない、あるいは続けないことで患者を死に至らしめるが、これは患者が病気で死ぬのにまかせることであり、積極的安楽死のように患者を殺すこととは異なり、殺人という罪を犯してないという主張である。

この議論の形而上学的背景には、生死のことがらに関与する権限をもつのは神のみであるという中世キリスト教以来の考えがある。人間はできるかぎり生死に介入すべきではなく、自殺も他殺も罪となる。それに対して、消極的安楽死は死の自然なプロセスにゆだねることとして、正当化されることになる。

神学的な説については、現在の倫理学では、それが主張の背景にあったとしても、直接の対象にすることはまれである。それゆえ、「殺すこと」と「死ぬにまかせること」の区別について、別の立場からの議論をみてみよう。その区別は「作為」と「不作為」という区別にもとづいているとみなすことができる。しかし、作為が道徳的非難の対象となり、不作為が対象とならないとは一概にいえない。というのは、なすべき義務がある時に行為しないことは道徳的に悪だからである。それゆえ、殺すことと死ぬにまかせることの区別だけでは、一方が道徳的に悪であり他方がそうでないと言い切ることはできないだろう。

多くの論者によって参照されているレイチェルスのあげた例[9]もこのような文脈にある。彼は次のような作為と不作為の二つの場合をあげ、両者が道徳的に悪である点では同等であると述べ、殺すと死ぬにまかせるという区別の道徳的重要性を批判するのである。

(a) スミスは六歳の従弟にもしものことがあれば莫大な遺産を相続することになっている。スミスは従弟が入浴中に風呂場に忍びこみその子を溺死させ、事故で死んだかのようにみせかけた。

(b) ジョンズも同様な状況にあった。彼は従弟を溺死させようと忍びこんだが、その子はその時たまたま足をすべらせて頭部を強打し、浴槽へ頭から落ちた。ジョンズはそばへ寄り、必要とあらば従弟の頭を湯船につけもどそうと身構えていたが、彼が何もしないうちにその子は溺死した。

『生命医学倫理の諸原理』(T. L. Beauchamp, J. F. Childress, *Principles of Biomedical Ethics*, Oxford University Press、初版は一九七九年)の共著者として知られるビーチャムは、レイチェルスが、消極的安楽死と積極的安楽死のあいだには道徳的区別がないと結論づけたことを批判する。しかし、殺すことと死ぬにまかせることという区別だけでは、道徳的評価を下すさいの基準としては弱すぎるとして、『死の意図』(T. L. Beauchamp (ed.), *Intending*

Death, Prentice Hall, 1996）の序文において、次のように論じている。

まず、通常の用法では killing（殺すこと）は死をもたらすことであり、道徳的負荷をもたない中立的な語である。それゆえ、殺すことと死ぬにまかせることの一方が他方よりもよいとか悪いとかはいえない。前者（殺すこと）のある形態は後者（死ぬにまかせること）のある形態よりも悪いだろうが、逆の場合もある。両者はそれ自体として悪である「無実の人を意図的に殺害すること」（murder）と区別される。正当化の判断には、両者の区別よりもむしろ、行為者の動機、患者の要求、行為の結果が重要なのである。

Killing が道徳的に中立な語かどうかはさておくとして、消極的安楽死が正当化されるのは、それがたんに不作為だからではないといえる。というのは、医療従事者には病人を治療する義務があり、治療すべきなのにしない（不作為）ならば義務違反になるからである。消極的安楽死において延命治療をしないことが認められるのは、治療しないでほしいという要請が患者から（あるいは家族等から）伝えられている場合であり、このような状況で、患者の自己決定や意思を尊重し、患者の幸福のためという動機から治療をしないことは、治療する義務に優先するとみなされるからなのである。以上の考察から、殺すことと死ぬにまかせることの区別だけから積極的安楽死を否定する論拠は弱いといえるだろう[10]。

⑵　間接的安楽死を認めて積極的安楽死を認めない議論

これは、二重結果説（The doctrine of double effect）にもとづくもので、行為者の意図を重視するものである[11]。間接的安楽死においては、規定量を超えた投薬等が死期を早めても医師の意図は苦痛の緩和にあり、たんに副次的な結果として死期が早まったのであるから、殺人とは異なる。それに対して、積極的安楽死では、患者を死なせることが意図されているので殺人にほかならない。間接的安楽死でも、死期が早まることをあらかじめ知りつつ投薬等の措置をするのであるが、死ぬことをたんに予想（foresee）してあることをすることと、死ぬことを意図

(intend) してあることをすることとは根本的に異なる。このような議論である。

これに対しても批判が加えられる。

まずは、意図することとたんに予想することという区別が、道徳的に有効な区別かどうか疑わしい点があげられる。たとえば、生を終わらせる致死薬の投与と苦痛緩和のための規定量以上の投薬とを、意図と予想の違いとして道徳的に区別できるだろうか。生を終わらせる投薬や注射は、けっしてたんに患者を殺すことを意図しているわけではない。回復の見込みがなく激痛に苦しんでいる患者の苦痛をなくすための最後の手段として投薬や注射を行い、死によって苦痛から解放させるのであり、両者とも苦痛からの解放を意図しているともみなせるのではないだろうか[12]。

それに対して、二重結果説論者は、間接的安楽死では苦痛からの解放が死をもたらすが、積極的安楽死では、死が苦痛からの解放をもたらすという相違があると反論するかもしれない。しかし、このように主張することは、苦痛除去と死のあいだの因果関係の順序を問題にすることであり、意図と予想の区別とは別の土俵での議論であると思われる。

というのは、AとBが因果関係にあるとき、AとBのいずれをもわれわれは意図することが可能だからである。それゆえ、どれが原因でどれが結果であるかということと、何を意図しているかということは別のことがらなのである。

また、患者における死の確実性の程度の相違をもちだすことで、意図と予想の区別をしようとするかもしれない。たしかに、間接的安楽死では死は確実とはいえないが、積極的安楽死では死は確実である。

これにはまず、間接的安楽死でも患者の死期の早まりが確実な場合もあると答えることができる。さらに強い反論は、ここでもまた、確実なことと不確実なことの区別と、意図と予想の区別は別のものであるというものである。たとえば、金槌で強くたたけば、まず確実にふつうのガラスは割れるが、コンクリートにひびがはいるかどうかは不確実である。われわれは、それらを予想することができる。また、われわれは、ガラスを割ろうとして、また、コンクリートにひびをいれようとして金槌で強くたたくことを意図することもある。確実なことも不確実なことも、予想されうるし意図されうるのである。

さらにこの他にも、意図しないが結果として予想されることに対しても医師は責任があるのではないかという批判もある。[13]

しかしそもそも、意図的殺人がすべて罪になるとはかぎらないのではないか。たとえば、正当防衛の場合や戦闘における殺人は、意図的であってもその違法性は阻却されうる。そうなると、二重結果説論者の問題の立てかた自体がおかしいのではないか。こう思う人もいるだろう。

ただし、歴史的には、二重結果説は正当防衛や戦闘における殺人を正当化するという脈絡の中で登場してきている。[14] つまり、二重結果説は、いかなる殺人ならば正当化できるかにかんする論法である。このような背景をもつ論法を、間接的安楽死と患者の自発的な要請にもとづく積極的安楽死との区別に適用しようとしているのである。

二重結果説へのさらなる批判として、ブキャナンは、二重結果説が患者の自発的な要請を全く考慮していない点をあげる。二重結果説が中世末期に登場してきたことを考えれば、患者の自由や自己決定権が考慮の外であったことはうなずける。この批判は、積極的安楽死が意図的に患者の死をめざすものであっても、かならずしも道徳的に悪とはいえないことを含意している。すなわち、たとえ意図と予想の区別が首尾よく道徳的に重要な区別として確立できたとしても、二重結果説が積極的安楽死への決定的な批判とはいえないのである。

二重結果説に対してのものではないが、間接的安楽死そのものへの批判がある。それは、間接的安楽死が、苦痛を除去するために患者を薬物によって意識のない状態に置きつつ死へと至らせるという点を批判する。つまり、そのような状態に患者を置くことは、患者をもはや尊厳ある一個の人格としてのありかたから遠ざけることであり、尊厳ある死を迎えさせることにはならないというものである。

尊厳死を希望する人々は、苦痛がないとしても尊厳のない状態での死は受け入れないだろう。その意味で、彼らのうちのある部分は間接的安楽死に反対すると思われる。

(3) 積極的安楽死に反対するその他の議論

死をもたらすことをしないという医療従事者の義務

生命を尊重すべきであるということ、とくに、無実の人を殺さないことは、社会における一般的原理でありつづけたことは疑いない。上の(1)での議論もこのことを前提としていた。

それは医療従事者においては、とくに強く意識されることになる。昔から彼らは安楽死への要請に直面する立場にあったからである。それゆえ、古代の医の倫理の表現であり、現在でも強い影響力をもつヒポクラテスの誓いにも「致死薬は、誰に頼まれても、けっして投与しません。またそのような助言も行いません」（ヒポクラテス『古い医術について』小川政恭訳、岩波文庫）とある。これとキリスト教の影響により、医療従事者のあいだには伝統的に安楽死への拒否感が存在しつづけている[15]。

また、積極的安楽死が認められたとしても、医師の側で「死なせる義務」がただちに生ずるわけではない。医師の拒否権を認めることも十分可能だからである。

このことについてブキャナンは、まず、医師はすでに延命装置の取り外し（消極的安楽死）によって意図的な殺人をしていること、そしてまた、医師が積極的安楽死をすることを許容することは彼に義務を課すわけではないことを述べる。それを具体化して彼は、医療における意図的殺人を許容する、道徳的に受容可能な公共政策が、以下の三種の権利の区別にもとづくべきであると主張し、その中に「医師の自律権」を含めている[16]。

一、患者の自己決定の権利（望まない治療に反対する権利）。医師の側での義務を伴う。
二、法や医療従事者からの妨害なしに安楽死や自殺幇助を求める患者の権利。これに対応する義務はない。
三、合法的とされる意図的殺人に参加することを拒否する医師の権利（医師の自律権）。
これと同様の権利は、中絶の拒絶、ケアの中止への拒絶としてすでに存在する。

苦痛の制御法の進展

苦痛を緩和する技術は年々進んでいるが、現在でも、末期癌患者の約五％には緩和治療をしても激しい痛みが残るといわれている。ホスピスや緩和ケアにより苦痛が緩和される場合ももちろんあるだろう。実際にそうしたことに携わる人は一般に、安楽死に反対の態度をとっている。

では、苦痛の制御が一〇〇％になれば安楽死は問題とならないのだろうか。そうなったとしても、主として回復の見込みのなさと身体の不自由さに由来する精神的苦痛の問題が残る。これは尊厳感覚にもかかわることである。

そのような精神的苦痛は主観的なことであるとして無視することはできないと思われる。というのは、精神的苦痛でもある程度は客観的に理解できるだろうし、尊厳の感覚は個人に特有でありうるからである。通常のいかなるケアによっても癒されない深刻で甚だしい精神的苦痛は、安楽死を求める強い動機となるだろう。このことについては、第三節(4)で再び触れてみる。

すべり坂論（slippery slope argument）

自発的な積極的安楽死を認めることで、自発的でない場合も認められ、また意思に反した場合でさえ認められてしまうのではないか、そして医師と患者の信頼関係や、人命尊重の社会規範もそこなわれるのではないかという懸念をこの議論が代表している。この「すべり坂論」とは、ある一応は善いと思われる社会的決定がなされると、それに連関・隣接する善悪灰色であることや、悪かもしれないこと、そしてついには明らかに悪であることさえもなしくずし的に承認されていくという論法である。

厳密にいうと、この論法には二種類がある。(イ)論理的なすべり坂と、(ロ)因果的なすべり坂である。

(イ)の論理的すべり坂は、具体的には、複数の関連する法律や指針がたがいに整合的であるべきであるという要請から生ずるといえる。実際には法や指針はそれぞれ別個の目的で制定されるため、首尾一貫していない場合が多いが、それでも首尾一貫性を求められている。悪法の成立は、首尾一貫性という観点から、それと関連する他の法や指針に論理的に影響を与えるだろう。

自発的な積極的安楽死を承認することが論理的すべり坂を下るかどうかは、それを承認するさいの根拠にかかっているだろう。たとえばそれが、患者の自己決定や患者にとっての最善を優先することにもとづくのであれば、けっして「価値のない無益な生命」の存在を認めたり、反自発的安楽死へとすべり坂を下っていくことはないと思われる。

(ロ)の因果的なすべり坂では、社会的承認（法、指針、判決等）Aが別の類似した承認Bをひきおこし、それがまた類似した承認C、D…をひきおこしていく。

これに対しては、その坂はほんとうにすべりやすいのか、すべりやすいとしても、歯止めは利かないのかということが問題になる。これらに本格的に答えるのには、倫理学、社会学、法学、歴史学、人類学等の広範な領域にわたる調査・検討が必要であろう。

また、すべり坂論はたんなる現実肯定論にすぎないのではないかとの批判にも答える必要がある。それには、新しい政策や法を導入するよりも現状維持のほうが望ましいことを示さなければならないだろう(17)。

いずれにせよ、すべり坂論を主張するためには、たんなる予想や漠然とした不安を超えて、理論的かつ実証的な議論をする必要がある。

(4) 自発的な積極的安楽死を肯定する議論

以上の考察から、積極的安楽死を否定する決定的な論拠は現在のところは存在しないといえる。では、肯定する論拠としてはいかなるものがあるだろうか。これについては簡単な紹介にとどめたい。

もっとも強く主張されているのは、安楽死の問題はまずは患者の権利にかかわることがらであり、患者の自由・自己決定権が優先されるべきであるということである。

しかしそれには、自由そのものを否定するような自由は存在するかという批判がなされる。自ら死を選ぶことは、もはや自由の成立しない状況を選ぶことだからである。これは歴史的には、人間には奴隷になる自由があるかという問題と同様のものである[18]。

また、自分の生命は自由に処分できるような所有の対象かという問いにもとづく批判もなされる。生命を自由に処分する権限を誰かがもっているとしても、その誰かについては、個人であるという立場以外にも、伝統的には、神であるとか、社会であるという立場もある。

近代の自由や権利の概念自体がキリスト教的人間観を背景にして登場したことを考えると、欧米の思想圏においてこうした批判を論駁するのは容易ではない。

安楽死を認める根拠として、さらに、それが人間のやむにやまれぬ感情からなされることであり人道上許される行為であるという、いわゆる「慈悲」や「同情」に訴えるものもある。ただし、「慈悲殺」の名のもとに行ったナチスのおぞましい行為のゆえに、慈悲の感情に訴えることには懸念が表明されている[19]。現在ではそれに代わって、患者の幸福への考慮が主張されている。これに対しても、ある人の幸福の考慮は殺人を犯すことを正当化できるかが問われることになる。

これまで検討してきたことから、積極的安楽死を否定する決定的な論拠は存在しないが、それを肯定する論拠にも多くの問題点があるということがいえる。それは見方を変えれば、安楽死を肯定したり否定したりする理論的根拠を支える思想的、道徳感覚的、また制度的な基盤が現在では決定的なものではないということである。それらの基盤は国ごとに、また時代とともに変化するものであるが、近年それは、安楽死を肯定する方向へ向かいつつある。ただし、積極的安楽死については、いぜんとして根強い反対がある。

ここまで見てきたように、欧米流の議論は主として、キリスト教由来の伝統的な枠組みと近代以来の自由・自己決定の枠組みにもとづいてなされている。そして、自由・自己決定の枠組みも、近代において確立され次第に神学的要素を排除していくとはいえ、そのベースにはキリスト教的伝統があった[20]。

キリスト教由来の伝統的枠組みの中には、自殺を含めた意図的殺人の原則的禁止とともに自衛のための殺人や戦闘における殺人の是認が含まれる。それらは、意図的殺人に関わることがらの基本的な枠組みであり、それにもとづけば、消極的安楽死や間接的安楽死は認められるにしても、積極的安楽死や自殺幇助は否定される。そして、それらの背景には、人間の生命の支配権は神の手にゆだねられており、自殺や殺人は神への冒瀆であるという神学的な形而上学にもとづく罪の観念と、生と死は断絶しており死は悪にほかならないという考えがあるといえる[21]。

また安楽死への批判は、伝統的な医の倫理を論拠とすることもあるが、それは医療の世界への意図的殺人の禁止原理の適用とみなせる。

近代以来の自由・自己決定の枠組みについて付言すると、それはまず安楽死の肯定の主要な論拠として用いられている。しかし、「すべり坂論」のひとつの議論では患者の自己決定を危うくするので積極的安楽死に反対するというように、それは否定の論拠にもなっている。

私は、以下で議論の枠組みそのものを変えて、この問題を日本的な枠組みで考えなおしてみたい。その理由は、まずここでは日本における積極的安楽死の是非を問いたいからである。また、積極的安楽死を肯定あるいは否定する決定的な理論的根拠がないということは、その是非にかんして社会的、文化的、歴史的な状況が重要であるということを示唆している。欧米と日本では死者のありかたや自殺観、また、自由・自己決定にかんする伝統が相当に異なるということを考えると、議論の枠組みのシフトは有意義だと思われる。

そのように以下では、安楽死にかかわる日本の歴史的文化的背景をさぐることで、日本における安楽死の受容の可能性や問題点を考えてみるが、こうした考察は日本的伝統にもとづきつつも、日本という特殊性を越えた側面ももつことができるのではないかと考えている。

第三節　安楽死と日本的伝統

(1)　世界で初の安楽死要件

「はじめに」で述べたように、日本は世界で初めて裁判において安楽死の要件を提示した国である。一九六二年に名古屋高裁で提示された安楽死の違法性を阻却する要件とは以下のごとくである。注1でも掲載したが、ここに再び挙げてみよう。

①病者が現代医学の知識と技術からみて不治の病に冒され、しかもその死が目前に迫っていること。②病者の苦痛が甚だしく、何人も真にこれを見るに忍びない程度のものなること。③もっぱら病者の死苦の緩和の目的でなされたこと。④病者の意識がなお明瞭であって意思を表明できる場合には、本人の真摯な嘱託又は承諾のあること。⑤医師の手によることを本則とし、これにより得ない場合には医師により得ないと首肯するに足る特別な事情があること。⑥その方法が倫理的にも妥当なものとして認容しうるものなること。

これ以後の安楽死裁判では、基本的にはこの名古屋高裁の示した六要件に準拠して判決が下されていった。このように考えると、日本はある意味では、安楽死先進国なのである。このことをまず確認しておこう。[22]

ただし、そうした要件の提示はリップサービスであるという評価がある。中山研一によれば、東海大安楽死裁判で横浜地裁が提示した、死期が切迫した状況での患者の明示的な意思表示という要件と、苦痛緩和のための手段が尽くされているという要件は矛盾する。後者が満たされると患者の意識レベルが低下し明示的な意思表示が不可能になるからである。「そうだとすれば、本判決（東海大安楽死事件）は、末期医療における安楽死を事実上封殺したものであるという評価が生ずるのは理由がある[23]」。

ここから、中山は、積極的安楽死を実際に認めるためには、どちらかの要件を緩和する必要があると主張する。たとえば、本人の意思表示を、明示的から推定的意思に緩和することが考えられる。ただしこれは、非自発的積極的安楽死の許容への道を開くものであり、慎重に検討されるべき問題である。

リップサービスとは異なるが、判決の効力を疑問視する立場からは、最高裁ではなく高裁や地裁で下された判決であるからそれほどの権威がないという批判もなされている。また、横浜地裁での消極的安楽死や間接的安楽死の成立要件は、本来争われている積極的安楽死の問題の傍論であるから議論として弱いという意見もある。

このような批判があるとしても、安楽死先進国として日本を位置づける立場もあるのだから、安楽死の議論を敬遠するのではなく、安楽死について、それもまずは日本における安楽死について論じていくことには意義があるだろう。以下では、それを日本の伝統的な死生観等を参照することで論じてみたい。

(2)　死者は死者としてこの世に存在する

日本の伝統的死生観の考察にはいる前に、死についての私の考えを述べてみたい。

生きていることと死んでいることとの違いは、さまざまなしかたで述べることができるが、当人にとっての生と死の根本的な違いとは何であろうか。当人にとって死ぬこととは全くの無に帰することであるといわれることがあるが、そこには多少の誇張があるように思われる。宗教や神話における死後の世界についての話はひとまず脇へ置くとすると、死ぬということは、自ら経験し喜怒哀楽を感じる立場から、自らは何も能動的に欲求や経験をしない立場への移行であろう。さらにいえば、生者にとって存在し、生者の言動に反応するのみの存在、あるいは鏡のような存在への移行に他ならない。

そのことを図式的に表現してみよう。みずから経験し喜怒哀楽を感じる立場とは、以下の①、②の欲求の存在で表わすことができる。③では私による関与という要素が背景に退いている。[24]

① 私は自分がAすることでBが生ずることを欲する。

② 私はBが生ずることをみずから経験することを欲する。

③ 私はBが生ずることを欲する。

日常の多くの場合に①、②の両方(すなわち、自分がAすることでBが生ずることをみずから経験することを欲する)が存在するが、その典型は恋愛である。恋愛においては、自分の愛する人が他の人のもとで幸福を感じることを普通は欲しないのであり、そうした場合はむしろ嫉妬等の感情が生ずることだろう。愛においてもし②だけを欲するとすれば、あるいは②さえ不要で、③だけで十分なのであれば、そこにあるのは恋愛感情とは異なる愛、「聖なる」という形容詞がふさわしいような愛であるといえよう。

愛と関連することとして、ここでケアということについて考えてみると、ケアすることには多くの形態があり、たとえばケアするもの自身の喜びの感情が前面に出るものから、そうでないものまである。後者のケアには恋愛ではない愛と類似したものがある。たとえば、よき師弟関係は教育を促進し人間性の涵養にも資するものであるが、教育者は本来、生徒・学生の進歩を欲するが、誰がその進歩に関与したかは二の次のはずである。親が子供に対してもつ思いにもこれと似たところがある。これらは②、あるいは③のみの立場である。「自律を援助するケア」にはこのような意味あいがある。それゆえ、そのようなケアは多少とも聖なるニュアンスをもつことになる。それに対して、①を重視しすぎるケアは「小さな親切大きなお世話」になりかねない。
死にゆく人にあっては多くの場合、②がなく①と③のみが存在する。③は自分の死後に残された家族への願望等である。①の例として、遺言はその代表に当たる。遺言という行為によって死後に遺族への働きかけが生ずる。また、近年流行しつつある、自分の葬式を手配したり演出すること（辞世の言葉をテープで流したり、撒骨・撒灰を指示すること等）もその事例である。これらは、Bの生起を自らは経験できないが、自分がAすることでBが起きることを欲している事例である。また、呪詛の言葉を他者に残しながら死ぬ場合もこれに近く、自分の死や呪詛の言葉が他の人に影響を及ぼすことを欲している。

さらに、死者となれば「欲する」という能動的な働きそのものが消滅する。しかし、自らは何も能動的に欲求したり経験したりしないということは、全くの無に帰していることとは異なる。それは、たとえば私が事故や病気で意識を喪失しても、私という存在がこの世から消滅するわけではないことからも明白である。私にとっての私という一人称的なありかたは、他者にとってのあるいは親しい者にとっての私という二人称的・三人称的なありかたとは異なるのである。それでは、私が死ぬことで身体の有機的統合が消滅し意識もなくなった場合、つまりいわば二人称的・三人称的にも一人称的にも死が訪れた場合はどうだろうか。その場合でも、私は存在し続けるといえるのだろうか。また、存在し続けるとしたら一体どのようなしかたでなのだろうか。

私は「死者は死者としてこの世に存在する」という、一見パラドックスに見えながら実は当たり前のことを本章では重視してみたい。なぜならば、後に述べるように、そのことは日本での自殺肯定の伝統とも関係しているからである。

私はそれが当たり前のことであると考えるが、そのことは、たとえば演歌「夜桜お七」の歌詞「いつまで待っても来ぬひとと死んだひととはおなじこと」にも現われている。(25)

ここでの生者と死者との同一視はある種の言葉のあやであろうが、少なくとも、生者と死者とは連続的な存在とみなされている。ある人にとっては、いつまで待っても来ない人は死者のような存在としてある。それならば逆に、死者とはいつまで待っても来ない人のような存在としてあるともいえるだろう。つまり、見えもせず応答もしない生者と死者とは類似するもの、同じ世界にあるものとみなすことができるのではないか。そうであれば、死者は見えもせず応答もしないものとしてこの世に存在するとみなすことも可能だろう。

死者が死者としてこの世に存続するという考えは日本に特有というわけではない。葬送儀礼や墓参り、種々のしかたでの死者の想起は、死者がこの世にあるしかたで存続していることを例証している。人間はいつの時代にも死者について想起し語りついできたのである。このことなくして人間の文化はありえないといってもよい。

死者がこの世と全く異なるあの世に存在するのか、また存在するとしたらどのようにであるかは永遠の謎であり、こういってよければロマンであり、日常の経験によって、また合理的なしかたでそれを知ることはできない。私が確実にいえることとは、死ねば私は受動的で鏡のような存在になり、そのようなものとして生者に働きかけるということである。そのとき、私は日常的な意味での経験をまったくしないだろうが、別のしかたでの何らかの経験をするかもしれない。しかし、それは今の私にはうかがい知ることはできない領域にある。すなわち、それは宗教のことがら、信ずることでのみ近づきうることがらなのである。

死者は供養の対象として、また思い出の中に、さらに種々の意味で教訓となる対象（よき生き方の典型、あるいは他山の石）としてこの世にたいていは数十年以上の間存在し続ける。たとえばソクラテスは二〇〇〇年以上存在し続けている。死者は死者として存在しつつ、この世において受動的にではあるが、激励・助言・畏怖させたりしつつ、生者の生き方に影響を与えたり導いたりするのである。

ただし、死者のこのような存在のしかたは、西洋哲学の伝統における魂の不死とは異なっている。たとえば、『パイドン』でのソクラテスが魂の不死について語るとき、そこでは誰々であるという個体性は消失していると考えられるからである。ここでは不死なる魂はイデアを求める永遠の活動のうちにあり、イデアと同様の普遍性を備えているとみなすことができる。[26]

(3)　日本の伝統における死者

死者は死者としてこの世に存在する。この当然のことと、種々の思想や宗教によって彩りを添えられたこととを区別する必要がある。

それと同様に、「死」についての二つの概念も区別されるべきである。宗教の領域にある永遠の謎としての死と、この世にある死とは混同されやすい。死をたんに「この世での経験が永久にできなくなること」と規定することでは混同を避けることは困難である。われわれは、死に行く人の言動、自分を含めて死を悲しむ人々の姿、弔いの儀式、死にまつわる種々の話、法話、神話、宗教の教義等、この世における死のさまざまな現われを知覚したり経験することができる。これがこの世にある死の領域を形成している。われわれが日常的に触れている死の領域とは、このように死の現われの世界にほかならない。そうした経験される死と、経験によっては知りえない謎としての死とは根本的に異なっている。両者の違いは、自殺の際の「死んで一生後悔させてやる」と「こんな世の中から永久におさらばしてやる」の発言の相違にも現われている。[27]

日本における死にかんする民俗や宗教について一括して語ることは難しいし、近年それらが大きく変化しつつあるのも事実である。しかし、あえて総括的に語ると、日本では死者はまつられることで次第にみずからのもつ個体性を失っていき、やがて先祖の霊や大自然とでもいえるものに一体化していくといってよいだろう。ここでは、死者が死者として存続するという当然のことがらと宗教的ことがらとが連続している。死者は盆には生者の家に戻り、数日間滞在するというように、生と死とは断絶していないのが日本の「死者」に関する儀礼の特徴である。宗教的領域は世俗的領域を超越する側面をもちつつも、二つの領域のあいだには、長い歴史を通じて反復的に確証されてきた因果関係（神や霊の加護や祟り、正夢等）が存在しており、両者は実在的にも連結しているのである。[28]『古事記』に描かれた黄泉の国でのイザナミの醜悪さは、死後の世界の恐ろしさを伝えてはいるが、上述のように生と死を断絶せずにとらえることは、死を全くの悪とはみなさないことでもある。それどころか、日本において死はある種の安らぎや幸福をもたらしうるものでもあった（相良亨『日本人の心』東京大学出版会、一九八四年、第七章参照）。

それは、上述の死者に関する当然のことにかなり近い思想である。いわば、その当然なことを数歩先へと進めたものといってよいだろう。その意味で、こうした日本人の死生観にもとづく本章での説は、日本の伝統に根ざすものでありつつ、普遍的に妥当するものをある程度含みうるのではないかと思う。注21で述べておいたように、古代ローマ、そしてローマ帝国に公認されるまでのキリスト教会においてさえ、日本と同様に自殺は禁止されていなかったし称揚される場合もあった。そうしたことを考慮すると、中世のキリスト教の影響下にある議論の枠組みをひとまず離れて安楽死を論じてみることには、格別の意義があると思われる。

「死者は死者としてこの世に存在する」とはたんなる言葉の遊びではない。また、その存在のしかたは死者に全く特有というわけでもない。というのは、だれも動物や自然物がこの世に存在することを否定しないが、死者はそれらとある意味で類似した仕方でこの世に存在するからである。また、それは「将来世代の人々」についてもあてはまると私は考えている。

その理由は、死者と動植物、自然物、また将来世代の人々は、多くはわれわれに言葉を発したり応答したりしない存在であるという点で、またわれわれがそれらに対して関心をもち心配し気遣う（すなわちケアする）存在である点で、さらに、たいていは受動的にではあるが、それらの存在がわれわれの生に対して、種々のしかたで働きかけるという点で、類似している。私はここには人間の生の根源的構造と環境倫理の根本問題とでもいえるものが潜んでいると考える。死者への関心なくしてわれわれの生がありえないのと同様に、自然環境や将来世代への関心とわれわれの生とは切り離しがたい関係にある。ただしこのことの詳細については別の論考を必要とする。[29]

(4) 自殺・罪・自由

突然の死でないかぎり、生から死へは通常は受動的なプロセスを通じて、多少の起伏を伴いつつ徐々に移行していく。煩悩や欲求がなかなか消えずこの世に未練が多く残る場合もあるが、一般的にいってこれは煩悩が洗われ、消滅もしくは縮小していくプロセスといえる。身を天地自然の運行にまかせるようになるプロセスともいえる。これを通じて人は、能動的存在から受動的な存在へと移行していく。この世への未練や恨みのゆえに煩悩が死後も残ること、鏡のような存在になりきれないことは、日本では浮かばれない霊の特徴であり、そのような死者は畏怖の対象とされてきた。[30]

継続する激しい苦痛は、こうした煩悩が洗い流され受動的存在へと移行するプロセスをいわば苦痛で染め抜いてしまうのであり、煩悩が洗われない状況が出現する。

われわれ人間にかぎらず、苦痛を感じることのできる生物は一般に、苦痛を避けようとする。快楽主義の立場をとるかどうかは別にして、人間が快や幸福を求め苦を避けるのは本能的なものである。また、生きぬくこと（自己保存）は、ふつうは苦痛の回避よりも上位にある本能的なものであるから、苦痛が避けられない場合、生をやめるのではなく苦痛を堪えしのばなければならない。苦痛を堪えることで、たいていは苦痛から解放された状態や課題をなしとげた充実感がやってくる。そうした希望ゆえに、激しい苦痛でも人は我慢することができる。

ところが、病からの回復の見こみがなく、どうしてもなすべき課題もなく、あとわずか数日の余命しかないといった状態においては、苦痛はますます強度を増すだろうし、そのような状況下では、激しい苦痛を堪えるべき現実的な理由が見あたらない。終末期においても、苦痛が甚だしくなければ、みずからの過去を振りかえったり、死後の準備をすることで、それなりの充実感をあじわったり煩悩を洗い清めることもできるだろうが、激しい苦痛はこうした余裕を与えてくれないのである。

このような状況では、苦痛を避けようとする本能が自己保存の欲求にまさることがある。これに歯止めをかけるのは、もはや欲求や本能的なものではなく、自殺は重大な罪であるといった伝統にもとづく道徳や感情であろう。たとえば、人間の生死は神の支配下にあり、みずからの生を終わらせることは神への冒瀆であり重大な罪を犯すことであるならば、いかに堪えがたい痛みでも堪え忍ばねばならない。そのような文化にあっては、自殺は理不尽な行為、精神の錯乱によるとみなされがちである[31]。

これに反して日本のように、自殺は罪ではなく、死ぬことが場合によってはある種の幸福ややすらぎをもたらしうるという伝統の中では、希望のない状況において、死ぬことで激しい苦痛を避けることは精神錯乱や一時の気の迷いとはいえない。つまり、そのような選択はそれなりに筋の通った自己決定にもとづくものと理解することができる。患者はみずからの「幸福」のために安楽死という合理的な「自己決定」をしたとみなすことができるのである。

M・パンゲ『自死の日本史』（竹内信夫訳、筑摩書房、一九八六年。原著の出版は一九八四年）によれば、日本では自殺が罪とされることはなかった。

たしかに、日本の伝統に即して考えてみると、煩悩や自由そのものを否定するような煩悩、自由（つまり自殺したいという煩悩や自殺への自由）のありかたは一般に肯定的に受け止められてきたといえる。

その理由を私なりに考えてみる。自殺を禁止する主な理由としては、それが社会にとって悪をもたらすということと、生死を左右するのは神や絶対者の権限に属するということの二つが考えられる。しかし、自殺は社会にとって悪である場合もあるし、そうでない場合もあるだろうから、自殺一般を禁止する最も強力な理由は、人間の生命は神ないし至高存在から与えられたものであり、人間の自由にはできないというものであろう。

日本では、人間の生命は天地自然より与えられたものであるとしつつも、その天地自然が個人をはるかに超越するのではなく、個人においても顕現しているという大枠が伝統的に維持されてきた。すなわち、個人はそのまま至高の存在へと通じてもいるのである。また、煩悩や自由の総体を捨てるという意味で、自殺は煩悩の断滅として、また潔さとして、むしろ賞賛される側面をもちうるものであった。ここには、自殺を禁止する形而上学的あるいは宗教的な理由が存在しない。禁止の理由があるとすれば、社会秩序の維持のためといったものであろう。江戸時代（一七二三年）に、自殺一般ではなく、心中が法律上の罪であると定められたのは、そうした理由からであった。

とくに武士の切腹や町人の心中といった自殺の背景には、最期の瞬間における生死を左右するという意味での究極の自由という観念があったと思われる。この自由はまた、個人や家の名誉を守るとか、愛する人とともに死にたいという煩悩とも密接につながっていた。このように、日本では生と死の支配権は人間に帰せられていたし、受動的存在へ移行する死というプロセスにおいて究極の自由なり煩悩を発揮することも、否定されてこなかった。

至高の存在が個人を完全に超越していなかったという形而上学的なこととともに、死者は死者としてこの世に存在するということの自覚が、自殺についての態度を含めて、日本人の死生観の中で決定的に重要であったといえる。末代まで恥を残さぬため、また代々賞賛されるためといった理由からの自殺は、死後もこの世に死者として存続するという点の重視を物語っているし、死は必ずしも悪ではないこと、死によって生が完成されもするという考えもそこから生じているといえる。

(5)　究極のケアとしての安楽死

名誉や恥を重んじた自殺は日本では一般に賞賛されてきたし、少なくとも否定的に見られてはこなかった。このことはいわゆる尊厳死の肯定に通じると思われる。生命よりも尊厳あるものを守り維持するための自殺が肯定されてきたのであるから、尊厳感覚の維持のために救命措置をしない、あるいは中止することにより死を迎えることを選ぶことは、決して否定的に評価されることはないだろう。しかし、そこから積極的安楽死の肯定にはまだだいぶ距離があるように思われる。

その理由としてはまず、日本で賞賛されてきた自殺は、名誉や恥を重んじたものや共同体のための犠牲となるものであって、安楽死のように苦しみからの解放をめざすものではなかったという点があげられる。

たしかにここには、日本での自殺肯定の伝統と安楽死とを短絡的に結びつけることの危険性が現われている。たとえば、賞揚されてきた共同体の自己犠牲としての自殺を安楽死の正当化に用いることは、ナチスによる重度の障害者等の安楽死政策の例をもちだすまでもなく、きわめて危険である。

それでも、日本では自殺が一般に罪とされることはなかったということは、人が自ら生命を絶つことを道徳的・法的に悪であるとみなさなかったという点で重要である。というのは、安楽死の正当化においては、安楽死が賞賛される行為である必要は全くなく、たんにそれが禁止されない、あるいは違法性が阻却されるという点が肝心だからである。

日本における自殺観と安楽死肯定とを短絡的に結びつけるべきでないもうひとつの理由は、日本において肯定的に受けとめられてきたのは自殺であり、人の手による殺人ではないということである。当然のことであるが、日本でも殺人は罪に問われてきた。

しかし、その理由は、生死を左右する権限は神や絶対者にあるとか、死が絶対的に悪であるというのではなかった。生命を左右する権限をもつような絶対者を日本では認めてこなかった。また、死者は死者として少なくとも数十年間この世に存在し、この世と死後の世界とは連続しているかぎり、死は絶対に悪であるという考えのもつインパクトは弱まるだろう。死は極限状況では、ある種の人々にとっては望ましいもの、また救いともなりうる。これは一面では危険なことであるが、ここからは、生命のできる限りの存続を絶対視するような思想は生じてこない。

日本の伝統において殺人が禁止された理由は、社会秩序の安定と、人間のもつ生への本能や幸福を追求する本能の肯定にあったと思われる。それゆえ、自殺は罪にならなかったと思われる。

それでも日本の伝統では、安楽死は否定されてこなかっただろうか。たとえば、森鷗外の短編『高瀬舟』では、弟に要請されて自殺の手助けをして止めを刺してやった兄の喜助は島流しにされている。安楽死をさせた兄は、死罪は免れたとはいえ、遠島を申し渡されている[32]。

けれども、私はここから積極的安楽死を否定する強い理由をひきだすことはできないと考える。死への要請があって殺したにもかかわらず罪に問われたのは、おそらくそれを無罪と認めると普通の殺人も安楽死や自殺幇助に粉飾されかねないからであろう。それに喜助は剃刀を引くところを「近所の婆あさん」に目撃されている。

それに対して、切腹の介錯のように環視の元での行為ならば通常の殺人行為と見まがうことはありえない。その場合、介錯者が罪に問われることはなかった。この介錯ということと、末期医療の現場における種々の条件付きの安楽死は、通常の殺人との区別の明瞭さの点でも似ている面をもっているのではないだろうか。

また、切腹においては親しい者等が介錯することが多かったが、このことから安楽死に関係する重要な示唆が読みとれる。親しい者から選ばれた介錯者は事務的に措置をしているのではなく、死にゆく者とともに悩みつつ苦痛から解放し、最期の思いを聴きながら死への旅路を送り、死という人生の一大事に、死にゆく者とともに決定的なしかたで関わろうとしている。安楽死を実行する人もこれと同様の立場に身をおくべきであろう。

これはいわば「究極のケア」とでもいえることである[33]。このことは、戦場で深手を負ったものを死に導く行為の一部にもあてはまる。それらはまさに例外的な状況ではあるが、そこには、死にゆく者と死に至らせる者との間に深い精神的絆が存在している。積極的安楽死も例外的状況において、死に行くもの、死を看取るもの、死に至らせるものとの間に、それと同様の深い心の絆を必要とするといえる。

このように、日本では死の選択という究極の自由を発揮する現場においても、究極のケアとでも言えるものが重視されていたといえる。そして、究極の自由も究極のケアも人間の側にあるか、仏あるいは自然、または神の手にあったと思われるが、仏、自然、神はいずれも人間を隔絶した存在ではなかった。

さらに、これまで見てきたことから、身体的苦痛と精神的苦痛を区別する十分な理由はみあたらないといえる。オランダ、ベルギーの安楽死法でも、苦痛は身体的苦痛に限定されてはいない。精神的苦痛を安楽死の理由とすべきでないという理由としては、苦痛の主観性や、精神的苦痛が精神の異常から生じていないかどうかの基準のあいまいさがあげられてきた。しかし、本当の精神的苦痛かどうかの判断はある程度客観的にも可能であろう。それでも反対するとすれば、生死を左右する権限は絶対者の手にあり自殺はまともな精神の考えるところではないという理由や、死は絶対に悪であり決して望ましいものではありえないという理由からだと思われる。しかし、ここまで考察してきたことは、日本の伝統においてはそうした理由が成立しないということだったのである。

(6) 法制化について

以上の考察は、日本の土壌においては、少なくとも例外的状況においては、積極的安楽死を認めることが可能であるということを示している。それでは、さらに一歩進めて、それを法制化することについてはどうだろうか。これまでのような判例による安楽死の要件は、新しい判決によって覆されることがありうるが、法制化によって、一定の要件を満たせば安楽死は違法性を阻却されることになる。

また、法制化は社会的にも大きな違いをもたらす。法制化は安楽死の積極的な肯定として受けとめられ、他の法や指針、また国民の道徳観にも影響をおよぼす可能性があり、「すべり坂」への懸念が生じてくる。

法制化が行われたオランダの場合をみてみよう。オランダでは、患者を長期にわたってみるホームドクターが存在することを背景として、非自発的を含む相当数の安楽死が闇ですでに行われていた。これを明るみに出し非自発的安楽死を防止するために法制化が必要とされた。「すべり坂論」は現状維持に傾きがちであるが、オランダでは現状自体が問題をはらんでいたのである。このように現状維持が倫理的問題を生じさせるといった事情が、法制化をバックアップしたといえる[34]。

法制化にはもうひとつ重要な問題が存している。

安楽死は出生前診断の後の選択的中絶と類似の構造をもっていると思われる。つまり、そこへ至る判断が一般化されたしかたでなされると、同様の立場にある人やそれと関連する人々に対しても向けられた判断とみなされる恐れがあるのである。中絶では障害者、安楽死では死期が迫って家族や周囲の重荷になっている人々がそれにあたる。「そのような生は生きるに値しない」という判断が一般化されれば、そのような人々の存在の否定につながりかねないので、けっして一般化されるべきではない。

ここでは、徹底的に一般化を避けて「この状況におけるこの私の判断・決定」という完全に個別的な判断がなされる必要がある。そのためには法制化は不適当なのではないか、少なくとも、個人の責任においての自己決定ということが国民のあいだに根づいており、それを支える制度も確立している必要があるのではないだろうか。

このように、法制化するためにはまず現状維持自体が問題となるといった状況が必要であるが、私の知るところでは、日本は現在のところそのような状況にはない。また、私の調査によれば、本来の意味で個別的判断としての自己決定がなされる社会的・制度的土壌が確かであるとも思われない。社会に理想的状態を求めるのは酷であるが、日本の現状は問題が多すぎるといわざるをえない[35]。

さらに、日本の伝統からの考察が、法制化についてもひとつの示唆を与える。それは、個人の生命よりもしばしば、死後の名誉や恥、共同体の秩序等が重視されてきた伝統をもつ文化においては、安楽死の法制化はすべり坂論者の主張するような危険性をはらんでいるということである。

おわりに

ここで今まで述べてきたことを整理しながら結論を述べてみよう。本章では安楽死のいくつかの類型を挙げた後、とくに積極的安楽死の是非をめぐる欧米由来の議論を瞥見してきた。それらの議論は、主として、生と死にかかわる中世キリスト教以来の伝統的な枠組みと近代以来の自由・権利の枠組みにもとづいており、伝統的枠組みの背景には、人間の生死を左右する権限は神にあること、また生死は断絶しているということがあった。そして、現在の時点における結論としていえば、積極的安楽死を肯定または否定する決定的な道徳的理由は存在しないということであった。

日本において安楽死のあり方を論ずるには、欧米由来の枠組みや概念で思考するだけでなく、日本の伝統や文化に即して考えてみる必要がある。私にとってこれは、死ということを私自身の問題として思索するということでもあった。私はその際、死者は死者としてこの世に存在するという、当たり前でありながらこれまであまり注目されてこなかったことと、それと連続する日本の伝統的な死生観、そして自殺を否定してこなかった日本の伝統を重視した。

そこから導かれたことは、まず、天地自然の運行に身をまかせ、能動的行為者から受動的な存在にいたるのが通常の死の形態であるが、自殺や積極的安楽死は、そうしたプロセスからの逸脱形態としてとらえることができるということである。

日本の伝統では自分の生命を絶つことが罪とされず、ある場合には賞賛されてきたことが示しているように、そもそも悪とされるような逸脱形態はこの場合は存在しないといえる。また、煩悩や自由を根本的に否定してしまうような煩悩・自由の存在は、矛盾とはみなされていなかった。これは、人間の生命を支配する絶対的な超越者の不在と深く関係している。また、死者としてこの世に存続するという側面の重視は、恥や名誉のための死を積極的に認めてきた伝統の形成に大いに寄与していると思われる。

しかし、積極的安楽死における最大の問題は、それが他者の殺害を含むという点にある。自殺を罪としなかった日本でも、殺人は当然に罪に問われてきた。この点にかんして、かなり大胆な考えであるが、私は切腹における介錯と類似するものとして安楽死を解釈してみた。介錯者はもちろん罪に問われることはなかった。切腹をする者と介錯する者との間には、しばしば深い精神的絆があったとされるように、安楽死の場合にも、そのような絆が必要である。それはオランダの例が物語っていることでもある。このように考えると、安楽死を行う医師はいわば究極のケアを実践しているといえる。

このように、欧米の議論の枠組みから離れて日本の伝統にもとづきながら考えると、厳しい条件つきではあれ、積極的安楽死を許容することが可能であると思われる。

ただし、その法制化にはまだ状況が整っていないといえる。というのは、オランダのように法制化を推進する状況が成立していないし、自己決定が国民に根づいているとは思えないからである。

それでは、精神的苦痛も考慮するという点を除けば、ほとんど日本の現状の追認にすぎないのではないかといわれるかもしれない。しかし、日本を安楽死先進国とみなす人々がいることを考えれば、安楽死に対して日本なりの対応を探ってしかるべきであろう。その結果としての現状追認には意義があると私は考えている。また、現状追認といっても、これまでの判例をたんなるリップサービスとして受けとることには賛成できない。実際に安楽死を望む人がいる以上、それが本心からのものであることが判明すれば、その要望をできるだけ叶えるというのもケアの実践だと思うからである。

注

（1）名古屋高裁で示された積極的安楽死の六要件（違法性阻却要件）は以下のものである。①病者が現代医学の知識と技術からみて不治の病に冒され、しかもその死が目前に迫っていること。②病者の苦痛が甚だしく、何人も真にこれを見るに忍びない程度のものなること。③もっぱら病者の死苦の緩和の目的でなされたこと。④病者の意識がなお明瞭であって意思を表明できる場合には、本人の真摯な嘱託又は承諾のあること。⑤医師の手によることを本則とし、これにより得ない場合には医師により得ないと首肯するに足る特別な事情があること。⑥その方法が倫理的にも妥当なものとして認容しうるものなること。名古屋高裁の後の高知地裁の判決（一九九〇年）では、違法行為以外の行為の「期待可能性」について論じられている。期待可能性がない場合には故意も過失も認められないので犯罪は不成立となる。これは横浜地裁での四要件中の三番目に組み込まれている。横浜地裁（一九九五年）の四要件は以下のごとくである。①患者は耐えがたい肉体的苦痛に苦しんでいること。②患者は死が避けられず、その死期が迫っていること。③患者の肉体的苦痛を除去・緩和するために方法を尽くし他に代替手段がないこと。④生命の短縮を承諾する患者の明示の意思表示があること。この判決では、名古屋高裁よりも「患者の自己決定権」が重視されており、安楽死を容認する根拠として「緊急避難」の法理と「自己決定権」があげられている。なお、横浜地裁では、起訴されていない消極的安楽死や間接的安楽死についても、いわゆる傍論として、違法性阻却要件が提示された。治療行為の中止（消極的安楽死）については、①患者は治癒不可能な病気に冒され、回復の見込みがなく死が避けられない末期状態にある。②治療行為の中止を行う時点で、中止を求める患者の意思表示が存在する。患者の明確な意思表示がない場合には、家族による患者の意思の推定によってもよい。ただし、「疑わしきは生命の維持を利益に」が優先される。さらに、③治療行為の対象となる措置は全ての治療措置に及ぶ。間接的安楽死では、積極的安楽死の要件中の患者の意思表示を患者の推定的意思でも足りるとしている。以上についての資料としては、町野朔他編著『安楽死・尊厳死・末期医療』（信山社、一九九七年）を参照。また、終末期にかんする法と判例については、稲葉一人「終末期における法と判例」（高橋隆雄・浅井篤編、熊本大学生命倫理論集第一巻『日本の生命倫理――回顧と展望――』第一〇章、九州大学出版会、二〇〇七年）での的確な叙述が参考になる。

（2）W. T. Reich (ed.), *Encyclopedia of Bioethics*, 2nd ed., Simon & Schuster Macmillan, 1995では、一七世紀にF・ベーコンが造語した英語'euthanasia'がその後もった用法として次の四つをあげている。①苦しむ人に死をもたらすこと。②死を望まない人の生を終わらせること。③死にゆく人をケアすること。④人を死ぬにまかせること。

（3）平野龍一「生命と刑法――とくに安楽死について」『刑法の基礎』（東京大学出版会、一九六六年）では、(a)(b)(c)の安楽死をそれぞれ「不作為による安楽死」「狭義の安楽死」「本来の安楽死」と呼んでいる。平野はこれに加えて「純粋な安楽死」も挙げている。これは小野清一郎「安楽死の問題」『刑罰の本質について・その他』（刑事法論集第三巻、有斐閣、一九五五年）によれば

「単純に死苦を緩和するだけで、生命を短縮しない場合」とされる。もちろんこれは罪にならない。これらの文献、またその他の安楽死関係の基礎的文献・資料については前掲の町野朔他編著『安楽死・尊厳死・末期医療』(信山社、一九九七年)を参照。また、しばしば安楽死について混乱をもたらすのは、「安楽死」という表現にすでに「正当化される安楽死」という意味をこめて用いる場合があるという事情にもよる。たとえば「それは安楽死といえるのかどうか」といった問いや「安楽死の要件」といった表現は、正当化されたものとして「安楽死」を使っているといえる。

(4) 「自発的」は「任意的」とも訳される。また、以上の分類を、互いにクロスする三群としてまとめることも可能である。すなわち、①消極的－積極的、②直接的－間接的、③自発的－非自発的－反自発的。ここから導かれる安楽死のタイプは、2×2×3＝12通りとなる。

(5) 「尊厳」そして「人間の尊厳」が、各種の宣言や指針において多用されつつも、意味があいまいなままにされていること等については、『ヒトの生命と人間の尊厳』(高橋隆雄編著、熊本大学生命倫理研究会論集第三巻、九州大学出版会、二〇〇二年)の諸論考を参照。また、尊厳死とは死の特定の形態というよりも死の理想であるということもできる。清水哲郎『医療現場に臨む哲学』(勁草書房、一九九七年)を参照。また「安楽死」と「尊厳死」についての平易な解説としては次を参照。保阪正康『安楽死と尊厳死』(講談社現代新書、一九九三年)。

(6) 「尊厳死」の多義性を示す例として、「医師による自殺幇助」の意味で「尊厳死」を用いた場合を挙げることができる。一九九四年にオレゴン州で可決された「尊厳死法 (Death With Dignity Act)」では、「末期患者が人道的で尊厳ある仕方で自己の生命を絶つべく、医師に薬物を依頼し、医師がその処方を行うことを認める」ことが尊厳死とされている。町野他編著、前掲書、八九頁参照。リビング・ウィルが世界で初めて法制化されたことで有名な、一九七六年成立のカリフォルニア州の「自然死法 (The Natural Death Act)」での「自然死」も尊厳死とみなせる。寿命が尽きて自然に死ぬことが尊厳をもって死ぬことであるという点に、人間の生命は神から与えられたものであり人間が左右すべきでないというキリスト教的考えがうかがえる。

(7) アメリカでは、回復の見こみがないにもかかわらず生命維持装置によって延命治療が行われていたカレン・クインランの生命維持装置の撤去を父親が要求し、それが認められた、いわゆる「カレン・クインラン事件」(一九七六年)の判決以来、その傾向が生まれた。日本では「東海大安楽死事件」の判決において、消極的安楽死の場合は患者の明示的な意思がなければ「推定的意思」によることが是認されている。この問題のはらむ困難さを伝える論文としては以下を参照。唄孝一「生命維持治療の打切りをめぐる家族と司法――フィオリ事件判決(アメリカ)の研究ノートから――」『現代民事法学の理論――西原道雄先生古希記念――』(信山社、二〇〇一年)。この根底には、延命治療の中止の決定において、患者の意思尊重と患者の最善の利益のどちらを優先すべきかという問題がある。また、患者の意思の推定ではなく、代理決定にすべきという主張もある。

(8) この区別は、いかなる場合でも、たとえ母体を保護するためであっても、中絶を認めないということの論拠に用いられることもあった。中絶をせず母親が死んでも、それは死ぬにまかせたのであり、中絶によって胎児を殺すことが罪であるのとは異なり罪にはならないという論法である。

（9）James Rachels, “Active and passive euthanasia”, *New England Journal of Medicine*, 1975. 邦訳「積極的安楽死と消極的安楽死」（加藤尚武・飯田亘之編『バイオエシックスの基礎——欧米の「生命倫理」論』東海大学出版会、一九八八年所収）。

（10）消極的安楽死を正当化する論拠として、「通常の医療」と「通常でない医療（人工呼吸装置等）」との区別がひきあいにだされることもある。これも、生死のことがらは神に権限があるとする立場を背景にもっている。しかし、「通常の医療」が医療技術の進展にともなって変化するかぎり、人工延命装置が通常でないという主張はインパクトが弱いといわざるをえない。というのは、点滴や栄養補給のチューブでさえ通常の医療でないと主張することも可能だからである。そのような区別の基準として、これまであげられた「侵襲的（invasive）」か否か、「一般的」か否か、「高度の医療技術を用いる」か否か、「高額」か否か等では不適切であるといえる。

（11）二重結果説は、直接に患者の死を意図する行為を道徳的に悪とする点で消極的安楽死も批判対象に含むが、一般には、積極的安楽死との対比で用いられることが多い。また、清水前掲著では、二重結果説と意図の重視とを区別している。それによれば、二重結果説は二つの結果（たとえば、投薬による苦痛の緩和と死期の早まり）の善悪の量の比較にもとづくとされる。しかし、ビーチャムの前掲書序文によれば、善悪の量の比較は二重結果説での行為の正当化条件の中に含まれているが、二重結果説の主眼は意図と予想との相違にある（T. L. Beauchamp (ed.) *Intending Death*, Preface）。

（12）A. R. Jonsen の論文 “Criteria That Make Intentional Killing Unjustified” はこれに批判的で、意図と動機とを区別する。また、Buchanan も同様の主張をする。A. Buchanan, “Intending Death: The Structure of the Problem and Proposed Solutions”. いずれも T. L. Beauchamp (ed.) *Intending Death* 所収。この決着には、二重結果説が登場した時の「意図」概念の探究とともに、それが現在もつ意義の考察が不可欠になるだろう。

（13）このあたりの議論については、次を参照した。D. W. Brock, “Medical decisions at the end of life”, H. Kuhse. P. Singer (eds.) *A Companion to Bioethics*, Blackwell, 1998. また、前掲注2の *Encyclopedia of Bioethics*, vol. 1, pp. 566-567.

（14）Jonsen の前掲論文を参照。

（15）法律家は医師ほど安楽死に批判的ではないといわれる。安楽死に対して医師と法律家との間にある落差は、ひとつには生命を救うという医療従事者の義務に由来するが、もうひとつは、医師が直接手を下す役にあり、起訴されかねない立場にあるのに対して、法律家は安楽死を実行した人に何とか情状酌量の余地を見つけようとするという立場にあるからであろう。これについては、平野龍一『刑法の基礎』（東京大学出版会、一九六六年）中の「生命と刑法——とくに安楽死について」第五節を参照。

（16）A. Buchanan, “Intending Death: The Structure of the Problem and Proposed Solutions” in *Intending Death*, T. L.

Beauchamp (ed.) またブキャナンは、意図的な殺人を禁止する原理の基礎にある価値（個人の自己決定と幸福への関心の尊重）と同じ価値が、禁止に例外を設ける主張の基礎にあると主張し、このことと医師の拒否権の承認によって、積極的安楽死をある場合には許容できるとする考えへの批判はかなり弱いものとなると主張する。ただし、濫用への警戒が必要としている。

（17）G. D. Hartogh, "The slippery slope argument", 前掲の *A Companion to Bioethics* 所収、を参照。

（18）私は、自由を否定する自由は矛盾であっても、自由を否定する自己決定は矛盾ではないと考える。それは、自由がもっぱら行為にかかわり理性・合理性と深く関係しているのに対して、自己決定は一種の「賭け」であり、不確実性や運の領域や意志と関係することで日常的行為の世界を超えることに根拠がある。自己決定を賭けと捉えることは、このこと以外にも、医療現場での患者による決定を従来と多少異なる視点から見ることを可能にする。このことについては次の拙稿を参照。「賭けとしての自己決定」（高橋隆雄・八幡英幸編、熊本大学生命倫理論集第二巻『自己決定論のゆくえ』九州大学出版会、二〇〇八年）。

（19）前掲の小野清一郎『刑罰の本質について・その他』からの抜粋論文「安楽死の問題」では、安楽死を正当化するのは本人の意思ではないという立場から、「安楽死を正当化するものは人間的同情であり、人道主義的な動機である」（四三頁）とある。ナチスの行為については、*Lexikon der Bioetik*, Gütersloher Verlaghaus, 1998の 'Euthanasie' の項によれば、ナチス時代の安楽死政策によって、精神病者およそ七万人、強制収容所抑留者およそ二万人、障害をもった子供およそ五千人が、生きる価値がないとされて殺されたという。

（20）近代において基本的権利としての「自由」は、神が定め人間の理性によって把握できる自然法に由来する「自然権」としてあったことをここで付記しておく。なお、伝統的な枠組みと自由・自己決定の枠組みの違いは、人を殺すことがなぜ悪であるのかにかんする倫理学上の立場の相違にも対応している。前掲の *Encyclopedia of Bioethics* pp. 565-566では、それにかんする三つの立場をあげている。①目的をベースとするもの。これによれば、殺人は幸福や満足という目的にそぐわないので悪である。②義務をベースとするもの。これによれば、基本的な道徳原理に違反するので殺人は悪である。③権利をベースとするもの。これによると、殺されないというもっとも基本的な権利を侵すので悪とされる。①では、無実の人でさえ目的のためには殺されかねないという難点があるとされる。功利主義への典型的批判の一つがこれであるが、これには「規則功利主義」が答えを用意している。詳細については次を参照。黒田亘『行為と規範』（勁草書房、一九九二年）第一二章。ここでの②と③が伝統的な枠組みと自由・自己決定の枠組みに対応する。②によれば、いかなる安楽死も認めがたいが、③では患者の自己決定の権利が重視されることになる。

（21）F・サルダ『生きる権利と死ぬ権利』（森岡恭彦訳、みすず書房、一九八八年、原著は一九七五年）第三章は、欧米とくにフランスにおける自殺について参考になる。サルダはそこにおいて、自殺の是非は「生命の所有権」という哲学的な問題にもとづくとし、それが社会の手にある場合や個人にある場合とは異なり、神の手中にある場合には、人間も社会も生命の尊厳を侵害できないと述べている。また、キリスト教と自殺との関係については、鯖田豊之『生きる権利・死ぬ権利』（新潮社、一九七六年）が詳しい。それによれば、旧約・新約いずれでも自殺禁止を明言していないこと、初期キリスト教会は古代ローマの伝統と同様に自殺を禁止していなかったし、ある種の自殺は奨励さえされていたこと、自殺禁止が提唱されるのはキリスト教がローマ帝国において公認されてからであること、それ以後自殺者は道徳的にも法的にも厳しく処罰されてきたこと、自殺の禁令の消滅はフランスでは革命後であり、ドイツのバイエルンでは一八一三年、イタリアが一九三一年、イギリスはやっと一九六一年になってからであった。また鯖田は、キリスト教の支配下にあった時代の「死ねばおしまい」という生と死の断絶の想念が、自殺の禁止と飽くなき生の追求の背後にあることにも言及している。

(22) 実際の先進国はオランダやベルギーである。二〇〇一年にはオランダが、また、二〇〇二年にはベルギーが安楽死法を成立させている。

(23) 中山研一『安楽死と尊厳死』成文堂、二〇〇〇年、一六九頁。「リップサービス」にすぎないという立場から、平野龍一前掲書、一六五頁には次のようにある。「この判決は新聞などでは安楽死を認めた判決であるかのように報道されたけれども、一応その要件について述べてはいるが、結局はそれに当たらないといって安楽死を認めなかった判決なのである。そして、今後、右に述べられた要件に当てはまる事実があらわれたとき、裁判所が安楽死として無罪とすることが約束されたわけでもない。判決というものは、個々の事件について、その具体的な事情を十分に考慮して決断を下すものであって、まだおこってもいない事実について一般的な規準を打ち立てることを任務とするものではないからである。この判決が述べた規準も、ただ後の判決で一応「参考」とされるであろうという程度のものにすぎない。」

(24)「自分がAすることでBを生じさせたい」と「AによってBを生じさせたい」とは根本的に異なる。前者には行為者としての「自分」の介入が不可欠だからである。ここに煩悩とか執着といわれるものの源泉がある。また、ここから人間界、人生のさまざまな喜怒哀楽が生まれてくる。一般に生物の自己保存と子孫を残すことにおいても自分の存在・関与が中心にある。生物は、自分が保存され自分の子孫が残ることを欲している。ここから生存競争が生じ、進化の歴史を推進していくことになる。俗に対する聖なる立場とは、「自分がAすることでBを生じさせたい」と「AによってBを生じさせたい」とを等値とする立場といえるだろう。

(25)「夜桜お七」（唄・坂本冬美、作詞・林あまり、作曲・三木たかし）一九九四年。

(26) このことについて詳しくは私の講演記録を参照。「死について考える――哲学することと信じること――」『社会福祉研究所報』第三五号（熊本学園大学付属社会福祉研究所、二〇〇七年）。日本の伝統でも、死者はやがて個体性を喪失して先祖霊に溶け込んでいくとされるが、哲学における不死なる魂のような活動性を備えたままではない。

(27) 道元が次のように述べるとき、「灰」の二つの概念は「死」の二つの概念と重なっている。「たき木（薪）はい（灰）となる、さらにかへりてたき木となるべきにあらず。しかあるを、灰はのち、薪はさきと見取すべからず。しるべし、薪は薪の法位に住して、さきありのちあり。前後ありといへども、前後際断せり。灰は灰の法位にありて、のちありさきあり。かのたき木、はいとなりぬるのち、さらに薪とならざるがごとく、人のしぬるのち、さらに生とならず。しかあるを、生の死になるといはざるは、仏法の定まれるならひなり。このゆえに不生といふ。死の生にならざる、法輪のさだまれる仏転なり。このゆへに不滅といふ」(『正法眼蔵』現成公按の巻)。道元は死後のことを不可知の領域にあるとした。ただし本章で述べているような、死者は死者として存続するということは「生」の領域における死にかんすることとして道元も認めるだろう。しかし、一般の民衆にとって道元のような立場にとどまることは難しいと思われる。山折哲雄『臨死の思想』(人文書院、一九九一年)によれば、禅者として知られる鈴木大拙、日蓮宗日本山妙法寺の藤井日達、真言宗の那須政隆の三名ともに、晩年においてもっとも関心を寄せたテーマは浄土であった。これは死を永遠の謎にとどめることの困難さを示している。そうかといって、死後の世界についての教説を堅く信じることも容易ではないのである。竹内整一「生と死の「曖昧な肯定」について」(関根清三編『死生観と生命倫理』東京大学出版会、一九九九年)では、道元的な生と死の「前後際断」する死生観と、生と死を連続的にとらえる死生観とが、日本人の中ですんなり並存していると述べている。しかし、私が思うには、日本人の死生観の主流であったのは、前後際断的で生に重点を置くことと、生死の連続性という二つの立場の、因果的経験の反復にもとづく結合形態であった。これは次注28の特徴づけにも通じている。

(28) 加藤周一は『日本人の死生観』(加藤周一とM・ライシュ、R・J・リフトンとの共著、矢島翠訳、岩波新書、一九七七年)下巻で、日本における死者のあり方の特徴として以下の点をあげる。①家族、血縁共同体、ムラ共同体は、その成員として生者と死者を含む。死とは、少なくともある期間、同じ共同体の成員の第一の地位から第二の地位へ移ることを意味するにすぎない。②共同体の中で「よい死に方をする」ことは重要であり、それは共同体の利益をそこなわず、共同体の定めた方式に従って死ぬことである。③日本における死の哲学的なイメージは、宇宙の中に入っていき、そこにしばらくとどまり、次第に融けながら消えてゆくことである。④人間の死に対する超越的権威はないので、最後の審判はなく、個人の生き方によって死後のあり方は変わらない。⑤死に対する態度は、「あきらめ」をもっての受け入れであり、死の残酷で劇的な非日常性は強調されていない(二〇九～二一六頁)。このように、集団・共同体に重きをおく死生観であるがゆえに、一般に来世的なものを拒絶しつつも絶望に至らなかったのであろう。このような死生観は、現代では意識されがたくなってきてはいるが、多くの日本人はこれを曖昧なままに受容しているものと思われる。

(29) ヒト胚や胎児へのわれわれの態度もこれと類似しているといえる。ここには、人間の生の一面としての反省的生、あるいは「自己評価的な生」とでもいえる特徴が現われている。これは自由な個人間の関係にもとづく生と対照をなしているといえる。この自己評価的な生においては、個別的状況における共感や同苦、気遣いによる基本的な結合関係が理性的な思考よりも前面に出ている。その意味でそれは「ケア的な関係」と呼んでもよいだろう。第二章でも述べたように、この関係は、因果的関係を含む場合もあり、生者間だけでなく、生者と死者、将来世代の人々、動植物、自然、神との関係も包含しうる包括的なものであるが、ここでは人間は他者をケアしつつ自らをさまざまな他者の視点から評価し点検している。

(30) 死へと至るプロセスは、本来は自由と煩悩が消滅していくべきプロセス、身を天地自然の運行に任せるべきプロセスである。自殺においては、そのような天地自然(前掲の相良亨『日本人の心』の表現を使えば「おのずから」)から送られた生という側面が表面に出るプロセスにおいて、自由と煩悩が働かざるをえないことになる。われわれが通常理解している意味での自由とは、あることを束縛なしに欲したり行為できることであり、生者の側での煩悩と表裏一体のものとしてある。これが煩悩の根本的な消去においても正常なしかたで働きうるかが問われることになる。これは、「自由を否定する自由はあるか」という従来の議論に対応している。ところで、死後も煩悩が残るとはどういうことであろうか。霊や魂といった実体の存続を仮定しない場合、それは第一に、死者の未練や恨みの大きさによって判定されるだろう。また、生者の自己評価的・反省的生における死者の位置づけにも依存する。後者は時代や文化によって大きく異なりうることである。「自由を否定する自由」は矛盾であるという論拠は「賭けとしての自己決定」には妥当しないことについては、前注18を参照。

(31) 自殺はユダの裏切りよりも重い罪であるとされる。Jonsen 前掲論文、M・パンゲ『自死の日本史』(竹内信夫訳、筑摩書房、一九八六年。原著の出版は一九八四年)参照。なお、大塚仁『刑法概説(各論)』(有斐閣、第三版、二〇〇二年)によれば、自殺は現在多くの国で不可罰とされており、その理由は①自殺者を非難するのは残酷であり責任が阻却される、②自殺は法的に放任された行為であり違法ではない、などがあるが、大塚は③「むしろ自殺は自損行為の極端な場合として、可罰的違法性を有しないとみるべきである」とする。この件に関する刑法の学説はだいたいこの三説におさまると考えられる。

(32) 『高瀬舟』(一九一六年)における森鷗外は、積極的安楽死をたんに殺人として片づけることに懐疑的であり、同年に書かれた『高瀬舟縁起』では、「ユウタナジイ」というフランス語も登場させている。『高瀬舟縁起』によれば、鷗外は『翁草』(一八世紀後半に成立。公刊は一九〇五年)から題材を得たとされる。一九世紀末は、ドイツで安楽死論議が盛んになった頃であり、鷗外は安楽死についての知識をドイツに留学中(一八八四~一八八八年)、あるいは帰国後にドイツの雑誌から得たものと思われる。なお、前掲のF・サルダ『生きる権利と死ぬ権利』二一八頁には、一八二七年にフランスのブルターニュ地方の裁判所で自発的積極的安楽死に死刑が宣告されたことが記載されている。日本との相違が興味深い。

(33) 「ケア」とは本来、ケアするものとされるもの双方の根源的、存在論的な受苦性を前提し、ケアされる相手の要求への共感と理解を伴い、熟慮にもとづいた配慮が相手に受容されることで成立するものであるが、ここでの状況はまさにケア的な場面といえる。

(34) オランダでの緩和ケア体制の不備が安楽死推進の背景をなしているともいわれるが、それ以上にホームドクターの存在が大きいと思われる。ホームドクターの存在により、安楽死を法制化しても医師と患者の信頼関係が崩れる恐れはないが、医師と患者との親密な関係は非自発的安楽死の多さという問題をひきおこしてもいる。オランダでの一九九〇年と一九九五年の安楽死の統計を見てみよう。オランダでは九〇年に安楽死の届け出が義務づけられた。また、九三年には「遺体埋葬法」が改正され、届出制が明文化された。統計はこの間の変化を追ったものである。九〇年、九五年の年間死亡者それぞれ一二九、〇〇〇名、一三五、五〇〇名に対して、積極的安楽死の要請は七%、七・一%、積極的安楽死一・八%、二・一%、自殺幇助〇・三%、〇・三%、非自発的安楽死〇・八%、〇・七%、間接的安楽死一七・五%、一四・八%、消極的安楽死一七・五%、二〇・一%とある。非自発的安楽死となった主たる理由は患者が判断能力を失ったからであるが、判断能力がある場合も一五%ある。そのときの理由は、死を終わらせることが患者にとって最良であると医師が判断したからに他ならない。また、届け出られた安楽死は九〇年では一八%であるが、九五年には四一%に上昇している。届け出なかった主な理由は、訴追をうける危険性であった。また、安楽死の要件に適合していないためという理由が九五年時点で三〇%、安楽死は医師と患者の個人的問題であるという理由が一二%であった。H. Jochemsen, J. Keown, "Voluntary euthanasia under control? Further empirical evidence from the Netherlands", *Journal of Medical Ethics*, 1999; Vol.25: pp. 16-21を参照。

(35) J. Finnis, "A Philosophical Case Against Euthanasia", J. Keown (ed.), *Euthanasia Examined*, Cambridge University Press, 1995では、類似した状況におかれた他の人々の生きる価値にかんする重大な含意をもつ誤った決定をしてしまうため、自殺や安楽死における自律的決定は認められないと論じられるが、私はそれが認められるひとつのしかたを述べておいた。また、このことは消極的安楽死の場合にもあてはまる。そこでも、本人の個別的な意思確認、あるいは意思の推定が必要である。

第三章補論　治療義務・医学的無益性・自己決定・患者の最善の利益

(1)　応用倫理的問題の解決における哲学・倫理学の意義

生命倫理の研究会では哲学・倫理学以外の研究者とよく一緒になるが、彼らから、最近よく、哲学・倫理学がもっとがんばってくれないと困るという意見を聞く。生命倫理や環境倫理、情報倫理、ビジネス倫理、工学倫理といった応用倫理学の領域で、哲学や倫理学に何が求められているだろうか、また何ができるだろうか。哲学、倫理学の研究者はこのことを真剣に考える必要がある。過去の著名な哲学者たちは皆、その時代の深刻な問題と格闘することで、オリジナルな哲学や倫理学を生み出してきたのである。

応用倫理学的問題における哲学や倫理学の仕事としては、まずは複数の学問領域が入り組み錯綜した議論の整理がある。たとえば、生命倫理の領域についていえば、「自由」、「自己決定」、「利益」、「権利」、「義務」、「プライバシー」、「終末期」、「作為と不作為」等の概念を検討し、それらの意味と相互の関係を解明することである。そのためには、現在の医学的知見や法学での議論も多少理解しておくことが必要である。こうした概念の解明は抽象的になりがちであるが、私の経験によれば、抽象的な理解と応用倫理とはけっして矛盾しない。

事態はむしろ逆である。医療関係者、法学者、哲学・倫理学者、社会学者、人類学者等が一堂に会して議論をする場合、しだいに話が煮詰まっていくと、それぞれの領域から出発しながらも共通の重要な論点が浮かび上がってくることが多い。そのような論点の中に相当に抽象的なことがしばしば含まれる。たとえば「自由とは」、「自己とは」、「倫理とは」、「権利とは」、「利益とは」、「幸福とは」といったことである。諸々の学問はそれぞれの視点からこれらに答えようとしているが、こうした問いに抽象的観点から答えるのにもっとも相応しい学問が哲学・倫理学であろう。

これは数学の場合とよく似ている。三平方の定理の理解がすべての学問領域の人に共有できるように、抽象的であればあるほど多くの領域において理解可能である。もちろん、三平方の定理がわかっても、それだけでは現実の問題の解決に寄与しない。単なる抽象的概念ではなく、現に論じられている諸問題の核心にあり鍵となる概念の解明がこの場合必要であり、それが哲学・倫理学の仕事のひとつなのである。

さらに哲学・倫理学では、概念の解明、またそれと同時に諸概念の連関の解明だけでなく、行為や政策の原理・規範を導くことも行う。たとえば、カントの主張するような理性的道徳原理（人をたんに手段として扱ってはいけない等）を現実に適用したり、最大多数の最大幸福という功利の原理によって具体的な倫理的問題に対応したりすることも可能である。ロールズのように正義の根本原理を新版の社会契約論によって導出する場合もある。あるいは具体的実践と抽象的理論を往復しつつ実効性のある規範を見出す「反省的均衡（reflective equilibrium）」といった方法を用いて、具体的な倫理問題を解決することも可能であろう。そのような大掛かりな装置を用いずに、個々の問題に対して、医学的知見や医療現場での経験、また法律や判例を踏まえつつも、それらに束縛されずに概念整理をすることで問題解決に寄与することも可能である。

本補論では哲学・倫理学的考察として、複雑で入り組んだ議論の整理を行ってみたい。対象とするのは、終末期医療、とくに治療差し控えや中止にかんする問題である。ここで行うのは延命治療の中止や差し控えにかんする具体的な原理や指針の提示ではなく、そうした原理、指針を考えていく際の前提となる概念の大枠の解明である。ただし、大枠を提示した後に、原理や指針の策定に必要な検討事項をいくつか挙げることで、規範的レベルへの橋渡しもしてみよう。

(2) 終末期とは

終末期医療について考察する場合、まず「終末期」とはいかなる時期なのかについて考える必要がある。ここでは、日本医師会第Ⅸ次生命倫理懇談会による『「ふたたび終末期医療について」の報告』(二〇〇六年)を参考にしてみたい。

同報告書は、一九九二年と二〇〇四年に提出された終末期医療にかんする報告書を、その間の社会情勢の変化を踏まえて見直したものである。冒頭に「終末期医療」の定義についての考察がある。

それによれば、従来「終末期」についてはいくつかの定義がなされてきた。まず、生命予後に区切りをつける定義がある。たとえば、進行癌を対象にして、「半年以内」や「一年以内」をターミナル期(終末期)と呼ぶのがそれである。さらに、ターミナル前期(半年~数ヵ月)、ターミナル中期(数週間)、ターミナル後期(数日)、死亡直前期(数時間)などと区分する場合もある。これは、癌という疾患に共通した病態の進行の仕方があることと、共通の対応の仕方があることを前提にしてきた。しかし、癌の進行や対応の仕方にさまざまなタイプが見出されてきている現在では、不十分な定義である。さらに、終末期は癌、エイズ以外にも、小児難病や救急医療の場面も含んでおり、数年単位の終末期もあれば、救急医療のように事故や発作の発生時点からすでに数時間から数日の生命予後となっている場合も多く、生命予後で定義するのは相応しくない。

別の定義は、生命予後の長さではなく、医療が何をターゲットにするかを基準にするものである。これも癌を中心とした理解であるが、治療のターゲットを「癌治療をめざす」ことから「症状緩和をめざす」ことへ、つまり「キュアからケアへ」のギアチェンジをする時点以降が終末期として一般に理解されてきた。ところが、癌治療や、緩和医療、ケア技術の進展により、治癒中心から緩和中心へ徐々に移行するようになってきており、はじめから「キュアもケアも」が実態であり、この基準は不適切になっている。癌以外の疾患を考慮すると、終末期を特徴づける治療のターゲットの方向転換を見出すことはなおさら困難である。

このように「終末期」の従来の定義や基準の不適切さから、この報告書では新たな定義を与えることを試みている。そして、治療が患者にもたらす利益と害を評価して治療方針を決める際に、死に至るまでの時間が限られていることが効いてくるような状況として「終末期」を捉えている。その理由として、次のようなことが述べられる。まだ若い人が重篤な疾患にかかったとき、手術によって相当程度の障害が残っても完治すると見込まれる場合、手術に踏み切るだろう。しかし、これが相当高齢の人であれば事態は異なる。手術によって目下の疾患が完治するとしても、体力低下等によりその人の残りの人生はＱＯＬの低い状態が続くだけということになりかねず、手術しない方を選択するだろう。

この定義づけは成功しているだろうか。ここでは、不治であるとか、回復不可能であるといったことは関係してこないし、生命予後も直接には関わっていない。手術によって完治しても負担が大きいだけで長くは生きられない場合は、終末期に当たるとされる。すると、たとえば、高齢で進行の遅い癌に罹患し、積極的治療をしなければ五年かそれ以上生きられるだろうが、治療すれば完治してもＱＯＬの低い予後しかない場合、この患者は終末期段階にあることになる。そうなると、重い疾患にかかっているかなりの数の高齢者は、これから五年やそれ以上生きられても終末期段階にあるということになる。

このように考えてくると、この定義は不適切であると考えられる。やはり、「生命予後」といったことが定義項に登場すべきではないだろうか。さらにいえば、あらゆる疾患に共通する終末期を納得のいく仕方で定義するのは無理ではないだろうか。というのは、終末期という概念は、患者の状態だけでなく医療者側の種々の対応も含む、きわめて実践的な概念であり、診断や治療技術の進展とともに、病状の把握の仕方や対応が変化するからである。そして、それらはますます複雑化、個別化への方向にある。それゆえ、それらに共通な定義とは、かなり抽象的なものあるいは相当程度あいまいなものにならざるをえないだろう。

終末期を定義するとすれば、ひとつは疾病ごとに行うという仕方がある。これは倫理学者よりも主として医学者の仕事だろう。[1] 倫理学者が主として関与する仕方があるとすれば、抽象的な定義を与えるというのがそれである。実は、報告書でもそうした定義を求めていたのかもしれない。それでも問題があることは、重い疾患にかかっている多くの高齢者を終末期段階にあると規定する点からも明らかであろう。「生命予後」とか「回復不可能」等の概念を組み込んでそれを修正するのはひとつの策である。また、終末期概念が実践的概念であることから、終末期において行うこと（消極的治療、緩和、延命装置の利用、ケア等）によって「操作的」に終末期を定義することも可能だろう。すなわち、かくかくしかじかのことを行うのが終末期であるという定義である。

(3) 厚生労働省「終末期医療の決定プロセスに関するガイドライン」から

終末期における医療についてのこれまでの議論を振り返ってみると、「治療義務」、「医学的無益性」、「自己決定」、「患者の最善の利益」は、この種の問題を考える上でのキーコンセプトであるといえる。しかし、それらの関係はいまだに判然としていないように思われる。何となくわかっているようであるが明確化できていない、或いはしていないというのが実情のようである。

明確化しないのは、具体的な指針のあり方を問うことのほうがそれ以上に重要で喫緊の課題であると思われているからかもしれない。実際に、キーコンセプトの間の関係が不明なままでも、指針はそれなりに機能することもあるだろう。

しかし、土台となる諸概念の関係を明確にしておくことは、終末期医療にかんする種々の議論を整理するうえでも有効である。そのようなわけで、以下ではそれらの関係について考察してみたい。

これらの概念は哲学や倫理学に特有のものではない。むしろ医学や法学の方が深く関与している。またここでは、「治療義務」、「医学的無益」、「自己決定」、「患者の最善の利益」とはいったいいかなることであるかを厳密に検討するわけではない。そのような検討は「治療」、「義務」、「自己」、「決定」、「最善」、「利益」といった概念の解明であり、まさに哲学・倫理学の仕事といえる。そうではなく、本補論では、生命倫理の議論におけるそれら概念の用法を前提した上で、その関係の解明をめざしている。

その意味で、こうした検討は哲学や倫理学の専門家でなければできない考察ではけっしてない。どちらかといえばむしろ苦手とする類の仕事であろう。その気になれば専門領域を離れて誰でも議論に加わることができるものでもある。それでも、医学的知見や医療現場での経験、法律・判例を踏まえつつも、それらに束縛されずに概念整理をするという点では、哲学的倫理学的作業といえるだろう。というのは、この「束縛されずに」というのは、良くも悪くも、哲学的倫理学的考察の特徴だからである。

「治療義務」、「医学的無益性」、「自己決定」、「患者の最善の利益」が終末期医療を考える上でキーとなる概念であることについてまず考えてみたい。ここで例として、二〇〇七年に出された厚生労働省の「終末期医療の決定プロセスに関するガイドライン」を取り上げてみる。ただし、本補論はこのガイドラインの評価や修正を目指すものではない。

短いものなので全文を以下に掲げてみる。

終末期医療の決定プロセスに関するガイドライン（厚生労働省　二〇〇七年五月）

一　終末期医療及びケアの在り方

①　医師等の医療従事者から適切な情報の提供と説明がなされ、それに基づいて患者が医療従事者と話し合いを行い、患者本人による決定を基本としたうえで、終末期医療を進めることが最も重要な原則である。

②　終末期医療における医療行為の開始・不開始、医療内容の変更、医療行為の中止等は、多専門職種の医療従事者から構成される医療・ケアチームによって、医学的妥当性と適切性を基に慎重に判断すべきである。

③　医療・ケアチームにより可能な限り疼痛やその他の不快な症状を十分に緩和し、患者・家族の精神的・社会的な援助も含めた総合的な医療及びケアを行うことが必要である。

④　生命を短縮させる意図をもつ積極的安楽死は、本ガイドラインでは対象としない。

二　終末期医療及びケアの方針の決定手続

終末期医療及びケアの方針決定は次によるものとする。

(1)　患者の意思の確認ができる場合

①　専門的な医学的検討を踏まえたうえでインフォームド・コンセントに基づく患者の意思決定を基本とし、多専門職種の医療従事者から構成される医療・ケアチームとして行う。

②　治療方針の決定に際し、患者と医療従事者とが十分な話し合いを行い、患者が意思決定を行い、その合意内容を文書にまとめておくものとする。

上記の場合は、時間の経過、病状の変化、医学的評価の変更に応じて、また患者の意思が変化するものであることに留意して、その都度説明し患者の意思の再確認を行うことが必要である。

③　このプロセスにおいて、患者が拒まない限り、決定内容を家族にも知らせることが望ましい。

(2)　患者の意思の確認ができない場合

患者の意思確認ができない場合には、次のような手順により、医療・ケアチームの中で慎重な判断を行う必要がある。

①　家族が患者の意思を推定できる場合には、その推定意思を尊重し、患者にとっての最善の治療方針をとることを基本とする。

②　家族が患者の意思を推定できない場合には、患者にとって何が最善であるかについて家族と十分に話し

合い、患者にとっての最善の治療方針をとることを基本とする。

③　家族がいない場合及び家族が判断を医療・ケアチームに委ねる場合には、患者にとっての最善の治療方針をとることを基本とする。

(3)　複数の専門家からなる委員会の設置

上記(1)及び(2)の場合において、治療方針の決定に際し、

- 医療・ケアチームの中で病態等により医療内容の決定が困難な場合
- 患者と医療従事者との話し合いの中で、妥当で適切な医療内容についての合意が得られない場合
- 家族の中で意見がまとまらない場合や、医療従事者との話し合いの中で、妥当で適切な医療内容についての合意が得られない場合

等については、複数の専門家からなる委員会を別途設置し、治療方針等についての検討及び助言を行うことが必要である。

このガイドラインにおいては「治療義務」や「医学的無益性」という表現は登場しないが「専門的な医学的検討を踏まえたうえで」という表現は、治療義務の有無や治療の医学的有益性に関わっていると解釈可能である。また、「インフォームド・コンセントに基づく患者の意思決定」が「自己決定」に、「患者にとっての最善の治療方針」が「患者の最善の利益」に対応することは言うまでもない。すると、このガイドラインでは、上記の四つの概念が背景にあると解釈することができる。

(4)　概念間の連関と「医学的無益性」の消去

終末期における治療差し控えや中止について考察するときに、上述の四概念がキーとなると述べた。ここで、四

概念の間の関係を大づかみに把握することが有効である。これが首尾よくいけば、全体の連関がかなり見えてくることになる。それには治療差し控えや中止についての大枠の把握が不可欠である。

そのもっとも大きな枠組みは、以下の二つの段階によって捉えることができる。反対に、このように考えずにこの種の問題に対処するとき、たとえば、自己決定を重視するあまり、医学的見地からの条件を軽視する場合、あるいは、治療義務の限界や自己決定の原理、患者の最善の利益をそれぞれ単独で考えるときなどに、しばしば混乱が生じてくる。そのようなわけで、これらの段階を踏まえることで、治療差し控えや中止が正当化されると考えられるが、この二つの段階のいずれかに上の四概念は関係している。

① 医学的見地から治療差し控えや中止が正当化可能であること。

これは、少なくとも原理上は、医学的・客観的な規準にもとづくとされている。この段階に関係する概念が「治療義務」、「医学的無益性」である。

② 治療を差し控えたり中止したりする条件を満たしていること。

①の状況下で、ある条件が満たされるとき、治療差し控えや中止が正当化されることになる。この段階で、時代や文化の相違が現われてくる。たとえば、パターナリズムから患者の意思の尊重への移行はこの段階に深く関わっている。現在の日本の生命倫理では、この段階に関係する概念は「患者による自己決定」(あるいは「患者の意思の尊重」)と「患者の最善の利益」である。(2)

四概念の分析において厄介な点は、まず、①と②のそれぞれの段階で概念どうしが連関していることである。①についていえば、「治療義務の有無」と「治療が医学的に有益・無益である」こととは、明らかに連関している。一般に、医学的に無益である治療については治療義務がないし、医学的に有益であればふつうは治療義務が存在するといえる。

②についていえば、「患者の自己決定」が不可能な場合に「患者の最善の利益」という目的が重視される。自律重視とパターナリズムの対立などといわれる場合もあるが、「患者の最善の利益」の中に患者の自己決定や意思の尊重を含む立場も可能である。

これらに加えて、①と②の間での連関の存在が厄介さを増すことになる。たとえば、治療が医学的に有益であるかどうかは患者の利益になるかどうかによって規定されるとする立場がある。また、医学的に有益な治療（たとえば意識のある状態での延命が可能なもの）であっても、患者の自己決定を尊重することによって治療義務がなくなる場合がある。また、医学的に有益とも無益ともいえない場合には、②の条件がどう満たされているかによって治療義務が解除されたりされなかったりする。

以上のことを図示したのが図1である。

図1

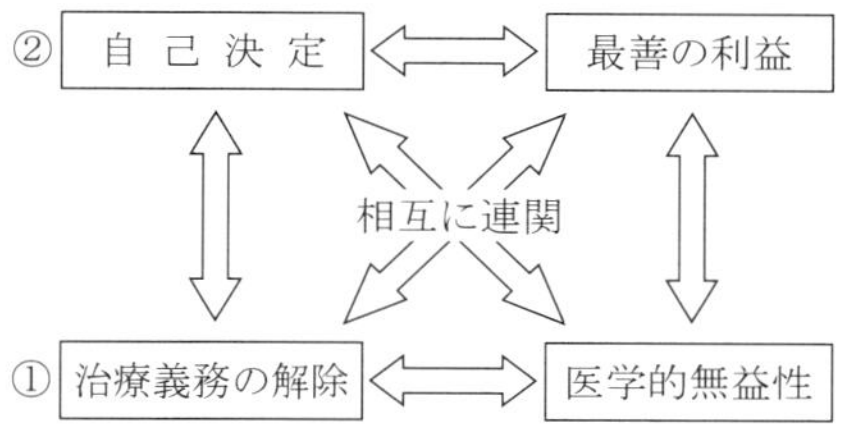

上のように複雑に連関する概念の間の関係をより明確にすることを試みてみよう。そのために、まずはこれら四概念からひとつ消去して、三概念を考察の対象にしてみたい。

どれを消去することができるだろうか。「自己決定」と「患者の最善の利益」についていえば、前者を後者に含めてしまう立場が理論的には可能としても、自己決定や患者の意思の尊重ということを終末期医療の脈絡で消去することは現状では困難である。

すると、一見して容易に思われるのは「治療義務」概念を消去することである。

なぜならば、「治療義務」を「医学的無益性」にもとづかせる立場も可能と思われるからである。その立場によれば、治療が医学的に見て患者にとって有益であるかどうかにもとづいて、治療する義務が存在するか否かが判定されるのであり、前者は後者の基礎にある。しかも法や判例に依存する「義務」概念を含む後者と違い、前者は医学的・客観的な規準による規定が可能であると主張されるかもしれない。すなわち、治療が医学的見地から無益とみなされる場合には、医療者には治療する義務がなく、無益とされない場合について、患者による自己決定や患者の最善の利益を考慮して、治療の差し控えや中止が検討されるのである。

ところが、さらに考えてみると、そのような立場は、本補論や上掲のガイドラインで扱う、終末期における治療の差し控えや中止については相応しくないといえる。なぜならば、「医学的無益性」への言及は、多くは、「そのような治療は医学的に無益だから行いません」という場合のように、患者や家族からの治療（続行）の要請に対して、医療者がそれを拒否する際に行われるからである[3]。それに対して、今問題にしている状況は、患者や家族の要請に（反してではなく、その逆に）応えることで、医療者が治療差し控えや中止をする場面である。つまり、これまでの「医学的無益性」という概念の用法を考慮するかぎり、ここではむしろ「治療義務」概念を残した方がよいと思われる。

すると、「治療義務」、「自己決定」、「患者の最善の利益」の三つの概念の関係が目下の状況で考察すべきものとなる。

すでに上で、それらの間の連関について言及したが、ここであらためて、現在の標準的な用法にもとづくかぎり三つの概念が互いに連関することについて述べてみたい。

まず、医療者の法的な治療義務が解除される条件として、病状の医学的な所見に加えて、患者の意思にもとづく自己決定の存在が挙げられる。それは現に表明されている意思の場合もあれば、リビング・ウィルのように事前に患者が文書に残している意思の場合もある。また、現に表明されていても、それが本心からのものであるか、また、リビング・ウィルを残したときと今とで心変わりをしていないかを確かめたりすることが必要かもしれない。さらに、終末期では患者が意思表明をできない場合が多くあり、リビング・ウィルが存在しないことも多い。そのようなときには、家族等によって患者の意思を推定することが必要とされるかもしれない。ただし、患者の意思の推定でもって治療義務が解除されるかどうかについては異論もある。代理人による決定が重視されるかもしれない。

また、治療義務の解除には、患者にとっての最善の利益の考慮が必要であると考えられてもいる。患者にとって最善の利益をもたらすものとして治療差し控えや中止が決定されるのである。

このように、治療義務が解除される条件は、患者による自己決定と患者の最善の利益を要素として含んでいる。「治療義務」あるいは「治療義務の解除」という概念を、「自己決定」、「患者の最善の利益」から独立に定めることはできないのである。

さらにいえば、この「最善の利益」の中には自己決定の尊重も含まれると考えることもできる。そうなると、いかなることが最善の利益であるかを、患者の意思から独立に定めることもできないことになる。

このような意味で三概念は相互に連関している。それは図2のごとくである。

図2

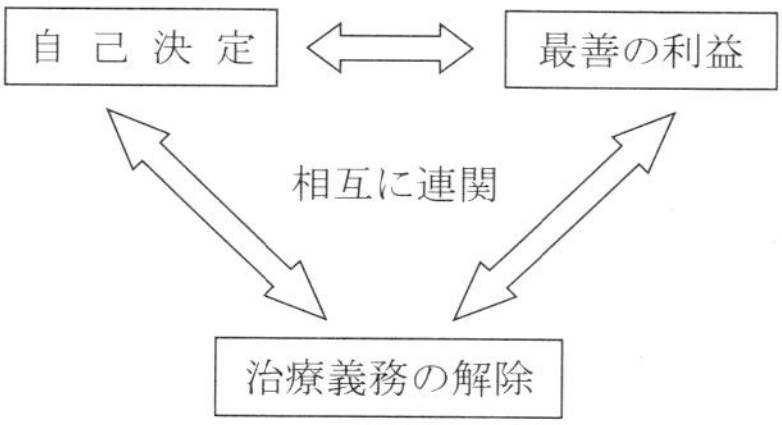

三者の間の関係は、現在の標準的な用法にもとづいており、いわば意味的・概念的なものである。そうなると哲学的には何かわかった気になりはする。哲学は概念的連関を重要視するからである。そしてしばしば、こうした循環の由来や必然性を論じたりすることが後に続くことになる。しかし循環や意味的概念的連関は、そのままでは実際には多くの問題を生じさせる。たとえば、ガイドラインを作成するとか、治療義務について医学的に見て客観的な規準を設定するとかの場面で、不都合が生じてくる。

以下では、こうした循環を断ち切ることを試みたい。

(5)「治療義務」、「自己決定」、「患者の最善の利益」の関係

循環の根源は「治療義務」概念にある。この概念自体を除くことができれば簡単に片付くのであるが、これはキーコンセプトでありそれは無理である。そこで、なぜそれが他の概念と連関してしまうかをもう少し考えてみよう。すると「治療義務が解除される条件は、患者による自己決定と患者の最善の利益を要素として含んでいる」の解釈あるいは分析が重要となってくる。ここでキーコンセプトの設定の仕方を少しずらしてみると、錯綜していた縺《もつ》れがパッと解《ほど》けるのがわかる。それはキーコンセプトを「治療義務」あるいは「治療義務の解除」から「治療義務の解除可能性」に変更することによる。あるいは前と同様に「治療義務」をキーコンセプトにしつつ、他の二つの概念との意味的連関を「治療義務の解除可能性」という概念の導入によって回避するのである。

それはこのような経過をたどる。右で、「治療義務が解除される条件は、患者による自己決定と患者の最善の利益を要素として含んでいる」と述べた。このような定式が示すように、患者の意思や最善の利益から独立に治療義務の解除について規定することができない。治療義務の解除は、それら解除の条件と連関しており、医学的な見地からだけ規定することはできないのである。ところが、「治療義務の解除可能性」であれば、原理上、他の二つの概念と独立に医学的に規定可能となる。そして、上の定式は次のように書きかえることができる。

(原理上は) 医学的客観的に規定可能な治療義務の解除可能な段階において、治療義務が解除される条件は、患者による自己決定と患者の最善の利益を要素として含んでいる。

「治療義務」あるいは「治療義務の解除」から「治療義務の解除可能性」へ視点を転ずることで、医学的・客観

的な規準によって規定可能な領域が明確になる（もちろん、概念上明確になるのであり、規準自体が明確であると述べているわけではない）。これによって「医学的無益性」概念のもっていた長所、すなわち医学的・客観的な規準を有することも、同様にもつことができる。こうすると、上掲ガイドラインにおける「専門的な医学的検討を踏まえたうえで」は、この「治療義務の解除可能性」に関わっていると解釈することができる。

以上の考察より、この種の問題における三概念の位置づけや役割は、おおむね次のようになる。

まず、ある患者の病気について、原理上、医学的・客観的な規準によって規定可能な「治療義務の解除可能性」領域が存在する。そして、解除可能性から実際に解除へと移行する際に考慮すべき条件として「自己決定」と「最善の利益」がある。

このことを図示すると図3のようになる。

図3

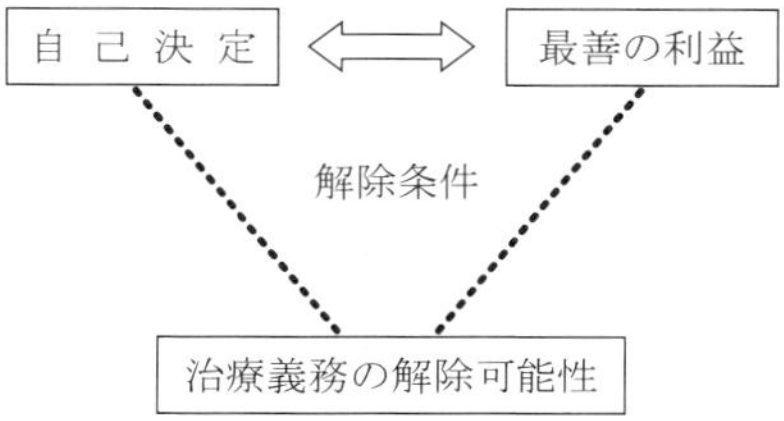

このような関係を、治療義務にかんして、治療義務の解除不可能な領域、可能な領域、治療義務のない領域の三領域に区分することで、より明瞭に表わすことができる。すると、図4のようになる。

図4　治療義務·自己決定·最善の利益の関係

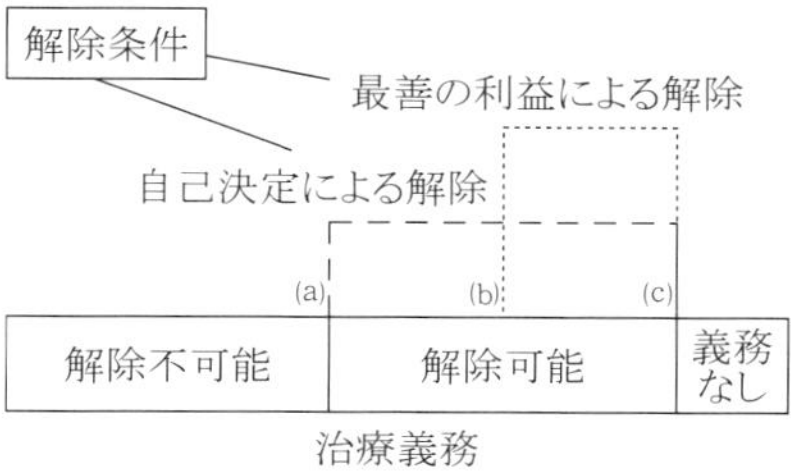

ここでいくつか注釈を加えてみたい。まず上図中の「義務なし」とは、治療義務がもはや存在しない場合を指している。これが具体的にはどのような状態であるかの規

定についていては意見が分かれるだろうが、その典型的ケースは脳死である。ただし、法的治療義務がないからといって治療を続行できないわけではない。また、治療続行への家族の強い要請がある場合、法的な義務はなくても道徳的な義務があるといえるかもしれない。

解除可能な段階が目下の問題となっているが、そこでの(a)、(b)、(c)について述べてみる。(a)は治療義務が解除されない領域にもっとも近い地点にある。ここで義務が解除されるためには、その時点における患者による明確で確固とした意思の存在が必要である。いわば、もっとも強い解除条件が必要とされる。それの対極にあるのが(c)で、治療義務なしの領域に接している。ここでは相当弱い条件でも義務は解除される。中間に(b)地点があり、ここから(c)にかけては、患者の明確あるいは不明確な意思がなくても、推定的意思や代理決定にもとづいて治療義務の解除が可能である。その場合に、患者の最善の利益のためという条件が伴うことになる。そして、意思の推定もできず代理人による決定も行われない場合には、患者の最善の利益という条件のみで義務が解除されうる。患者の自己決定を重視すればするほど、(a)と(b)の距離は拡大し、(b)と(c)の距離は狭まる。逆に、最善の利益を自己決定に準ずるほどに重視すれば、(a)と(b)の距離はほとんどなくなることになる。

(6) 具体的な規範形成に向けて

このようにして、この種の問題を考える際の大枠を取り出すことができた[4]。残る問題は、こうした大枠にもとづいて治療指針等を具体化する際の諸問題である。

たとえば、治療義務関係では、そもそも治療義務解除可能性をどこまで医学的・客観的に規定できるか、それは一般化できる規定なのか、それとも疾病や個人ごとに異なるべきなのか、また規定に伴う不確実性にどう対処すべきか等が考察されるべきであろう。

自己決定関係では、患者はそもそも判断能力があるか、状況を本当に理解しているのか、決定は強制されたものではないか、本心からのものか、どのくらい強い意思なのか、それらをどのように確認すべきか、またそもそも家族による推定を考慮すべきなのか、考慮する場合、それをどの程度重視すべきなのか、本人の意思と家族の意思が異なる場合の対応はどうすべきか、担当の医師の考えと相容れない場合はどうすべきか、意思の推定と代理人による代諾の関係はいかなるものか、等々を考える必要がある。

患者の最善の利益関係では、最善の利益とはそもそもいかなる要素を含むのか、患者の意思の尊重を重視するのか、ＱＯＬ重視なのか、仮にそれが患者の意思（推定されたものを含む）とＱＯＬを要素にもつとして、それら三者の間の関係はいかなるものか、またＱＯＬは実際にどう導出するのかといった問いに答えなければならない。

その他にも、治療義務の解除条件として、医師の裁量をどの程度認めるべきかが問われる。医師の裁量を広く認める立場でも、複数の医師の意見や医療チームの見解をどこまで重視するかで議論が分かれるだろう。また、解除条件として、医療資源の公正な配分をどこまで考慮するかということも重要である。現在の日本ではその議論は避けられがちであるが、いずれ真剣に取り組む必要が生じてくるだろう。

さらには、終末期の患者へのケア（ターミナル・ケア）のあり方、患者、家族、医療チームのあるべき関係や委員会のあり方、また、終末期医療の規制に関しては法、ガイドライン、あるいは学会の指針によるべきなのかといったことも重要な問題である。

終末期における治療の差し控えや中止にかんしては、通常はこうした問題群が論じられてきたが、それらを適切に位置づけ整理する大枠がなければ議論は混乱や堂々巡りをしかねない。その意味で、本補論での考察はそれなりの意義をもつといえる。

＊本補論での考察は多くの人との議論に負っている。その中でも特に、「終末期医療研究会」メンバーの方々、とりわけ町野朔上智大学教授、米村滋人東北大学准教授には多数の有益な助言を頂いた。また、熊本大学でのシンポジウム・セ

ミナーに講師として来て頂いた稲葉一人熊本大学客員教授からも随分多くのことを教えて頂いた。ここに記して感謝の意を表したい。

注

（1）たとえば、池上直己「病院としての終末期ケアへの対応」『病院』第六五巻第二号、二〇〇六年を参照。

（2）①と②の両者において、実際に医学的条件が整っているか、また患者の自己決定尊重、最善の利益にかなう治療といった条件が満たされているかどうかの判定は最終的には医療チームにゆだねられるため、その意味でとくに医師の判断、裁量は、現在でも重要である。

（3）医学的無益性（medical futility）の標準的用法については、Post, S. G. (ed.), *Encyclopedia of Bioethics*, 3rd ed., Macmillan Refence, USA, 2004, vol.3, 1718ff. の叙述に負っている。しかし、日本の判例などをみるかぎり、一般にそうした用法が支配的かというとそうでもないというのが実状のようである。たとえば、横浜地裁の東海大学安楽死判決では「こうした治療行為の中止は、意味のない治療を打ち切って人間としての尊厳性を保って自然な死を迎えたいという、患者の自己決定権の理論と、そうした意味のない治療行為までを行うことはもはや義務ではないとの医師の治療義務の限界を根拠に、一定の要件の下に許容されると考えられる」とある。ここでは、「治療義務の限界」と「意味のない治療」とが並列されている。そうであれば「医学的無益性」をキーコンセプトとする枠組みも可能であろう。それは、図4を修正した図となるだろうが、実際に作図すると分かることだが、治療義務の解除可能な状況下での解除条件の満足として治療義務の解除を捉える図4ほど、事柄を明瞭に示すものではない。ここにも、「医学的無益性」を消去して「治療義務」を残すことの意義が存している。

（4）終末期における治療の差し控えと中止についてのもっとも大きな枠は、私の考えは、上述のように、①医学的見地から治療差し控えや中止が可能であることと、その上で②治療を差し控えたり中止したりする条件を満たしていることである。これらを実際にどう規定していくかは、時代や社会、文化によって変わりうることである。本補論では、現在の日本の標準的と思える用法にもとづいて諸概念の連関の仕方を解明してみた。

第Ⅱ部　生命と環境の倫理

第四章　自然・他者・環境

はじめに

この章では人間と他者、自然の関係を考察してみる。まず、自然保護が人間に対して有する意義と、その根底にある他者としての自然が人間に対して有する意義について考察する。環境破壊や公害は個人の生命を危うくするだけでなく、人類の存続さえ危険にさらしている。当然のことであるが、個人の生命の保存と種の保存（遺伝子の保存という主張も有力であるが、ここでは伝統的な「種の保存」という言葉を用いることにする）という生物一般のもつ傾向性を前提した上で人間に特有の生が存在しうる。道徳は人間にふさわしい生き方を導く規範であり、個人の保存と子孫ひいては人類の存続は道徳規則の基盤にあるということができる。それゆえ、人間にとってふさわしい自然環境を維持することは道徳上の最重要課題のひとつとしてある。ただし、「いちばん大事にしなければならないのは生きることではなく、よく生きることだ」というソクラテスの言葉にもあるように、たんに人類が存続することを考えればよいというわけではない。

人間はそれぞれのしかたで幸福をめざし快適さを追求し自己実現をはかりながら生きている。これが人間に特有のことであるかどうかの議論はさておくとして、それは一般に人間が具えている傾向性である。それゆえ、人間にふさわしい生き方を導く規範としての道徳は、個体の保存、種の保存という傾向性、そして上で述べた、幸福をめざし自己実現をはかりつつ生きるという第三の傾向性と深く関わっている（第三の傾向性が前二者と独立の傾向性であるかについてはここでは論じないことにする）。すなわち、道徳の基礎には、個体の存続（個体の保存、自己保存）と種の保存、そして幸福追求の傾向性（自由へのあるいは自己実現の傾向性）があるといえるだろう。前二者は、人間のみならずあらゆる生物に共通の傾向性である。人間の歴史を通じてこれまで種々さまざまな道徳が登場してきたが、それらのほとんどにとって大きな枠組みとされてきたのは、今述べたところの三種の傾向性である。これらの傾向性が阻害されるとき、人は傷つき苦悩し、苦悩からの脱却のためケアを求めるようになる。

第三の傾向性にもとづいて人間はこれまでさまざまなしかたで人間らしい生き方を追求してきた。環境の人工化もその重要な部分を成している。また、人工化の徹底によって、現代の環境問題に対処することも可能かもしれない。ところが、環境を人工化することで人間は、多様で複雑な現実を自らの目的に合わせて単層化してきた。そして、その単層化、単純化とは、実は、不快なもの、不都合なもの、操作しがたいもの、一言でいえば他者を不可視化するメカニズムを伴うものである。またそれは人間関係にまで及ぶ。自然環境や動物への態度は他の人々への態度と相関すると主張されることがあるが、本章ではその一例として不可視化という態度に着目してみた。現在はそのような不可視化のメカニズムに対抗する方策が必要であり、自然保護のもつ重要な意義のひとつはここに存すると考えられる。

それとは別の有効な方策として、自然権という概念を、人間の本性であり、自然としての苦痛回避という視点から再解釈することも試みる価値がある。しかし、それは果たして有効な対抗手段たりうるだろうか。日本では、自己や他者の苦痛を意識するあまり、他者との関係が希薄化していると言われるが、これも他者の苦痛への配慮のひとつのあり方である。他者を支配・操作したり、あるいは他者との厄介な関係を忌避しがちな現代のような時代にあっては、不可視化のメカニズムに対抗する他者との連帯の確保は容易ではない。そこで、他者とのよき関係の構築ということで前章までに言及してきたケア的視点への立脚が求められることになる。ケア、そして一般に善行では、他者を他者として尊重し、他者の苦痛を和らげるべく積極的に関わる態度が必要である。ただし、他者として尊重しようとしても、相手がそれを認めなかったり、あるいは善意を悪用したりする場合もある。他者との関係とは、善行の場合にあっても、快適なものだけでなく、本来そのようなタフさも含むのである。

第一節　ホッブズ、ロック：自己保存と種の保存

(1)　ホッブズ

幸福追求だけでなく個体の自己保存と種の保存という自然的傾向性が道徳の基盤にあるというのは、私の独自の考えではない。たとえば、中世の自然法においても自己保存は一般に自然法における不可欠の事項をなしてきた。そして、近代の個人主義的人間観のもとでは、それは自然法の基礎に置かれることになる。ここで例として近代の二人の哲学者の考える自然法を挙げてみることにしよう。

まず、自己保存を自然法や道徳の根幹に置いた哲学者として名高いホッブズについて述べると、[1]彼は自己保存の自由を自然権（the right of nature）と呼ぶ。これは自己つまり個体の存続のためには本来なにをしてもよいという意味で根源的な自由のことである。またこれは、自己にとって善であるものを求め、害であるものを避けるという、生物に具わる自然的傾向性に従うことにほかならない。そのような自然の自由を「自然権」と呼ぶことができるのは、そうした自然的傾向性に従うことが理性に反しないからである。道徳規則はこの上に成り立つのであり、この根源的自由そのものを制約するような道徳規則は存在しない。しかし各個人がまったく自由にふるまえば衝突が不可避的に生じてくる。自然権が自然権を破壊しあう状態が生じてくるのである。個体の存続をめざしながらかえってそれを危うくしてしまうというパラドックスがここに生ずる。このような状態は「自然状態」と呼ばれる。人間はこの難局を乗り越え自己保存を図るための法則を理性によって発見する。これが自然法（the laws of nature）であ

るとホッブズは言う[2]。この自然法は種々の道徳規則といえるものも含んでいるが、その根本にあるのは自然権であり、自己保存を目指すということにほかならない。

それゆえ、第一の自然法は平和を求めること、そしてそれができない時は自らを防衛することを命令する。第二の自然法によれば各人はすべての物事に対する権利を放棄すべきであるとされるが、それには平和と自己防衛に必要だと彼が思うかぎりにおいてであるという但し書きがついている。自然法という拘束自体が、自己保存のために存在するかぎり、自己の存続にかかわる権利については放棄できないのである。具体的には、生命を奪おうとして暴力を用いてくる人々に対して抵抗する権利がそれに当たる。たとえ殺人犯といえども、生命を暴力的に奪おうとする国家の権力に抵抗する自由をもっている。ホッブズ自身この権利を行使して、政治闘争の中で身の危険を感じフランスに亡命することになる。第三の自然法は契約の遵守である。以下、その他の自然法として、他人に対する態度に関わる自然法、事物の分配に関わる自然法、平和のための機構に関わる自然法が導かれていく。

こうした自然法が道徳、そして政治の根底に置かれるのであるから、ホッブズにおいては自己保存・個体の存続ということが道徳の根底にあるといえる。種の保存についてはどう考えられていたかというと、それは彼においては直接にではなく、自然法の中の長子相続や政治社会あるいは国家の継続という仕方で、形を変えて登場しているといえる。

(2)　ロック

つぎにロックの場合を見てみることにする[3]。彼も自然状態から社会や国家への移行を契約あるいは同意にもとづけている点でホッブズと同様に契約説の立場をとっている。しかし、二人の間には種々の相違点がある。伝統的な解釈に従えば、その違いの中の重要なひとつは、ロックの場合にはホッブズと違って、自然状態において権利や自由に先行して自然法が存在していることである。この自然法は根本的な道徳規則をあたえるものであるが、これにもとづいて自然権が主張されることになる。それゆえ、権利は自然法という制約の中にあることになる。ロックについては、初期の遺稿『自然法論』に関するかぎり、自然法の基盤に自己保存があるということはできない。ロックはその遺稿において、神の作品であり人間の感覚経験を通して知られる自然のうちに自然法を見て取ろうとする。こうすることで、生得観念を中心としてきた伝統的な道徳観を批判する。ただし、それは、自然法を各人の自己保存に還元することとは異なる。ロックは、自然法が自己保存に還元されるのならば、美徳は単なる便宜となり善なるものは有用なものとなってしまい、自然法は拘束力をもたなくなると述べる。自然法は何らかの別の根拠からではなく、それ自体として、すなわち神の意志のうちに拘束力をもたねばならないのである。

しかし、後の『政府論』でロックが挙げる自然法では、『人間知性論』での人間観と同様に、自己保存が重要な要素として登場する。それは、『自然法論』で義務の根拠を神の意志にあるとしながらも、義務の実質的内容を人間本性のうちに求めたことの延長上にあると考えられる。人間本性にとって自己保存は不可欠な事柄だからである。彼は自然法の詳細なリストを示したことはないが、たとえば『政府論』第Ⅱ部第二章第六節では、自然法のひとつとして、何人も他人の生命、自由、財産を傷つけるべきでないということが挙げられる。ここから人は、自らの生命、自由、財産についての権利をもつことが帰結することになる。そしてこの自然法の根拠にあるものは何かというと、ロックによれば、すべての人類は神の作品として平等かつ独立であること、そして人類は神の所有物であり他の者の欲するままにではなく神の欲するかぎりにおいてのみ生存し得るように作られているということである。各人は自分自身を維持すべきこと、また、自己保存が危うくされない限り他の人間をも維持すべきであるという自然法もこれにもとづいている。また、動物を人間の意のままに利用できることに関する自然法は、人間と動物との関係を基礎にしている。このように自然法のさらに基礎にあるのは、神と被造物との関係、また人間と動物等の関係、つまり被造物間の関係である。

こうした基礎にもとづくところの自然法はそもそも何を目的としていたかというと、それは平和と全人類の存続

（すなわち人間という個体すべての存続）であるとロックは言う。つまり、人間という個体の存続は自然法の一つであるだけでなく、自然法の目的でもあり、それゆえ人は、自分の生命与奪の権限を他人に与えて奴隷のような状態にすることは、契約によっても同意によってもできないとされる。

ホッブズのように自己保存への傾向性から自然法を導くのではなく、自然法は神と被造物の関係や被造物どうしの関係という神学的形而上学的基盤をもっていた。しかし、自然法の中に自己保存を命ずる条項が含まれ、さらに自然法の目的の中に人類の存続が織り込まれていることから考えると、自己保存はロックにあっても自然法の重要部分をなしていたといえる。

種の保存についてはどうだろうか。これ自体は全生物にあてはまるので自然法ではないとロックはいう。なぜならば、ロックによれば、自然法は人間にのみあてはまるからである。ただし、個体の保存も、たんにその個体に言及するかぎりではすべての生物にあてはまる生物学的傾向性であるが、自己のみならず他人の生命の維持・保存を命令するかぎりでは、人間にのみ当てはまる法となる。それでは種の保存とは何であるかというと、それは神の計画である、あるいは神の定めたルールであるとロックは言う。ここから、子孫を養育する義務や子が親を尊敬するという自然法上の義務が生じてくる。このことは人間のみを拘束する自然法のさらに一段深いレベルに、神の定めたルールとしてではあるが、種の保存を目指すという生物の本性が置かれていること、つまり、道徳の基礎のひとつに種の保存という傾向性があることを示している。(4)

第二節　価値のまぎれ

私は基本的な道徳規則の多くは、個体の存続（自己保存）と種の保存ということを基盤にもつと考えている。というのは、基本的でありまた多くの社会において共通であるところの道徳規則の多くは、社会の中で人々が平和にかつ健康で幸福に暮らし続けること、つまり身の安全が守られ、幸福な家庭を作り子孫を残していけるような社会を目指しているからである。このように考えることは、道徳の基盤のうちにあらゆる生物に共通の法則あるいは傾向性を含めることであり、人間を動物として、また生物の一員としてとらえることでもある。

道徳規則を理解しそれに従うことは、おそらく人間に特有の現象であろう。ただし、そうした道徳規則の体系の重要な部分が、元々あらゆる生物に共通の傾向性にもとづいているとすれば、この意味で、人間は道徳という側面においても、動物でありつつも動物を越えているということができる。

このように個体の保存と種の保存とは道徳規則の大枠を形作るものといえるが、通常は道徳規則として直接的なしかたで明言されない。それのみならず、それらにもとづく道徳規則の存在する社会においても、実際の結果としてはそれらの傾向性に反するようなことを引き起こしてしまう場合がある。道徳規則がそうした傾向性と両立しない場合もある。ここから、生物学的傾向性と道徳規則とは、前者が後者を論理的に導出する関係にないことがわかる。

こうしたことがなぜ生じてくるのかについてしばらく考えてみたい。個体の保存と種の保存とは基礎的な価値として、道徳の領域のみならず人間の生活の中に幅広く浸透している。道徳の領域を見れば、無実の人の生命を奪ってはならないこと、しかし自分の生命を守るためならば、たとえ他人を傷つけたり生命を奪っても許されるということや、ある社会における自殺の禁止等は個体の保存に関係している。また、子供を養育する義務、近親結婚の禁止等は種の保存にかかわるものである。

道徳以外の場面を見れば、健康のためにジョギングすることや無農薬の有機野菜に関心をもつこと、薬を服用したり人間ドックの検診を受けたりすること等の健康にかかわること一般の根底には、個体の保存という価値が存在している。また、家の戸締まりをすること、交通事故に遭わないように注意して歩くこと等も同様と考えることができる。そして、恋愛すること、結婚すること、子供を生むこと、子供をしつけること等は種の保存に関係している。

これら以外にも、もっと間接的な仕方でこれら二つの基礎的価値にかかわる活動が極めて多く存在していることは、書店に並ぶ数多くの雑誌や単行本がこれら二つの価値をめぐる日常的事がらを扱っていることからもわかるだろう。

このように多方面に広く浸透している価値であることからかえって、他の諸価値との関係があいまいになる場合がしばしばある。たとえば、健康のために始めたジョギングであっても、運動することの快感やジョギング仲間との交歓、また、習慣として何かを持続してすること自体のもつ喜びのために、当初の目的を忘れてしまうことがある。それゆえ寒い朝の無理なジョギングのために倒れ、病院へ担ぎ込まれるようなことも生ずる。ここには、基礎にあったはずの価値が他の諸価値とまぎれてしまって、基礎が何であったかが忘却されるという事態が生じているといえる。こうしたことは決して珍しいことではない。たとえば、種の保存と直接的につながっていたはずの男女の性的結合や結婚も、別の価値とまぎれることで、避妊や中絶がおこなわれるし、また、子供を生まない夫婦や結婚さえしない人々も増加しつつある。

自殺という現象もこれらと同様のしかたで考えることができる。ここでは、苦痛や屈辱、絶望から逃れることや、家族に面倒をかけたくないといった理由が自己保存ということに優先している。ある宗教の信者が輸血を拒否して死も辞さない態度をとることが一時話題になったことがあるが、宗教的価値や尊厳という価値がここにおいては自己保存に優越している。

進化論的に考えると、自己保存や子孫繁栄の傾向性(あるいは遺伝子)をもたない生物は、進化の長い歳月の間に絶滅しているに違いない。ということは、人間以外の生物にはそのような行動が、突然変異的に稀にしか生じないことを示している。人間においては、別の傾向性に由来する諸価値が、第一、第二の傾向性に由来する価値を凌駕することで、そのような行動が比較的頻繁に生じると考えられる。

このように、個体の保存と種の保存は生物としての人間にとって基礎的な価値ではあるが、他の諸価値とまぎれてしまいがちである。そしてそれらが基礎にあったことをわれわれは忘却しがちである。

そうした忘却の生ずる過程はおおよそ次のようであろう。生物学的傾向性には、環境に順応していくという受動的側面がもともと強い。それに飽きたらず、環境に働きかけ、束縛から自己を解き放ち、現在の自己をより快適な環境のもとに置こうとする第三の傾向性から、幸福追求や自己実現への欲求が生じてくるといえる。幸福に関する種々の付加価値が求められていく。食べ物の種類の豊富さとおいしさ、衣服の快適さ、住居の広さや豪華さ、生活の便利さ等が求められていく。それらは技術の進歩を促すことになるし、技術の進展が新しい欲求を生み出していく。また恋愛や性の楽しみ、家族団欒の喜び、子供の成長への喜び等も付加されていくし、それらの土台の上に別の諸価値もつけ加わってくる。

「よく生きる」とは、もともとは上述のような喜び、楽しみの中で幸福に生きることであるが、さらに、それらの価値を享受するだけでなく、それを超える価値も求められることになる[5]。真理の認識や美的価値、宗教的価値、自由、平等、経済的繁栄、名誉、友情、種々の美徳等がそれである。

このようにして、価値が多様化するにつれて生活が快適になり豊かになり個性も発揮されていくのであり、人間の歴史はこの意味で、基礎にある価値に別の価値が付加していく過程といえる。しかしそのために、価値の優先順位が時代とともに変化し、また、基礎的とそうでないものとの関係があいまいになり、基礎的なものが忘却されることも生じてくる。

結婚しない症候群や自殺のように個人レベルにとどまっていれば、それほど問題にはならないかもしれない。しかし、現代の環境問題が端的に示すように、社会全体あるいは人類全体のレベルで自己保存と種の保存が危うくなるというのは、社会のシステム全体にとって極めて重大な問題である。

第三節　生命中心主義への批判

(1)　P・テイラーの生命中心主義

このような価値のまぎれによって人類の存続さえ危ぶまれるような状況において、まず考えられるのは、生態学的な事実にもとづいて従来とはまったく異なる道徳の枠組みを作りだすという対処のしかたであろう。その中のある立場によれば、人間が他の生物よりもすぐれていて人間の追求する価値は他の生物の求める価値より優先するという、人間中心主義（anthropocentrism）が否定される。人間中心主義がこれほどまでの自然環境の破壊をもたらしたのであり、これをこの際、生命中心主義（biocentrism）に改めようというわけである。

たとえばポール・W・テイラーは人間中心主義的道徳の転換をもたらすものは、生命中心主義的な信念体系であると主張する。[6] そうした信念体系のコアにあるのは、(1)人間という種は他の生物種と同様に相互依存のシステムの中にあり、(2)おのおのの生物はそれぞれの仕方で幸福を追求しており、(3)この意味で人間は他の生物に本質的に勝《まさ》っているわけではない、という信念である。テイラーによればこうした信念は、理性的でかつ事実に関する知識をもち高度な現実感覚をもつ者ならば、誰でも受け入れることが可能なものである。そしてひとたびそれを受け入れたならば、他の生物や自然の尊重という道徳的姿勢が唯一の正しい態度であることが理解できることになる。ここには、理性をもつものであれば誰でも理解できる法則という、自然法的な立場をうかがうことができる。[7]

理性のある人間であれば誰でも認めざるをえない信念から導かれる環境倫理とはどのようなものだろうか。テイラーは、環境倫理の四つの義務にかかわる規則として以下を挙げている。

①　無危害（nonmaleficence）。これは道徳的行為者による危害に関するもので、動植物による危害はここでは関与しない。

② 無介入（noninterference）。これはひとつには、われわれが生物の自由（束縛のないこと）を奪うことを控えること、そして、個体や生態系に手を触れないでおく政策をとることである。

③ 誠実（fidelity）。野生動物が我々に示す信頼を裏切らないことであり、動物を騙さないこと、そうした動物からの信頼に対して誠実であることである。具体的には、狩猟や罠、釣りでの欺きなどが対象である。

④ 補償的正義（restitutive justice）。道徳的行為者によってなされた悪のバランスを回復することであり、上述の三種の義務違反に対する補償としてある。

テイラーは環境倫理と人間的倫理とが相違すること、そしてしばしば対立するという事態に対して、両者の対立とその調停の仕方について詳細に論じている。(8) そして、彼の考えているところの自然尊重の姿勢がなかなか実現困難な理想であることを認める。私は彼の堅実な議論の進め方に好感を覚えはするが、そうした思考法は重大な困難に陥らざるを得ないだろうと考える。

(2) 人間非中心主義の難点

重大な困難に陥る理由は、人間中心主義に代えて生命中心主義を主張する人々は一般に、彼らの立場に反して、人間を他の生物と根本的に異なる存在ととらえているからである。彼らは人間と動物の間に優劣はないといいつつも、人間を他の生物と本質的に異なる理性的な存在として考えている。なぜならば、エサあるいは敵や競争相手、闖入者として関心をもつ場合は別として、自らの種にのみ配慮するというのが人間以外の生物の在り方であり、その意味では、「種差別的」に生きるというのが一般に生物界の決まりだからである。

人間中心主義的道徳の通常の形態は、人間だけを道徳的主体とすることで、自らの種にのみ配慮するという生物界の決まりに準じているともいえる。それに対して生命中心主義的道徳は、人間を生物界の一員にすぎないと主張しながら、人間を他の種に道徳的に配慮する理性的な存在とすることで、人間を他の生物と本質的に異なるものとみなしている。われわれはライオンに「他の種の生命に配慮せよ」とはいえないし、人間を襲った場合でもライオンを道徳的に非難できないのである。このような生命中心主義的立場が矛盾しているとまでは言わないにしても、大きな欠陥を抱えていることは確かであろう。

生命中心主義よりさらに進んで、動物や植物のみならず、山や川といった自然物にまで権利を認めようという考えがある。このような立場は、道徳的配慮の対象を広げるだけでなく、権利主体の範囲も広げようとする。その論拠のひとつとして、権利は一部の成年白人男子から成年白人男子一般、黒人、そして婦人へ、さらには子供へと拡大してきたが、拡大の度ごとに以前では考えられなかった存在が権利をもつようになったのであるから、今は不合理に思えても人間以外の存在にも権利が与えられることは可能である、というものがある[9]。

これは道徳の基盤にあるものを理解していない説であるといえよう。個体の存続と種の保存、また自己実現を基盤とする道徳的実践は、黒人や婦人に対して道徳的に配慮するということと確かに両立できる。しかし、人間以外の種の成員に対して権利を認めるということは、たとえば裁判上あるいは政策上それが必要であるといった限定された場合を除いて、これまでの権利拡大の過程とは本質的に異なる一歩なのである。そうした一歩はこれまでの多くの道徳規則との間に、解決不可能ではないにしても、きわめて深刻な対立を生じさせることになるだろう。

人間中心主義を批判して登場してきた生命中心主義や生態系中心主義等の人間非中心主義(nonanthropocentrism)においても、人間の基本的要求を他種の生物の基本的要求に優先させることからわかるように、究極のところでは人間の価値が優先されている。さらに、同種の存在や他種への道徳的配慮が可能なのは人間だけである。つまり、道徳的配慮の対象としての優先性と、道徳的配慮自体の可能性という点で、人間は他の種と根本的に異なる地位を占めている。この意味で、およそ道徳理論として認められるためには、人間中心主義的要素を完全に払拭することは不可能である。人間中心主義が妥当か否かという議論は、「いかなる形態の人間中心主義が妥当か」に置きかえられるべきであろう。選択されるべき形態は、人間を他の生物よりすぐれているとはせず、しかも人間的価値の追求を他の生物のそれよりも通常は、あるいは究極的には、優先して考えるという立場であると私は考える。これはいわば「ミニマムな人間中心主義」とでもいえる立場であり[10]、現代の環境問題に対する倫理学的立場として選択されるべきものである。

第四節　環境の人工化の光と影

(1)　不都合から好都合への転換

しかし、どうしてここで選択されるべき立場がミニマムな人間中心主義であって、通常の意味での人間中心主義ではいけないのだろうか。ここで、通常の人間中心主義のひとつの可能な形態をとりあげることでそれに答えてみたいと思う。

その可能な形態は人間が自分たちの快適さの確保・増進と人類という種の保存の両方を図るべく、動植物を含めて自然をできるだけ管理し利用するというものである。これの究極としては、近未来のSF小説で目にするような、人間と自然とが隔離されていて人間は全く人工的な環境のなかで暮らす光景でイメージできる。私はこうしたことは決して単なる想像上のことではないと思う。というのは、人間の歴史を通じて自然のものが人工的なものに次第に置き換えられてきているからである。人間は環境を管理し人工化することで、環境を人間に適したものに改変してきた。環境を人間化することは人工化することであったが、これは、考えてみれば奇妙なことである。というのは、人間化と人工化が相即しているのならば、人間の活動の究極にあるものは、環境のみならず人間自体の人工化であり機械化であると思われるからである。この点については、第六章で論じてみたい。

人工化を促すものはもちろん生活の便利さと快適さの追求であるが、少なくとも現在までの人間は自然との接触のない生活に何か飽き足らなさを感じてきた。それにもかかわらず人工化が進展しているのは、一方で人工化への欲求が増大しているとともに、他方では、人工化された自然が特有の快適さをもって現れているからである。

たとえば、公園に出かけて自然に触れてみようとしても、その公園自体はたいていい人工的な要素を含んでいる。ところが、たとえ人工的に区画され、隅々まで人間によって管理されていても、そこにも自然は現われている。また館内のディスプレイに映し出される植物の映像は、自然の美しさを多くの人に訴えかけてくる。日本では全く人間の手の加わっていない原生自然（wilderness）と呼べるものは殆ど残っていないが、われわれは知らず知らず、いわば生の自然から薄められた自然へとスライドしていくといえる。しかも、薄められた自然は特有の快適さをもっている。山に登る苦しさや時間の消費なしに、日本の名山のおいしいところだけをテレビで観ることを考えてもらいたい。その上、自然は特有の危険を秘めてもいる。そのために、生の自然や自然との濃厚な接触よりも好まれることがしばしばである。

このように環境が次第に人工化していくとすれば、いずれは自然と接することがほとんどなくなることも十分にありうる。特に、環境破壊に対抗する手段として人工的環境での生活が奨励されるとすれば、そのような方向への変化は加速されることだろう。そこではたとえば、ゴルフや釣りは環境破壊を防ぐために室内のゲームで代用され、自家用軍の走行制限のためにバーチャルリアリティでもってリゾート気分の味わえる施設が近所にでき、肉類は食糧問題の解決のために人造肉になるといったように。

人間と自然とのこのような極端な関係を、多くの人は望ましいものであるとは思わないだろうが、なぜ望ましくないのかを説明することはそれほど簡単ではない。そうした関係においても環境破壊の防止や資源の有効利用がめざされているので、その面からの批判は効果がない。ひと昔前のような人間と自然環境の関係に戻ることを主張するのも時代錯誤だろう。また、そのような関係は不自然だと批判しても、人間はもともと自然的な存在なのだから何をしても自然であるという答えが返ってくる。

そこで、環境の人工化ということ自体について考えてみる必要がある。この面からの考察は、人間と自然のあるべき関係について有効な示唆を与えてくれるだろう。まず、大雑把にいって人工化とは、人間にとって不便なもの、不快なもの、居心地の悪いもの、不安を感ずるもの、手に負えないものを、便利なもの、快適なもの、安心できるもの、操作や管理できるものへと変えることであるといえる。人工化は元の環境を変えることであるが、新たな環境を生みだすことでもあり、それゆえ、その新たな環境がさらなる人工化を受けていくということが限りなく可能である。[11]

もともとの環境を生の自然と呼ぶことにすると、人工化の過程を通じて生の材料としての自然はしだいに希薄になっていくが、種々の仕方で自然は人間に現われ続けることができる。たとえば、花で言えば、草原に咲く野生のコスモス、公園の花壇や庭のコスモス、生花としてのそれ、造花や写真のコスモス、写真からコンピュータに読み込まれデジタル化されアレンジされたもの等々として。

ここでひとつ問題が生じてくる。そのような希薄化する自然であっても、われわれはその場面に現われるコスモスを通じて、野生のあるいは花壇のコスモスと、記憶を媒介にして接触できる。しかし、自然から隔離された生活を営む時代になれば、人々は本物のコスモスをもはや知らず、恐竜やマンモスのように、それは単に書物や映像の対象であるとか人工物が指し示すものにすぎなくなるだろう。

こうした批判に対しても、コスモスを書物や映像で知っているだけで十分ではないかと答えることができる。さらに、それで不十分ならコスモスの触感までも再現した精巧な人工物を作ることもできる、と反論は続くことだろう。ここまで来ると、問題は、極端なケースの考察にとどまらず、そもそもどうして自然と直接に接することが必要なのかということになる。

(2) 単層化としての人工化

そこで再び環境の人工化の考察に戻ると、人工化は上述のように人間にとって不都合な状態を好都合な状態に変えることであった。これは、言いかえれば、自然あるいは環境における有用な価値を引きだすことでもある。その意味で、人工化は人間にとって歓迎すべきことである。たとえば、弥生時代の原風景のように、葦の生えている湿地帯に排水溝を作り畑地や住居地に変えることで、作物を作ることができる。また、人間にとって有害であったり不快感をもたらしたりする生物を駆除することもできる。その反面で、元々そこに住んでいた多くの動植物は住みかを失うことになる。元の環境は人間の側からすれば確かに有効利用されたわけであるが、他の多くの生物にとってはそうではない。

ここで起きていることは、人間以外の生物にとってもそれぞれのしかたで有用なものとしてあったもともとの環境の、その有用性の一部のみが着目され強制的に引きだされたことである。つまり、重層的な有用性や価値をもち複雑な系をなす環境が、人工化によって単層化したということである。人工化とは、このように重層的で複雑な環境を人間にとって快適で操作可能・管理可能な環境へと単層化することといえる。畑地にマンションを建設したり周囲をアスファルトで固めたり、小川を暗渠にしたりすることで単層化はさらに進展する。そして、人間以外の生物はますます棲息できなくなる。

ところが、湿地帯に建てたマンションの地盤がゆるんだり、雨の日に水があふれたりして住民が困っているという話を耳にすることがある。そこには人間にとって不都合な側面が隠れて存在していたわけである。都合の良いものを取りだすということは、実は不都合な点に目をつぶるという側面ももつといえる。すなわち、環境の単層化は不快を快に変えるだけではなく、簡単には変えられないような不快なもの、不都合なものを隠すことにもなりうるのである。畑地の整備やマンション立地の造成を行うことによって、すぐ目につくような不都合な点は改良されていくが、湿地帯のような改良しがたい不都合さをもった地理上の特徴は隠されていく。操作しがたいものをそのままにとどめておくのではなく、一見快適に見える、あるいはより価値があると思える環境へと強引に変えることで、以前には見えていた不都合な面が徐々に隠蔽されていくといえるだろう。

これは単なる湿地帯の問題ではなく、環境の人工化ということ自体の孕む根本的な問題を示している。つまり、この問題は、他の生物の生存を無視したり、環境破壊を引き起こしたりすることに関わる重要なものである。技術の進歩とともに環境破壊も進行してきたが、その理由としては、獲得してきた技術の中身とともに、技術による環境の人工化が不都合なものを隠蔽することで、眼前の環境の快適化とともに環境の深部での破壊を行ってきたことも挙げられるだろう。

そして、それはまた人間と人間との関係を考える上でも無視できないものである。自己保存や種の保存に関する価値の序列が変化してきたことを先に述べたが、現代になって、特に技術の進歩に伴って人間関係に関する考え方も変わりつつある。この背景のひとつとして、そこにもやはり、自分にとって快適なものや自由にできるものの領域を広げることと引き替えに、不都合な面を隠蔽するという働きがあるのではないだろうか。

それは人間関係の場面でいえば、他者との出会いへの恐れや回避として現われている。他者は文字通り自分でない存在として、自分の自由にならない面をもち、理解しがたい点を常に備えている。また、その他者は独自の観点から、こちらを評価したり問題を投げかけたり、働きかけたりしてくる。他人の中でも、操作可能な人々や自分にとって好都合で心地よい気分にさせてくれるような人々は、快適な環境の構成要素となる。そうでない人々は、できれば無視し忘れてしまいたい存在となる。不快な自然環境の中に置かれたくないのと同様に、人間関係においても不快さはできるだけ避けられ、自分が傷つくことを必要以上に恐れるように現代人はなりがちである[12]。人間関係は希薄化するとともに、つき合いは親しい人々へと局所化していく。極端な場合には、電車内で他人の眼を気にせず、化粧したり恋人同士で戯れたりする、いわゆる「視線無視症候群」となって現われることになる。

このような人間関係の希薄化や局所化とともにさまざまな問題が生じてくる。たとえばこのことは、先進国が発展途上国の環境破壊という代償の上に消費社会を謳歌している現実を、見ないようにしていることのうちにも現われている。発展途上国から資源を取りだすだけでも環境に負荷を与えるのに、さらに環境保護基準の低さを利用することで、いわゆる公害輸出が行われたりする。こうした不可視化のメカニズムは、政府や企業のみならず個々人の間にあっても、不都合なものの隠蔽が常態化しつつあることによって、通常はわれわれの意識にのぼることはない。快適さを追求する過度の欲求によって人工化が遂行される時、不快なものへの隠蔽が生じる。それは人間関係や世界観、より一般化すれば、われわれの生き方に強く影響を与える。人工化は快適化という光の部分とともに、このような影の部分を備えているのである。(13)

(3) 自然との接触のもたらすもの

以上から、自然を管理・利用することを第一義とする人間中心主義は選択肢としてふさわしくないと言ってよいだろう。自然の管理・操作だけでは、人間と自然だけでなく人間と人間の関係に無視できないひずみを生じさせるだろうからである。つまり、強力な人間中心主義は自然や人間の他者性を隠蔽することで、他者とのよき関係、結びつきから逸脱し、いわゆる自己中心主義へと傾斜する危険性を秘めているといえる。他者性の軽視は、自己実現を偏狭なものに留めることになる。私はこれに対処するには自然との接触が必要だと考えている。ここでの自然とは、比較的人間の手が入っていない形で残されている自然、またより人手の加わった自然のいずれをも意味している。

そのような自然と接触することが必要である理由として通常挙げられるのは、自然のもつところの美的な価値や、狩猟、スポーツ、ハイキング等での爽快感を含むレクリエーション的価値を享受するためというものであろう。また、一般に自然を保護する理由としては、それに加えて経済的価値と科学的価値も挙げられる。

しかし、私はこれらでは不十分だと思う。というのは、自然と接触したり保護したりすることによってだけではなく、自然を開発し人工化することによっても、それらの価値が生じうるからである。つまりこれらの諸価値（自然のもつ経済的価値も含めて）は、たいていは自然の保護と開発、ここでの文脈では、自然との接触と環境の管理の両方に関与しているのである。

上で挙げた理由は、人間が自然と関係することで得る経験のもつ価値を述べたものであるが、これらの経験の多くは人工物との接触によっても代替できると考えられる。そして、自己保存や種の保存という自然的な価値が社会的文化的な価値に置き換えられてきたように、人工物による自然物のそのような代替を認める方向に、つまり、自然からの束縛を離れ、代替による快適化を歓迎する方向へわれわれの社会は進みつつある。

私は自然との接触が必要だと考えている。その最大の理由は、先ほど述べたように、隠蔽され見えなくされてきたもの、あるいは見ることを避けてきたものを見つめる姿勢がそれによって可能となるからである。幾度となくされてきた環境の単層化の作業に逆らって重層的な視点をもつならば、自然のみならず人間や社会をとらえる仕方も大きく変わり、環境の人工化のもつ望ましくない帰結を防ぐことだろう。そして、人工物もそれを作りだした欲求との相関のうちにとらえられていくことだろう。環境を重層的に見るということは、まずは人間以外の生物を、人間の欲求を中心としない視点でとらえることである。そのためには、われわれが人間として備えているところの偏見を客観視する必要がある。そしてそれはまた、人間にとって不都合なものや、人間が自由に操作できないもの、人間の力を越えるもの、時には人間に害を及ぼすもの、その意味での他者、あるいは第二章で述べたような日本の神々が自然や環境のうちに存在することを直視することでもある。

人間の力を越えるものとして、大規模な災害をもたらす自然の力がまず念頭に浮かぶし、広大な宇宙空間に思いを馳せる時にも、人間の技術の有限性を思い知らされる。それほど大規模でなくても、たとえば登山では一瞬の油断で命を落とすことがある。私も登山中の落雷や集中豪雨、滑落等で身の危険を感じたことが何度かある。他方、やさしい自然についても操作不可能性がうかがえる。家庭菜園では自然のリズムに適合することが求められる。庭の樹の新芽や紅葉に、いやおうなく季節の変化を感じ心が動かされる。それはこちらの都合とは関係なく流れていく時間の自覚でもある。生物や自然の事物は、人間とは異なるリズムをもち、固有の時間に従っており、自然との接触は人間から独立したリズムに従う運行の存在をわれわれに自覚させてくれる。[14]

ライプニッツはある時、庭の樹の葉の中に全く同じものが二枚あるかどうか調べたところ、結局同一といえる葉を見つけることができなかったといわれる。このように自然界は多様性に富んでいる。こうした多様性はその樹木についての十分な情報が入手できればコンピュータによって再現可能という人がいるかもしれないが、生物の種の多様性についてはそうはいかないだろう。というのは、たとえば、一説によれば昆虫は数百万種存在するといわれる。これを再現しようにも今まで特定された種はほんの一部に過ぎず、今も続々と新種が誕生しては消滅しているだろうし、全く人間との接触なしに絶滅していった種も数限りなくあるだろうからである。こう考えると種の多様性ということも、自然が人間の能力を超えていることを示しているといえるだろう。[15]

そのような自然との接触は、適切な教育を介することで、自然と人工物の両方を含めた意味での環境の重層性に目を開かせ、人間の力を超えた存在を自覚させる。これは自然に対する態度だけでなく他の人間や動物に対する姿勢の変化をも伴うものである。それはまた、今まで自己欺瞞的に隠蔽していたものを直視するという意味での、本来の自由の回復でもあるといえる。人間と自然や動物の関係と、人間と人間の関係とは相関している。これは、何人かの過去の哲学者たちも肯定しているところである。[16] 自然への態度と人間への態度とは相互に反映し合っているのである。

また、自然との接触によってわれわれは自己の来歴をも自覚することになる。これも人工物によっては得られないものである。つまり、人間が進化の過程を経て誕生してきた生物であることの自覚である。人間的なものの代表ともいえる道徳のベースにあるのも生物学的傾向性であったように、人間の行動の基本的部分は他の生物と共通している。自然の保護、自然との接触は、人間が眼前の自然と多くを共有していること、人間が数十億年前に発生した生命と同じ根をもっていることを示唆してくれるだろう。

私は学生時代、東京都文京区にある小石川植物園を散策していたとき、園内のある大きな樹の幹に引きつけられた。その樹皮は手で触れると容易に剥がれたが、落剥した後には、それ以上に魅力的な模様が現れていた。それを見ているうちに、自分とこの樹が同根であること、深い所で一体化しているという感覚にとらわれた。進化の系統樹の知識は有していたが、そうした知識ではなく、眼前の大樹との同一性の感覚が生じたのであった。

人間の力を越えた存在の自覚は人間という存在のもろさ、弱さを自覚させる。しかし、環境破壊が示すように、自然も無限の容量を有してはいない。このような自然は人間にとっては自らの力の及ばない他者という側面をもっているが、それは絶対的な他者ではなく、人間が目の前の自然と多くを共有しているように、奥深いところで人間はこの自然ともつながりをもっている。

第五節　環境と人工物環境

(1)「可能」と「欲求」の循環関係

環境の人工化に伴う不可視化の傾向は、特に現代においてあらがいがたい勢力となりつつあるが、人工物に囲まれた環境についての視点から、その理由を考えてみる。まず、快適なものを求めて不快なものを退けようとすることは、すべての生物にとってまったく自然なことである。特に人間の場合は、道具を用いて環境をより快適なものへと変えてきた。そして、現代にいたって科学技術の驚異的な発展に伴って、環境をより快適なものにしようという欲求が以前とは比べ物にならないくらい増大してきた。科学技術によって可能となった事がらにかんして、以前にはなかった欲求が新たに生じてくる。たとえば、携帯電話とインターネットの普及は携帯メールへの暗黙の欲求を生みだし、それはまた、遠距離でありながら複数の人が同時に同じ光景を画像として見ることへの欲求を生む。言いかえれば、「可能」が「欲求」を生み出してきたのである。極めて多くの欲求が科学技術の成果によって満たされてきているが、その中には、病気の治癒の欲求のように以前には宗教の領域にあるとみなされていた欲求も含まれている。このようにして科学技術は次第に宗教の領域を侵犯し、快適さを求める欲求、そして同時に、不快を避けたり無視したりする欲求は今日ますます勢力を強めつつある。

「可能」が「欲求」を生み出してきたと述べたが、人工物のあり方を考察することでさらに詳しくこの点を考えてみよう。『テクノグローブ』において吉川弘之は人工物の特徴を次のように述べている。

人工物は、自然物と異なり、その中に設計者の意図が無数に込められている。（中略）社会的要因、法律、経済原理、個人の欲望、心理学など、あらゆる要因をそのうちにはらんで成立している存在物が人工物である。[17]

人工物・製品というのは、依頼者の要求と時代の種々の状況とを考慮したうえで、最適とされる設計図にもとづいて作られる。したがって、上に述べられているようなさまざまな要因が、設計者の意図を媒介にして、人工物のうちに込められている。たとえば、その時代の技術の水準が人工物に反映されるし、同じような性能であっても高価なものや野暮なスタイルのものは売れないだろう。時代のトレンドに合致する必要がある。また、法的に禁止されている材料を用いたり、特許権を侵害したりしてはならないという規制もある。

これらの要因の中のどれを重視するかは、人工物の種類や依頼の内容によっても異なる。いずれにしても人工物は、いわばその時代の持つ雰囲気のようなものを映し出しているといえる。この点において、人工物は芸術作品と似ている。人工物や芸術作品という部分に、時代や社会という全体が現われているといってもよい。ただし、人工物・製品の多くは大量に売れなければならず、どうしても時代の流行に合わせがちであるが、芸術作品はその点で異なっている。必ずしも大衆に受け入れられなくてもよいのであるから、芸術家は時代に流行している趣味や価値観を単に受け入れるのではなく、それを客観視してそれを超えるような作品、つまり時代を否定したり先取りしたりするような作品を生み出すことができる。芸術作品は、時代の支配的な価値観や様式の持つ惰性に逆らう側面を持っているのである。もちろん、個別的に設計された建築物のように、芸術作品なのかどうか判別しがたい人工物も存在している。

人工物は設計者の意図を媒介にして時代を反映している。それゆえ、人工物・製品という部分的なものを通じてわれわれも時代や社会という全体と接することになる。現代のように人工物に囲まれた状況においては、われわれは否応なく無意識のうちに時代の持つ雰囲気や支配的な価値観、欲求の体系によって浸透されることになる。

われわれが工業製品を購入し使用する時、われわれは生活がより快適になったと思う。また、欲求の充足を感じるだろう。自由であることを感じるかもしれない。しかし、考えてみれば、そうした欲求も多くは、人工物や制度やマスコミを通じて、時代の雰囲気や流行の影響を知らず知らずのうちに受けて生じたものである。製品を購入するときに欲求充足や自由を感じたとしても、その欲求自体が時代や社会、あるいは製品の設計者によって準備され生みだされたものであれば、そこには本当の自由はないといえる。今日われわれは多くの場合、いわば自由へと強制されている。

時代の雰囲気や価値観はわれわれの日々の欲求に浸透していくが、実は逆の側面も存在している。というのは、製品の設計者もマスコミで働く人も、種々のリサーチを通じて人々の流行や趣味、欲求、価値観の推移に常に気を配らねばならないからである。単に一般大衆に受け入れられるだけでなく、特別のものとして受け入れられるためには、時代の流行に後れてはならないが、流行を追いかけるだけでもいけない。時代の傾向に則りつつも魅力のあるものを提供する必要があるわけである。その手がかりは人々の趣味や価値観の微妙な変化のうちにあるだろう。ここには、人々の欲求と人工物やマスコミとの間の動的なサイクルが存在しているといえる。そして、このサイクルの中には、長期的に見れば、道徳規則や政治や経済のしくみ、そして科学技術の進路も含まれている。政府の科学研究費補助金の配分の仕方からもわかるように、科学技術の進む方向は科学技術の領域によってのみ決定されるのではなく、時代、また政府の必要とするところによって強く影響されてもいるのである。

先に「可能」が「欲求」を生みだしてきたと述べたが、事態はもう少し複雑であることがわかる。つまり、「可能」は人工物やマスコミを媒介として「欲求」を生みだすが、「欲求」は逆にそれらを通じて「可能」に影響を与えてもいるのである。その意味で、「可能」と「欲求」との間には循環的な関係が成立している。このように、人工物環境の中にいる人はその環境を作ることに本来的に加担している。

(2) 種々の環境間の関係

これまで自然環境、そして社会環境の一部としての人間関係、また人工物環境について言及してきた。環境は、通常は自然環境と社会環境の二種に大別されるが、現代のように技術によって製作された人工物が自然を改変し、また個人の生活や社会全体を取り巻き、それが自然の状態や人間の生き方、制度のあり方に大きな影響を及ぼしている状況では、人工物環境を新たにカテゴリーとして立てることにも意義があるだろう。そして、人工物環境の中には、製品が作る環境とともに、情報が作る環境も含まれるといえる。この情報環境は、高度の増殖性・蓄積性、解析の瞬時性、欲望の開放性という点で、従来の情報環境とは異なっており、この特徴が自然環境や社会環境にも反映されつつある。(18)

ここで、これらの環境の間の関係について概略を述べておこう。まず、「環境」という概念であるが、辛島司朗は日本語の「環境」の意味に着目して、環境という概念を「何らかの主体との間の相関関係とその関係によって限定される空間性もしくは方域性、一層適切には延長性によって捉えられるものとして規定される」とする。(19) 空間性、方域性、延長性の意味を緩くとれば、そして人間を主体と考えれば、大雑把には、人間を取り巻き、人間に影響を与えつつ人間から影響を受けている外界のことを環境と呼ぶことができる。そのような意味で、自然環境、社会環境、そして後者の中に、人工物環境や情報環境を含めることができるだろう。

それら環境について考察する上で重要な原理だと私が考えているのは、「身辺の環境は大きな環境や環境全体と基本的性質を共有している」、あるいは「身辺の環境には、大きな環境や環境全体の有する基本的性質が現われている」ということである。自然環境については、このことは、「自然」という語の通常の用法からも窺えることである。たとえばわれわれは、身近な公園や花壇に対しても、それを取り巻く自然環境や生態系に対しても、同じく「自然」という言葉を使う。それらは、自然一般が有する基本的性質を共有している。いいかえれば、公園や花壇にも自然の基本的特徴が現われている。それゆえ、「自然に触れる生活」ということで、大海原や山岳だけでなく公園の樹木や花壇の花と接することが奨励されたりするのである。

そのことは、人工物についても妥当すると私は考える。たとえば、身の回りにある一つの製品は、決してそれ自体で独立して製作されるわけではなく、先にも述べたように、その時代の人々の欲求や価値観等と不可分な関係のうちにある。時代の持つ雰囲気や支配的な価値観、欲求の体系といった社会全体のあり方が、製品に投影されており、その意味で、一つの製品は社会全体をある角度から映しているといえる。花壇の花に自然を感じるように、われわれは一つの製品を使用することで社会全体の価値や欲求の体系に触れているのである。そして、このことは同様に社会的環境に関しても妥当するといえる。社会における価値観や欲求体系は多元的であるが、われわれは個人対個人という個別的な人間関係のうちにも、社会全体の制度、種々の人間観、価値観等の現われを見ることができるのである。このように考えると、身の回りにある小さな自然、人間関係、一つの製品のなかにも、自然環境、社会環境、人工物環境の全体が何らかの仕方で現われているといえる。ただし、社会全体、人工物全体とはいえ、ある時代の社会と人工物に限定されている。人間はそれら身近なものと個人的な関係を結びつつ、それらを包含する全体とも接触している。そしてその接触による影響関係とは、環境から人間へという一方向的なものではなく、人間から環境へという逆の方向をも有している。すなわち、環境内の個々の成員は、環境全体が何らかの仕方で現われる環境の一部と双方向的な影響関係にあるといえる。

それぞれの環境は、そこに人間が生きて活動する場であるが、それぞれの仕方で人間と関わる環境は、人間の行動を通じて、いわば環境どうしが連関することで、ある時代の環境の特徴を共有することになる。身辺の環境を取り巻く大きな環境は相互に影響しあうことで、ある時代に特有の環境を形成している。

社会的な環境は人間が快適さや有用性を追求する過程で、人間の変化とともに展開してきた。そうした展開の後に、現代では個々の規範や人工物、情報は、人間がコントロールできても、それら総体としてはなかなか人間の手に負えなくなっている。そのことは社会主義の試みの失敗や、とどまるところを知らない人工物の氾濫、インターネット上の情報の管理の困難さ等に現れている。それらはいわば生命をもつ存在のように運動している。自然という大いなる生命から分化してきた人間は、新たに生命的なる環境を形成してきたといってよいだろう。

これまで述べてきたように、現代という時代の環境の特徴の一つは、人工化とそれに伴う他者の不可視化である。われわれは眼前の可視的存在との関係を重視するあまり、その底流で生じている大きな変動を隠蔽することになり、いずれはそうした変動の進行にたじろぐことになる。それは自然環境のみならず社会環境にも現われており、いわば環境の総体に現われている。重層的で意のままにならない他者としての自然との接触は、そうした環境総体のもつ傾向への一つの対抗策としてである。

第六節　自然権の新しい解釈とケアへの移行

(1)　不可視化のメカニズムへの対抗策

上述のように、私は自然環境の保護を、「不可視化のメカニズム」への対抗手段たりうるものとして捉えてみたが、次には、そうした対抗手段を人間関係の中にも求めてみたい。

今日では自然環境の保護政策と人権の間に多くの深刻な対立が生じている。[20] そうした対立の生ずる理由のひとつは、人権概念の核心部分に「所有権」や「自由」が存在していることであると思われる。例えば、土地を含めて自分の所有物を処分する自由や使用する自由は、多少の制約があるとはいえ、自然環境の保護と衝突しがちである。

この対立は近年になって新たに生じてきたものである。というのは、一九六〇年代になってわれわれは地球上の資源が有限であることや、汚染物質を許容する地球のキャパシティが限られているということに気づき始めたからである。すると次のように言うことができるのだろうか。すなわち、人権と自然環境の保護とは本来的に衝突し合うものであるが、その対立をわれわれは最近になって経験したにすぎないと。

私はそうは思わない。というのは、人権（human rights）はもともとは自然権（natural rights）と呼ばれていたが、多くの哲学者たちの解釈によれば、その自然権の基礎には自然法があり、それが自然権を制約していたからである。たとえば、ロックによれば、自然法は自由を制約しており、人が自らを奴隷の身分に置くという自由を認めないし、資源を浪費したり所有物を処分したりすることにも制限を課す[21]。このように、権利の理論の歴史をさかのぼってみると、自然環境の保護と権利とは両立しうる関係にあったと言うことができる。

自然環境の保護が、不快なものを無視するという傾向への対抗手段となりうると述べてきた。それでは、人権についてはどうだろうか。人権もそうした対抗手段として有効であろうか。現在われわれは人権を個人主義の基礎として受容しつつあるということを認めざるを得ない。それゆえ、人権は、問題となっている傾向への対抗手段としては次第に重要な役割を担えなくなってきているのが実情である。

人権が自然権と呼ばれていたころには、不可視化のメカニズムへの強力な対抗手段たりえた、あるいは少なくとも、対抗手段たりうると考えられていた。実際には人種差別や男女差別があったが、理論上は、人間は神によって創造された人類という種の平等なメンバーとしてあり、人間はすべて人類の一員として自然権を有していた。ここでは、権利所有者には人類という種の一員であるという自覚が共有されるべきこととされており、不快や迷惑を与えると思われる人々や困窮する人々を無視することはできないだろう。この自然権の立場においては、誰もが権利を所有しているのであるが、それは人類という種の一員という資格においてである。

ところが、人類という同類意識の脈絡を提供してきた自然法の衰退とともに、こうした側面が次第に希薄になり、現在では多くの人々にとって、権利を所有するとは、「私自身の幸福を追求する個人としての私が所有する」という側面が中心になりつつある。このような状況下において、私は、不可視化のメカニズムへの対抗手段として有効な権利概念の可能性について考察してみたい。

歴史を通じて、権利のほかにも、ほとんどの宗教はそうしたメカニズムへの対抗手段としての影響力をもってきたと思われる。もちろん、宗教も多種多様であり、一民族や共同体内の人々のみに向けられたものもあるが、普遍的宗教であればあるほどそうした影響力は強いといえる。宗教では死をまともに対象としている。人間によって管理しがたい最たるものである死は、この世における生を対象化するのに役立ち、人間の作りあげた快適な空間も巨大な無あるいは超越者によって支えられていることをわれわれに自覚させる。また、超越者の側から見れば、人々の間の相違は取るに足りないものとみなされ、われわれは宗教的共同体の一員とみなされる。

たとえば、ある宗教においては、人は神の被造物の一員として他者と同様の感情や悩みをもつ者としてあり、また他の宗教においては、他の存在者と同様に輪廻し根源的苦悩を共有する者としてある。このような宗教においては、人の個としての独自性よりも、同じ苦悩をもつ人間の一人であるということが強調されている。私と他者とはその意味で深い地点で結びついているのであり、そこでは、いかに不快な他者であろうとも私から切り離すことは不可能であろう。

ところが現在では宗教もそうした対抗手段としての力を急速に失いつつある。そのことは宗教を信じない人の増加が端的に物語っている。また現在の日本を見ると、人気のある宗教の多くはオカルト的なものであったり、個人的な悩みを現世において解決することを目的とするものであったりする。このような宗教は、教義の内容はどうであれ、個人的な救いや幸福の実現を標榜するものであり、一般に、他者の存在を無視しがちな傾向への対抗手段として有効なものとは思えない。

(2) 苦痛回避の自然権とケア

① 根拠となる人間本性

人権が自然権と呼ばれていた時には、それは、少なくとも理論的には、いわゆる不可視化のメカニズムへの対抗手段として有効でありえたが、しだいにその力を失ってきたということを述べた。そのような事態の根本にあるのは、科学技術の驚異的な発展に伴ってそうしたメカニズムがますます強力に働きだしたということである。科学技術の発展は宗教の力を弱めてきたが、このことも対抗手段としての人権の有効性を弱める方向に働いてきた。というのは、自然権の背景にあって権利を制限しているところの自然法は、もともとは神の法にほかならなかったからである[22]。

これとともに、自然権の影響力が縮小していくことに重要な仕方でかかわったことは、大ざっぱに言うと、自然権の核に所有権、あるいは自由が存在していたことである。自然権の基礎にあった自由は、ある解釈によれば、自らを他人の奴隷にする自由さえ含むほど強いものであった。つまり、自由を放棄する自由さえ認められる場合があったのである。このようであるから、自然法という歯止めが失われていく時に、人権概念は、環境の快適化や自由をめざすことに伴うところの不可視化のメカニズムによる影響をたやすく被ることになる。

私はここで、自然権が本来もちえたところの働き、すなわち環境の人工化に伴う不可視化のメカニズムへの対抗手段としての働きを復興させることを試みようとしている。しかし、神や自然法、あるいは理性への信頼を回復できない以上、もとのままの自然権を復活させることは無理である。現代という時代において、ひとつの有望な方法は自然権を再解釈することであろう。

そのためにまず、自然法をどう捉えるかが問われなければならないだろう。「自然法」それ自身は厳密に規定することはできず、これまで種々に解釈されてきた（注2を参照）。そのうちのひとつは、自然法とは人間の本性（自然）に関する法であるというものである。私はこの解釈は自然であると同時に目下の課題にとっても有望であると思う。

ここで私は、これまで述べてきたことから考えて、自然権や自然法に関する再解釈が望ましいものであるための三つの条件を挙げてみたい。⑴自然権は人間が人間であるかぎり誰でももつ権利であり、その根拠は人間の本性（自然）にもとづく。⑵それは人間を何らかの観点によってひとまとめに括り、他の存在者との相違を際立たせることを可能にする。⑶それは人間どうしの連帯を可能にし、個人的な幸福や自由の追求をある程度制限することを可能にする。

人間の本性（自然）として、この章では、三種の傾向性、すなわち、自己保存、種の保存（あるいは自己の遺伝子の保存）、種々の価値の追求を、人間の本性として論じてきた。

人間は生物学的な基盤においては、他の生物と基本的には等しい存在であるが、他よりも大きな脳を所有し知的また情緒的活動において優れている点で独特である。この独特さの中には、道徳的行為者となりうること、それゆえ権利や義務、責任の主体たりうることが含まれている。ここにおいて人類は、他の生物種と異なる一つのまとまりを形成している。それゆえ、上の三種の傾向性のありかたに根ざす権利があるとすれば、それは、すべての人間が、生物の一員でありつつ、人類という共同体の一員として所有するところの権利であるといえる。以上の解釈は上述の条件⑴と⑵にかなうといえる。

では、条件⑶はどのようにして満たされるのだろうか。価値の追求という本性は幸福や自由の追求の基盤となるが、歴史の教えるところでは、これは不可視化のメカニズムを助長する傾向がある。⑶を満たすためには、三種の傾向性の裏に、それといわば表裏一体的に存在する傾向性に着目する必要がある。それは、苦痛や苦しみを回避するという傾向性である。それが⑶を満たす理由は以下のごとくである。

人間は日常生活において快適さや幸福、自由を求めているが、しばしばそれらをめぐって争いが生ずる。その争いに勝てば、それら善きものを占有することができるが、その際、敗者の苦痛はなかなか意識されがたいし、努めてそれを考えないようにしがちでもある。また、われわれは幸福である時、その幸福をしばしば独占する傾向にある。それを分かち与えたり共有したりするとしても、ほとんどの場合、それは親しい人々の間においてである。一般に、幸福である時には、見知らぬ人々のことを考えなくてもすむのである。[23] ここには不可視化のメカニズムが働く土壌が備わっている。

それに対して、人は苦しんだり悲しんだりする時、苦しさや悲しさをわかってもらえる人を求める傾向にある。「同病相憐れむ」の言葉がそれを示している。私の苦痛は、私に固有の経験であり、本来私のみが感じるものである。苦痛とは、私の個別性とともに他者との別個性が強く顕現する場である。私の歯の痛みはまさにこの私の歯の痛みなのである。それは精神的苦悩にもあてはまる。私の苦しみを、そのとらえどころのなさも含めて本当に分かるのは私だけである。しかし、苦しみという経験の内実は私秘的であっても、同様のことを苦しんでいる点では共通である。個人と個人の間の超えられない溝を意識しつつも、同類という自覚が連帯感を生む。それゆえ、苦痛は他者を他者として自覚させると同時に、他者との連帯を生み出すものでもある。

この場合、苦しんでいることを理解してもらえるだけでも、孤独感は薄れて気分が和らぐものである。悩みを聞いてくれる人が誰も周囲にいない時には、深い孤独を味わうとともに、神や超越者に助けを求めることもあるだろう。たとえば、キリストが最後の審判の日までわれわれの苦痛と同じ苦痛を感じ続けるだろうということによって、今までどれほど多くの人が救われてきたことだろうか。

また第一章で述べたように、苦しさを経験した人は他者の苦痛に対して共感することが容易にもなる。苦痛や苦しみをもつ人は他者を求める。また、自らの苦痛が他者によって癒された経験を有する人は一般に、自身に大きな悩みがない場合は、他者の苦痛や苦しみに共感しケアする態度をとる傾向にある。このように、苦痛ということを中心に据えることは、人間を本来的に傷つきやすい（vulnerable）存在、弱い存在として捉えることでもある。快楽や自由と違って、苦痛には人々を連帯させる力があるといえるだろう。

自由や幸福の希求と苦痛の回避ということとは本来、表裏一体の関係にあったはずであるが、近代の歴史を見ると、価値や幸福の追求や自由な自己決定という側面が重視されるようになり、それに応じて、人権は不可視化のメカニズムや自己中心主義的生き方への対抗手段として機能しがたくなっていった。ここで、自由や幸福の代わりに苦痛回避を人間本性として権利の中核に据えることは、そのような対抗手段として有効であるように思われる。また、苦痛回避は、三種の傾向性と表裏一体的に存在する傾向性でもある。よって、苦痛回避は人間本性にねざす傾向性とみなすことができる[24]。

② 苦痛回避を中核とする権利からケアへ

私の提唱する解釈は、苦痛の回避という観点から権利を捉え直すものである。それによれば、権利は、ある人ないし団体が人の自然的な傾向性（自己保存、種の保存、価値追求）を妨げる際に生じる苦痛に基礎を置いている。すなわち、このような権利とは、人間の自然的傾向性を妨げるような苦痛を回避する権利、苦痛を強制されない権利であり、他者の権利を尊重するとは他者のさまざまな苦痛に配慮することである。

苦痛の回避と快の追求とは、「苦痛」と「快」の定義という厄介な問題はさておき、多くの動物にとって本性としてあり、両者は同じコインの裏と表の関係にある。ここで快の側面を重視すれば、われわれは他者の苦痛を忘れがちになる。しかし、苦痛に焦点を置けば、われわれは必然的に個としての自己を意識するとともに、共感してくれる他者をしばしば求める。また、他者の苦痛への共感はわれわれを他者へと関わらせることになる。このように解釈された権利は人間の自然本性にもとづいており、自然権と呼ぶこともできるだろう。この意味での自然権は、自己決定の自由や快適さの追求よりも、人間のもつ傾向性の阻害から生ずる苦痛に重点を置くものである。それゆえ、そうした傾向性を妨げる場合には、自由は制限されることになる。ただし、制限の仕方は、その傾向性の中に価値追求の自由も含まれているので、そう簡単には決定できない。

自然法や自然権が時代の推移をどのような仕方で反映していくか探究することは哲学あるいは倫理学の重要な仕

てみよう。

事である。ここで、上述の新しい解釈が倫理学上の諸問題とどのように関連するのかを、ミルの原理に関して述べ

まず、この解釈は、ミルの原理と呼ばれるものに対する新しい対処の仕方を示唆する。ミルの原理とは、大ざっぱに言えば、「他者に危害を加えない限り、自らの生命、身体、財産に関しては自己決定の権限をもつ」という原理である。この原理と権利との関係についてここでは詳しくは述べられないが、この原理はいわゆる自由主義の原理として、人権を道徳や法、政治の根幹に据えている多くの国において、公共の秩序や公共の福祉との優先度に関する程度に違いはあるにせよ、認められているものである。わが国においてもこの原理は法や政治の原理として一定の機能を果たしているが、近頃では道徳の領域においても浸透しつつあるようである。その浸透の仕方を見ると、自己の反道徳的行為の正当化に用いられている場合が目につく。また、ミルの本来の意図に反して、その原理の支持者たちは社会的な活動への参加に消極的な傾向を示している[25]。

私の提唱する新しい解釈は快よりも苦痛を重視するものであったが、この立場はミルの原理の解釈にも有効である。その原理は「自由」と「危害」という二つの要素から構成されている。現在はその原理の中の「自由」の面が強調されているが、それに対して「危害」の面を重視するのである。それは、何が他者への危害となるのかを考慮してから行動することを要求する。他者への危害の内容は時代とともに変化するものであり、そうした変化への注視が必要となる。そうなると、自分の行為と他者との関係を常に意識せざるをえなくなるわけで、自分の行為が影響を及ぼす他者の状況を無視することや苦痛を見ないですますことはできなくなるだろう。このように考えると、ミルの原理はもはや不可視化のメカニズムを助長するものではなくなるように思われる。

しかし、これで問題が解決しただろうか。たしかに、自由追求から苦痛回避への重心移動は、他者の苦への配慮を伴うかもしれないが、自由中心の権利概念においても、他者の自由への配慮が前提されていた。そうした前提が

なし崩し的に消失へ向かっている現代にあって、苦痛回避を中心にするだけで果たして不可視化という強力な動向に対抗できるのだろうか。苦痛回避が権利とされれば、結局は、自己の苦痛回避が主となり、他者の苦痛への配慮は背後に退いてしまうのではないか。たとえば、他者への危害や苦痛を生じかねない関係を避けるというのも、他者の苦痛への配慮の一つの仕方であろう。そこから他者の無視へは一歩の距離に過ぎない[26]。すなわち、権利として考えるかぎり、独立して存在する個人という人間観が道徳・倫理の基礎にあるため、たとえ苦痛回避を中核としても、人間どうしの連帯がそれによって可能になると言い切ることはできないのである。こうした事態を避けるには、他者への配慮を前面に据えることが必要であり、そうなるともはや権利という概念は最適なものとはいえなくなる。

それでは、そうした権利に対応する義務についてはどうだろうか。ここで、そのような自然権の前提をなすべき自然法へと戻ってみたい。従来、自然法は理性によって知られるといわれてきた。それと同様に、三種の傾向性とその背後にある苦痛回避について思いをめぐらせれば、そこにはおのずと示唆されてくるものがあると思われる。そのようにして見いだされる自然法は、自然法という名をもつかぎり、伝統的なものとそれほど違わないはずである。自然に示唆される普遍的義務として、苦痛回避ということから直接的に、他者への苦痛への配慮が導かれる。個別的には、たとえば、自己保存の傾向性から、人を傷つけたり殺したりすることの禁止が示唆されるし、第二の傾向性から、子供を養育したり教育を受けさせる義務等が示唆されるだろう。第三からは、他人の価値追求を妨げない義務が生じてくる。この自然法は従来のように神への言及をふくまないし、子孫が存続できる環境を残す義務のような新しい義務も含むことになるだろう[27]。

他者の苦痛回避を義務とするといっても、他者危害の禁止であれば、他者との連帯を積極的に進めるものではない。本来、連帯という基盤があって初めて、他者危害も苦痛回避も個人中心的になることを免れるのである。他者との連帯、つながりを十分に確保するためには、危害禁止とは逆の方向、すなわち他者への善行という観点が必要になる。それは普通、義務を超えた（supererogatory）行為とされており、善行をする義務も受ける権利も存在しない。すなわち、善行とは義務と権利という枠組みの外にあり、ある脈絡のもとで要求されることである。

善行の一つのあり方として、第一、二章で論じたケア概念によれば、人間はケアを求めることを本性としている。これは、人間の三種の傾向性が阻害されたときに生ずる本来的な要求である。しかし、ケアすることは一般に、親子関係、教師、医療従事者といった職業、また知っている者どうしの間、あるいは共感能力や善行への習性や徳を所有しているといった脈絡のもとで生ずるものである。その場限りのものであれば脈絡なしのケアも可能であるが、通常ケアには持続が必要であり、ある特定の脈絡のもとでそうしたことは可能となるだろう。また、他者との連帯、結びつきは一方的なケアの要求だけでは存立できず、ケアしケアされるネットワークを必要とする。そうしたネットワークは、現代においては、人類共同体という宗教的あるいは抽象的理念では成立しがたい。苦痛回避の自然権の中核もいわば苦痛を回避する要求であり、苦痛からの解放への援助をただちに推進するわけではない。

不可視化のメカニズムに対抗するネットワークの形成には、ケアすることの脈絡の存在が不可欠である。そのような脈絡は、原理上は、人間がもともと、他者との結びつきの中で自己実現する存在であることの自覚にもとづいている。ただし、そのような自覚に直ちにいたるのは困難である。身近な人間関係での経験を通じて次第にそうしたことを意識していくというのが通常の仕方である。現実にあるのは他者とのタフな関係である。他者への善行においては、他者を物のように支配したり利用したりするのではなく、他者を他者として尊重する態度が求められる。ただし、善行やケアにおいて、他者は決して善意を鵜呑みにしたりこちらの行為を理解したりするとは限らない。場合によっては、善行が迷惑と捉えられることもあるし、善行を利用されることもある。しかし、このようないわばタフな関係の中にこそ、他者の他者性が現われており、他者とのもっとも深いつながりと自己実現の高揚も現われる。このことについては、第二章の神へのケアにおいても述べたことである。

自然についてであれ人間にかんしてであれ、不可視化とは他者との結びつきという事実の軽視、忘却として捉えることができる。環境の人工化という仕方での自己実現は、一方では他者の支配、操作と表裏一体をなす、他者との全面的つながりの軽視、忘却をもたらす。また他方では、他者のみならず自己をも人工化することで、人間の理想を機械の理想に近づける方向へ向かう場合があるが、これについては第六章で考察したい。

ケア的関係や共感にもとづく善行には、本質的に主観性という欠陥が伴っている。人類的視点での権利概念の機能の弱体化からケア的関係へと移行した場合、そのような欠陥をいかにして補完するかが重要課題となる。やはり、権利概念の復活が必要であろう。

次章では、人と人のつながりから直ちに権利概念を導くのではなく、間接的に権利概念へ通じる道を展望することにする。すなわち、独立した自由な個人ではなく、個人の同一性を可能にする人間間の関係、また共感や連帯感による結びつきから出発し、そうした関係の欠陥への補完という視点から、いわば間接的に権利概念を導出する。そこではまた、ケアという視点によって、人間だけではなく生命一般への道徳的配慮を見据えた倫理的枠組みが提示されるだろう。その枠組みとは、自然と人間に対して、よそよそしい他者としてではなく、強く結びついた他者としてタフな仕方で、しかも尊重の念を伴う仕方で関わるものである。

注

(1) T. Hobbes, *Leviathan*, edited by R. Tuck, Cambridge University Press, 1991（水田洋・田中浩訳『ホッブズ』世界の大思想、河出書房新社、一九七四年）。ホッブズは自然権から出発して自然法を導くにいたる。これは、自由から出発してそれを束縛する法へといたる道であり、自然法を出発点として、そこから権利を導くロックとは異なっている。権利の理論がその後たどるのは、キリスト教的神を基礎にもつ自然法から離れて、理性による基礎づけを求めることであった。やがて自然法という概念も権利を基礎づける力を失っていき、自然権は人権と呼ばれるようになっていく。そして現代では人権の根拠が問われている。ホッブズの自然権と自然法については以下を参照した。藤原保信『近代政治哲学の形成 ―― ホッブズの政治哲学 ――』（早稲田大学出版部、一九七四年）。

(2) 「自然法」とひとくちに言っても、ローマ法における自然法、中世の自然法、そして近代の自然法と多義的である。自然法の伝統の中には、人間と他の生物に妥当するものとして自然法をとらえる立場がある。たとえば、古代のウルピアヌスがそうである。そうでない立場でも、たとえば、トマス・アクィナスにおいても人間という個体の自己保存や種の存続は自然法に含まれていた。これらについては、A・P・ダントレーブ『自然法』（久保正幡訳、岩波現代叢書、一九五二年）を参照。また自然法の多義性については次の論文を参照。阿南成一「自然法の豊意性」（阿南成一・水波朗・稲垣良典編『自然法の多義性』創文社、一九九一年。三－一四頁。）ここでは自然法がアナロギー的概念であり、多義性とともに超越性を有すると述べられる。

(3) J. Locke, Essays on the Law of Nature, the Latin Text with a translation, introduction and notes, together with transcripts of Locke's Shorthand in his Journal for 1676, edited by W. von Leyden, Oxford, 1954（浜林正夫訳『自然法論』世界大思想全書 ホッブズ・ロック・ハリントン、河出書房新社 一九六二年）. *Two Treatises of Government.* The Works of John Locke, vol. V. Reprinted by Scientia Verlag Aalen, Germany, 1963. Book II（鵜飼信成訳『市民政府論』岩波文庫、一九六八年）。以下の叙述では、田中正司『ジョン・ロック研究』（未来社、一九七五年）第一部第二章を参考にした。ロックにおいて自然法は、当時の思想家たちにとっての生得観念（innate ideas）のように道徳的概念の基礎としてあったが、ロックはその生得性を否定して、経験的な認識を通じて知られるとした。ここから『人間知性論』への探究が始まっていく。この辺りについては、J. W. Yolton, *Locke: An Introduction,* Blackwell, 1985. chap.2 も参照。自然環境の問題との関連で一言触れると、自己の消費量や他者の取り分への配慮というしかたで所有権への制限を課しているとはいえ、ロックの説が現代の環境をめぐる問題を解決する手がかりとなるのは難しい。実際はその逆の歴史をたどってきた。それについては、E. C. Hargrove, *Foundations of Environmental Ethics,* 1989, Part I, chapt.2 を参照。

(4) ロックは *An Essay Concerning Human Understanding,* 1689, Book II, ix-14（大槻春彦訳『人間知性論』岩波文庫（一）一九七二年、二一〇頁）で重度の精神遅滞者と下等動物とを知性という点では区別できないと言うが、*Two Treatises of Government,* Book II, §60（『市民政府論』六三頁）によれば、そうした遅滞者は（精神病者を含めて）動物並みに扱われてよいわけではなく、両親が支配・保護すべきであるとされる。その理由は理性の有無にあるのではなく、子供を養育するというあらゆる生物のもつ傾向性にもとづくものである（ただし奴隷の場合は種としては人間であるが扱いは動物並みとなる）。

(5) ソクラテスが「いちばん大事にしなければならないのは生きることではなく、よく生きることだ」（『クリトン』48ｂ）と言ったとき、その意味は「生きがいのある仕方で生きる」ことであり、それはほとんど「幸福に生きる」ことに他ならなかった。ただし、ソクラテスは「「よく」というのと「立派に」というのと「正義《ただ》しく」というのは同じことである」と述べることで、ソクラテス流の「よく生きる」を提示する（三島輝夫・田中享英訳『ソクラテスの弁明・クリトン』講談社学術文庫での訳注を参照）。「よい」の意味をめぐって多くの問題が存在する。その中の重要な点は、「よい」は道徳的よさとともに、「よい机」、「よい車」など非道徳的意味でも用いられることである。問題は両者の関係であるが、たとえばマッキーは、言語分析的方法によって一般的な「よい」を「さまざまな要件（requirements）を満足させること」と、曖昧さをともなって定義するが、それと道徳的用法との関係は容易に解決できる問題ではないと述べる。J. L. Mackie, *Ethics—Inventing Right and Wrong—*, Penguin Books, 1997, chap.2（加藤尚武監訳『倫理学』哲書房、一九九〇年、第二章）。

（6）P. W. Taylor, *Respect for Nature*, Princeton Univ. Press. 1986, chap.3.

（7）こうした傾向はテイラーに特有というわけではない。P・シンガーの功利主義に対して権利論を動物にまで拡張する立場のT・レーガンが、自説の妥当性を主張するために繰り返す「理性的（rational）」という言葉を参照。T. Regan, "The Case for Animal Rights" (in P. Singer (ed.). *In Defense of Animals*. Blackwell, 1985. 私は「理性的」という言葉は、議論を打ち切る用法をもつと思う。たとえば、テイラーやレーガンの説を承諾しない私のような人間は「非理性的」とみなされ、議論の相手ではなくなる可能性がある。

（8）同書第六章では、そのような対立を解決するための原則として、①自己防衛の原則、②つりあい（proportionality）の原則、③最小の悪（minimum wrong）の原則、④分配的正義の原則、⑤補償的正義の原則が考察されている。ここでは、人間や動植物のニーズにおける基礎的なものとそうでないものとの区別がポイントとなっている。なおテイラーは動植物の利害は尊重されるべきだがそれらは遭徳的権利を持たない（政治的権利はもちうるが）という立場をとっている。なお、テイラーが取りくんだ人間的倫理と環境倫理との調停という課題は、本書第五章において、生命倫理と環境倫理の統合というテーマで論じ直している。

（9）R. F. Nash, *The Rights of Nature—A History of Environmental Ethics—*, The University of Wisconsin Press, 1989, Prologue.

（10）人間中心主義は一般には、人間以外の存在者に内在的価値（intrinsic value）を認めない立場とされる。その場合、道具的価値（instrumental value）しか認めないのか、それとも別の価値も認めるのかに関して立場の相違が現われる。内在的価値ではないが、道具的価値とは別の価値としてよく言及されるのは固有の価値（inherent value）である。固有の価値とは、美的経験や崇高な経験をもたらすような対象がもつ価値であり、人間の経験を離れて存在しないが、たんなる道具的価値ともいえないものである。Norton が「欲求変更的価値（transformative value）」と呼ぶ価値もこうした部類のものである。B. G. Norton, *Why Preserve Natural Variety?*, Princeton Univ. Press, 1987, chapt.10, 11. 参照。なお、私がここでいうところのミニマムな人間中心主義は、人間以外の存在者に固有の価値や欲求変更的価値を認める立場である。なお、「ミニマムな人間中心主義」は私の造語ではない。たとえば、佐倉統『現代思想としての環境問題』中公新書、一九九二年でも用いられている。

（11）『古事記』では、自然の力や自然現象、自然の事物だけでなく冶金、窯業、農業における火が神格化されたり、家屋が神格化されていると解釈される（倉野憲司校注『古事記』岩波文庫）。技術に関することのうちにも神が現われるという点、すなわち環境の人工化の過程において、人間が操作できないような存在を見ているということは興味深く思われる。人工化はこのような初期の段階を経て、次第に技術による操作可能な領域を拡大していくことになる。

(12) 大平健『やさしさの精神病理』(岩波新書、一九九五年) にはこのような「やさしい時代」を生きる現代の若者の姿が描写されている。また、肉体労働を3Kといって嫌う風潮や、死を病院の中に閉じ込めてしまう制度の中にもこうした隠蔽化の仕組みが働いている。

(13) 本章での用語「不可視化のメカニズム」は次の著作の影響を受けている。見田宗介『現代社会の理論―情報化消費化社会の現在と未来』(岩波新書、一九九六年)。そこでは、現代社会の「限界問題」として、環境・資源の臨界の問題と南北問題がとらえられている。著者は「情報」、「消費」の意味を転換させることで、自然収奪的でも他社会収奪的でもなく、しかも現代の情報化・消費化社会のもつ固有の楽しさと魅力とを保存した社会を想い描く。そのためには、こうした限界領域にある問題を見えなくさせる「不可視化の機制」に対抗するところの「測定し交換し換算しえないものへの視力」の獲得が必要であると主張する。本章で述べてきた自然との接触も、このような不可視化の機制への対抗手段のひとつとしてある。

(14) 今道友信『エコエティカ―生圏倫理学入門』(講談社学術文庫、一九九〇年) では、現代では「技術連関」が環境の一部になっており、その技術連関の特色のひとつは時間の短縮であるのに対し、自然とは成熟を待つ存在、時が熟するのを待つ存在であると主張されている。

(15) ここから少なくとも、人間が原因で絶滅する (しかも人間に直接の危害を及ぼさない) 生物種の数をできるだけ減らす努力をすべきであるということが帰結すると思われる。また、このことは価値の重層化の主張からも帰結するだろう。というのは、生物にとっての最大の価値のひとつは種の保存だからである。H・ロルストンは絶滅に瀕した種を救う義務が人間にあることをもっと大きなスケールで論じる。H. Rolston III. "Duties to Endangered species", *Bioscience*. 1985 (in A. Brennan (ed.), *The Ethics of the Environment*, Dartmouth, 1995). ロルストンによれば、他の種を保存することには主として二つの解決すべき問題がある。ひとつは、そもそも保存されるべき種の身分は何であるかということで、種が単なる集合であれば、個体ではなく種を保存するということは意味をなさなくなる。次の問題は、人間以外の他の種に道徳的に配慮する理由があるのかというものである。なお、種の問題と歴史や文化との関連については次の著作に刺激を受けた。高山守『シェリング――ポスト「私」の哲学――』(理想社、一九九六年)。

(16) この立場は、人間中心主義をとりつつ動物虐待を否定するときに、しばしば見受けられる。ただしそこでは不可視化ではなく動物と人間への残酷さ、共感の弱さが主張されている。たとえばカントは、人間以外の存在に対する (gegen) 義務はないとする立場であるが、そのような存在に関する (in Ansehung) 義務はあるとする。動物を虐待することは、苦痛への共感の鈍磨、そして他人との関係における道徳性に役立つ自然的素質の弱体化を招くのであり、人間の自己自身に対する義務に背いているとされる。I. Kant, *Die Metaphysik der Sitten*, Immanuel Kant Werke VIII, Insel Verlag, Wiesbaden, 1956, Tugendlehre, §17. 吉沢傳三郎・尾田幸雄訳『人倫の形而上学』カント全集第11巻（理想社、一九六九年、三六〇－三六一頁）。ソールトも同様の主張を『動物の権利』の最初の部分 'The principle of animal rights' でしている。この部分は次に抄録されている。P. A. B. Clarke, A. Linzey (eds.), *Political Theory and Animal Rights*, Pluto Press, 1990. トマス・アクィナス『神学大全』I II q102 a6 ad8 も参照。また、私の調査結果も自然や動植物への態度と他の人間への態度とは、興味深い相関を示している。拙著『自己決定の時代の倫理学 ― 意識調査にもとづく倫理的思考 ― 』（九州大学出版会、二〇〇一年）第六章でそのことについて論じておいた。

(17) 吉川弘之『テクノグローブ』（工業調査会、一九九三年）三七頁。このような見解からは、工学が他の諸領域と密接に関連しており、人工物一般に関する学問は学際的なものにならざるをえないということが導かれると私には思えるが、著者は工学の領域にとどまろうとしているように見受けられる。

(18) ここで「情報環境」と呼ぶのは、「家庭環境」や「住環境」と言う場合のように、情報機器のあり方や、いかなる情報機器に囲まれているかということではなく、「情報という環境」のことであり、われわれの行動、思考、感情等の生き方に関わるところの、情報化社会における種々の情報や情報機器のことである。

(19) 辛島司朗『環境倫理の現在』世界書院、一九九四年、一五九頁。

(20) 自然環境の保護に対して、経済的発展・繁栄という価値観も大きな障害となっているが、人権と経済的発展との関係は、いわばケンカしつつも共に相手を必要とするために一緒の道を歩んできた夫婦のようなものであると私は思う。両者のそうした関係は、人権の核に所有権があったことに主としてもとづいている。

(21) J・ロック『政府論』第Ⅱ部第四章。奴隷制に関しても論者の間で多くの解釈がある。ざっと見れば、モンテスキュー、ルソーは奴隷制をまったく認めないが、多くは種々の理由から認めている。奴隷となるものは自然的本性にもとづいているというアリストテレスのような説は近代でははやらず、たいていは、奴隷の側での同意や、正当な戦争における征服者の権利であるとするものが多い。たとえばロックでは、自分の生命与奪の権限を他人に与えて奴隷のような状態にすることは、契約によっても同意によってもできないとされているが、奴隷の存在を認めていないわけではない。

(22) 自然権の理論と自由との関係の歴史については、次の著作から多くを学んだ。Richard Tuck, *Natural Rights Theories — Their Origin and Development* —, Cambridge Univ. Press, 1979. 本章では、自然権の新しい解釈を提示するが、権利、それも自然権を中心とする道徳が唯一のものであると考えているわけではない。それ以外の立場も考察に十分値する。第五章では、ケアを道徳の中心に据える立場から、ケアに伴う欠陥の補完として権利を導くことを試みている。

(23) スピノザは次のように述べている。「徳を追求するものにとって、もっとも善いものは、すべての人にとっても共通であり、しかもすべての人が、ひとしく楽しむことができるものである（第Ⅳ部定理36）」、「人々が感情に左右されて欲求する最高の善は、しばしば一人だけがほしいままに支配することのできるようなものである」（第Ⅳ部定理37注解1）（B. Spinoza, *Ethica*, C. Gebhardt（Hrsg.）, Spinoza Opera, Carl Winters Universität Buchhandlung, Pars IV, Propos. XXXVI, XXXVII Schol. I. スピノザ『エチカ』工藤喜作・斎藤博訳、中央公論社、一九六九年）。本章で述べているような善は競争の末に獲得するものであり、後者の善に該当する。

(24) ルソーは「自己保存の自然法（自己を保存することに配慮せよ）」、「憐れみの情から生まれる自然法（できるかぎり他人の悪を少なくして、決して害を与えるな）」、「良心の法・福音書の教えとしての自然法（他人にしてもらいたいと望む通りに他人にもせよ）」の三種を区別するが、苦痛回避への着目にもとづく自然法は、憐れみの情から生まれる自然法に対応するともいえる。三種の自然法については、細川亮一『純化の思想家ルソー』（九州大学出版会、二〇〇七年）第一章第五節を参照。また、私は次のような形式で、ある人Aが権利をもつということを理解している。「AはBへの権利をCに対してDにもとづいてもつ」。ここで、Cは人あるいは国家等を指しており、この場合、Cはこの権利に対応する義務を有することになる。本章での解釈では、Dは苦痛の回避である。なお、「AはBへの権利をもつ」の多義性（特権、請求、権限、免除）については、W. N. Hohfeld による分析がよく知られている。その解説については次を参照。J. Waldron (ed.), *Theories of Rights*, Oxford Univ. Press, 1984, Introduction.

(25) 私の実施したアンケート結果によれば、個人主義的自由主義の原理（ミルの原理）を行動規範とする生徒は、地球環境問題や発展途上国への関心やボランティア活動への関心等が概して低いという結果が出ている。詳しくは、前掲拙著『自己決定の時代の倫理学――意識調査にもとづく倫理的思考――』第四章を参照。

(26) 他人を傷つけない生き方が他者との関係を閉じる方向に向かうことについては、既に注12で挙げた大平健『やさしさの精神病理』を参照。C・ギリガンも「傷つきやすさ（vulnerability）」という特性をもつとされる女性が、他者を傷つけないことを中核とする道徳を志向する傾向があることを指摘する。ただし、その「傷つきやすさ」が女性自身の無力さから生じる場合は、依存的であり責任から逃れようとしがちであると指摘している。Gilligan, *In a Different Voice*, 1982, pp. 65ff. 邦訳、一一二頁以下。

(27) このような自然法の間でも対立が生じるし、追求される価値の種類や重要さの変遷に応じて、その内容も変化していくだろう。その意味で、自然法、そして自然権は歴史から超越したものではなく、時代の推移を反映しつつその実質が変化していくといえるだろう。

第五章　生命と環境の倫理

――ケアによる統合の可能性――

はじめに

第四章では、人間と環境の関係を考える過程で、自然を重層性と複雑性を孕んだ他者として捉えることに自然保護が寄与すること、それが現代におけるいわゆる不可視化のメカニズムに対抗しうる手段となりうること、また、そのようなメカニズムに対抗しうる人間と人間の基本的関係として、他者を傷つけないという自然権を提唱した。そして、そこから一歩進んで、傷つけないという消極的態度から、積極的に他者とかかわるケア的態度への移行を示唆した。また、すでに第二章では、生者あるいは死者としての人間、神、動植物、生態系、さらには将来世代までを対象としうる広義のケア概念を、日本神話にまで遡って考察してみた。そこから得られたのは、日本では生きとし生けるものがケアを求めているということであった。一切衆生をケアする仏という存在の重要性もここから理解することができる。人間の本質を自由よりも人間と人間の関係にみるということがケア的な思考の特徴をなすが、当然のことながら、これは日本に限定されるべきものではない。

これらの考察から、自然の筋道として、生命倫理と環境倫理の基礎にケア概念を置くことで、二つの倫理をケア概念によって統合するという課題が生じてくる。

この課題は、生命倫理をアメリカ由来の考え方から解放して、日本の文化に根ざすような生命倫理の可能性をさぐるという課題とも連動している。さらに、二つの倫理の統合は、序でも述べたように、近い将来における二つの倫理の関係を望ましいものとする上でも大きな意義をもっている。

そのようなわけで、本章では「ケア」を生命と環境の倫理の中心概念とするが、ケア中心の倫理には道徳感情を中核とする倫理に特有の難点がある。私はその克服を権利概念による補完という仕方で行った。それと同時に、権利概念の基盤をケア概念に置くことも試みた。また、理論的考察にとどまらず、できるだけ、実際の倫理的問題にも適用できるような思考をめざした。そうしたことがどこまでできたかがこの章の成否を決めることになるだろう。

第一節　生命倫理と環境倫理の統合を考える必要性

(1)　原理レベルでの乖離と対象領域の重複

応用倫理の二つの領域を成している生命倫理と環境倫理を統合すべき理由を述べる前にまず、これまで両者は原理レベルで甚だしく乖離してきたということを指摘しておきたい。

たとえば、英米や日本において生命倫理の標準的なテキストと言われるビーチャム・チルドレスの著書では、生命倫理の四原理「自律（Autonomy）」、「無危害（Nonmaleficence）」、「善行（Beneficence）」、「正義（Justice）」が挙げられるが、そこでは自律の原理がまず初めにある。[1] 自律ということがミルにもとづくにせよカントにもとづくにせよ、判断能力のある成人を主たる対象としており、自由な権利主体を中心とするという意味で、生命倫理の原理は近代的な原理であるといえる。それゆえ受精卵や胎児に関わる問題についても「ヒトはいつから人（person）となるか」といった問いが考察の中心になる。

それに対して、加藤のまとめた環境倫理の主流派における三原理「動植物や自然の権利・解放」、「将来世代への責任」、「地球全体主義」は近代の原理とは異なっている。[2] 動植物や自然は、近代的原理が前提する判断能力のある主体とはみなせないし、近代的倫理では同世代の人間の間に権利や義務関係が成立するのであり、いまだ生まれていない将来世代への責任や義務を根拠づけることが困難である。また、近代では個人の自律・自由が中心であり、それを制限するのは他人の権利や一国レベルでの公共の福祉であった。そして、一般に、地球という環境は無限の許容可能性をもつものとされていた。

このように原理レベルで大きく異なる二つの倫理の扱う領域が、まったく異なるのであれば問題は生じないかもしれないが、実際にはそれらは重複する領域を扱ってもいる。ここに、二つの倫理を統合する理由の一つがある。たとえば生命倫理の領域には受精卵やヒト胚に関わる問題がある。生殖補助医療では、人工授精や体外受精での精子・卵子の冷凍保存や余剰胚の問題、着床前診断の是非等が問われてきたし、受精卵からのES細胞の作成をめぐる問題等についても論議されてきた。

胎児に関しても、胎児の人格性をめぐる議論、中絶の是非や許容条件、また死亡胎児の医療への利用等が論じられている。実験動物については、研究者を対象とした私の調査でも倫理的問題を感じている人が多い。これは近い将来大きな問題になると思われる[3]。

生命倫理では将来世代の問題も論じられている。たとえば、遺伝子組み換えや遺伝子治療での将来世代への影響が議論されているし、そのため生殖細胞への遺伝子治療は禁止されてもいる。また、文部科学省にある部署「生命倫理・安全対策室」の名前は、近いあるいは遠い将来世代への安全が生命倫理の重要問題であることを示している。

これらの中で受精卵やヒト胚、胎児の問題は、これまで生命倫理の重要なテーマとされてきた。それらについてこれまで、「ヒトはいつから人（person）とみなされるか」という点が主として議論されてきた。しかし、多くの人と政治を巻き込んだこの議論は決着を見ることがなかった。

その理由はまず、根拠なしに立てられる公理やドグマ以外は、これに対する確たる答えを出せない点にある。それらに頼らずに出そうとすれば、社会的合意形成のプロセスを経ての決定に依存するしかないだろう。通常その決定においては科学的事実が重視されるが、いかに科学的事実を述べ立ててみても決定という要素は消えない。そこで行っているのは「いつから人とみなすか決定する」ことに他ならない。

その場合、Aという時点、Bという時点あるいはCという時点でヒトは生きる権利をもつ主体となる、といった議論が積み重ねられてきたが、そこでの論争は一貫して、われわれがそれらをどのような存在としてみているかを示している。端的にいえば、受精卵やヒト胚、また少なくとも初期の胎児は人の萌芽、潜在的人として語られる。つまり、人とそうでないものとの中間的存在である。受精卵から誕生にいたるまで、ヒトは次第に権利主体である人に接近するという意味でグレードをもった準人的存在と一般にみなされている。

ヒトの生命の抹殺の重さは、この準人的存在のグレードに依存するが、このことにかんするわれわれの直感はこれで終わるわけではない。すなわち、ヒトの生命の抹殺を許容する条件は複雑であり、場合によっては、受精卵より胎児の命の方が軽くみなされてしまうこともある[4]。ここで、われわれの道徳的直感が間違っていると考えてはならないだろう。これが道徳的直感の実際であり、こうしたことを切り捨ててはならないだろう。いやむしろ、科学的事実を背景にして、こうした直感や思いが種々の説への賛成と反対の拠点になって議論を導いているとみなすこともできる。するとこのような直感そのものを考察しそれを根拠にする立場が考えられる。

私は「ヒトはいつから人とみなされるか」という問いの立て方自体が誤っていたのではないかと考えている。ここでは発想を転換し、胚や胎児に関する倫理的思考は、近代的な権利主体を中心とするのではなく、胚や胎児へのわれわれの道徳感覚や直感、思いを重視するべきではないだろうか。同様のことは動物に権利を認められるかという議論についてもいえる。その立場は、後述するように、直感や思いの一部をなす「ケア」を基盤に据えることで、生命倫理と環境倫理を統合する方向へ導くものである。

(2) アメリカからの輸入

生命倫理と環境倫理を統合すべき理由を上で述べたが、次には、二つの倫理の現状への不満を記してみたい。こうしたことを述べるのは、二つの倫理の統合によってこうした不満が解消されるかもしれないと考えているからである。まず、両倫理が主としてアメリカからの輸入である点についてである。

生命倫理も環境倫理もともにアメリカにおいて七〇年代から注目されるようになる。これらを日本は輸入してきたといえる。外来思想の流入はそれなりの意味をもちうるが、思想風土の異なる国からの輸入は現実との間にギャップを生じやすい。

生命倫理についていえば、それは自律・自己決定中心のアメリカの生命倫理の直輸入である。われわれはしばしば「欧米の生命倫理」と概括して呼んでいるが、欧米の生命倫理は決して一枚岩ではない。

岩が何枚あるか定かではないが、ここでは「自由」、「自律」概念の異なりに応じて、ミル的（米英的）とカント的（独仏的）というように大雑把に括ってみよう。倫理学的立場の分類としてしばしば用いられるものに従えば、J・S・ミルの立場は功利主義であり、倫理的正しさの規準として行為や法のもたらす結果（正確には、予測される結果）を重視する「帰結主義（consequentialism）」に属している。他方、I・カントは、倫理的な正しさを考慮する際に行為の結果を重視しない「義務論（deontology）」に属しており、基本的な立場は対照的である。

ミル的な自由概念は「束縛からの解放」として特徴づけることができるのに対して、カント的な立場は「理性による自己支配」としての自由・自律で特徴づけられる。ミル的立場では、大衆や世論そして民主主義的合意形成への不信が背景にあり、世論や道徳、政府からの個人の自由が強調される。またここでは、他人に危害を加えないかぎり愚かなことをする自由が認められている。いわゆる「愚行権」の承認である。しかし、カント的立場では、他人に危害を加えない行為でも非理性的なものは本来の意味で自由な行為とはいえない。それはたんに欲求によって生じる行為にすぎない。それに対して、理性的人間の合意により作られた法や規則に従うことは、束縛としての不自由ではなく、理性による自己支配であり自律に他ならない。

生命倫理における主要概念である自律にかんして、その哲学的・倫理学的根拠にこのように深刻な相違があるにもかかわらず、表面上それは明確に見えてこない。その理由は、医療の現場が「善行」という他律的・パターナリスティックになりがちな要素を含み、それがミル的とカント的という二種類の自律概念に対立しているからである。

たとえば、自分の健康を顧みずに飲酒にふけることは、他人に危害を加えないかぎりミル的立場では愚行権によって認められるが、カント的立場では否定されるだろう。しかし、重い肝臓病患者にとっては病院内での飲酒は厳禁であり、それにたびたび違反した場合は病院から追いだされることも覚悟しなければならない。ここでは自分の健康を損ねるような行為は慎まなければならない。このように、医療の場における善行中心的・他律的要素が、ミル的とカント的立場における自律に関する相違を目立たないものにしているのである。

しかし、生命倫理政策においては両者の相違は明瞭となる。たとえばかなり強いミル的立場をとるアメリカでは、理性的な合意によって得られた法よりも自己規制を中心としている。ところがドイツやフランスは、憲法や民法といった基本的な法とそれを補完する法から出発して具体的な法や指針を導き出している。[5]

それでは、アメリカから直輸入した生命倫理は現在適切に機能しているだろうか。私は、日本の医療や生命科学研究の現状に変革すべき点があり、その変革にこれまで生命倫理が大きく貢献してきたことは認める。しかし、たとえば、インフォームド・コンセントや病名告知の問題等において、日本の思想風土と生命倫理とのミスマッチが見られるのも事実である。[6] ではドイツやフランス流の生命倫理はどうかというと、理性的人間観になじみの薄い日本では、それが十分に機能するとは思えない。柳父章『日本語成立事情』（岩波新書、一九八二年）によれば、日本ではもともと「自由」はわがまま勝手を意味していて、西欧思想の翻訳の際に大変な苦労をしたようであるが、そうしたいきさつからもそれは言える。

次に環境倫理について考えてみよう。これは生命倫理ほどアメリカ一辺倒ではないが、それでも日本で論じられてきた環境倫理の多くは、アメリカ的な要素を色濃く残している。

それは原生自然（wilderness）へのバイアスに見ることができる。'Wilderness' という言葉は、たとえばJ・ロックの『市民政府論』（*Two Treatises of Government*, Book II, §36）では、開拓されるべき「荒野」とか「荒地」の意味で用いられている。このような開拓されるべき土地が、開拓や開発から保護されるべき対象へと転換することで、「荒地」は「原生自然」へと意味を変えていく。アメリカは建国以来、荒々しい自然を開拓することでアイデンティティを確保してきたということができる。一八九〇年に連邦政府は「フロンティア（辺境）の消滅」を宣言したが、これに先立つ五〇年ほど前から、R・W・エマーソン、H・D・ソロー、J・ミューア等によって、人の手の加わっていない自然への肯定が提唱されていた。このような流れの中で、一九世紀後半には国立公園が誕生し、原生自然としての自然の保護が政策レベルでも推進されることになる。

ところが、ヨーロッパで保護が主張されている自然とは人為の加えられた里山的自然[7]である。たとえば、イギリスでは一八九五年にナショナルトラストが発足し、自然環境と歴史的環境の保存の活動が展開されるが、ここで保存されている自然環境はいわゆる原生自然ではない。一九世紀末にはイングランドから森はほとんど消滅していたのである。日本はというと、自然はごく一部を除いて里山的でヨーロッパに近い。ヨーロッパや日本では自然と人為を明確に区別することは困難である。

環境倫理においては、人間以外の存在者には道具的価値しかないとする「人間中心主義（anthropocentrism）」と、道具的価値以外の内在的価値（intrinsic value）や固有の価値（inherent value）があるとする「人間非中心主義（non-anthropocentrism）」の立てわけがある（第四章注10を参照）。これ自体には意味があるといえるだろうが、生物や自然それ自体に内在的価値があるとする人間非中心主義が主流であった点にアメリカ的な特徴がうかがえる。

最近では環境正義論（低所得階層の健康・安全や途上国の環境破壊を考察）や、人の生活する地域的環境への着目も生じつつある。[8] しかしこれまで、日本の環境倫理ではたとえば、環境にかんしてきわめて大きな課題を提示している水俣病問題が、主題として扱われることがほとんどなかった。日本の環境倫理が原生自然や人間非中心主義の影響を受けている証拠といえるだろう。そうした問題は主として倫理学以外の学である、医学や社会学、法学の対象であった。

(3) 環境倫理の非政策性

環境倫理の現状への不満として、環境倫理が政策形成にほとんど役割を果たしていないことを挙げてみたい。政策との関係については、環境倫理は生命倫理と大きく異なっている。生命倫理においては、政府関連の審議会や委員会の活動や、学内や病院内の倫理委員会の重要な役割が政策性をある程度示している。もちろん、審議会等での議論では倫理学的に立ち入った検討が回避されているという問題点もないわけではない。それに対して、たとえば環境省のウェブページから各種審議会や委員会の議事録を見るかぎり、日本の環境倫理が環境政策で一定の役割を果たしているとは到底思えない。環境倫理が応用倫理の重要な一部門であるかぎり、こうした事態は見すごしにできないと思われる。

環境倫理の非政策性の理由の一つは、環境問題自体の複雑性にある。きわめて多くの領域がこれと関連しており、とくに科学、経済、政治の役割が大きくならざるをえないという事情がある。そして、一国の問題にとどまらず国際的、あるいは世界規模での取り組みが必要とされる場合も多い。また、自然の世界の予測に関しては不確実性がつきまとう。そこから政策決定の困難さが生ずる。それゆえ、できるかぎりの事実認識と現行法、そして経済からの働きかけや市民運動を含む種々の力が政策を導くことになる。ここには倫理的考察の入る余地が多くはないのである。

しかし、環境倫理の非政策性の理由はそれだけにとどまらない。環境倫理内部の問題としては、「原生自然」へのバイアスからの帰結という一面もあると考えられる。これまでの環境倫理では人間中心主義・非中心主義という抽象的な図式が強調されすぎており、主流は人間非中心主義にあった。このような立場では、形而上学そして人の生き方の面が強調されることになる。これまでの人間のあり方を根本から問い直すという意味で、それはそれで重要なことではあるが、そこではどうしても地域における人間と自然の具体的な相互関係が軽視されがちである。いうなれば、「環境倫理」は存在しているが、そこには人間とそれを取り巻く具体的な諸環境の関係を考察する「環境の倫理」という側面が欠如しているといえる。

環境倫理の主流派の考えでは、形而上学的・抽象的な自然が重視されており、人為の加わった自然を中心にすることは人間中心主義として否定される傾向にある。また、国民や住民の現在の意識や欲求は、環境倫理の提唱する思想によって変革されるべきものとみなされ、それらの現状を把握することは軽視されがちである。原生自然を重視し政策に反映させるアメリカとは異なり、日本やヨーロッパでは人手の加わっていない自然を中心にするかぎり、人間非中心主義の立場は非政策性という傾向に陥らざるをえないだろう。

私は国民や関連する住民の欲求や思いを重視すべきであると考えている。(9) この方向は政策形成にとって有効な「環境の倫理」に導くものであるし、既述のように生命倫理において人々の直感や思いを重視する方向とも一致している。そしてこれは生命倫理と環境倫理との統合の道へ通じてもいると思われる。

以下において私は、生命と環境の二つの倫理を統合する図式を示してみるが、これは日本や英米、独仏等のさまざまな思想風土における倫理のあり方を位置づける図式のひとつでもある。それゆえ、その中で日本的あり方を位置づけてみることができる。その意味で、本章での考察は日本的な生命・環境倫理の可能性を探る試みでもある。

第二節　キー概念としてのケア

(1)　二つの倫理を統合する「ケア」概念

統合の他の仕方

二つの倫理を統合する視点として私は「ケア」を構想しているが、それを述べる前に、統合の他の仕方について簡単に見ておきたい。

(A)　功利の原理

まず、「最大多数の最大幸福」という功利の原理による統合が主張されてきた。功利主義はもともと個人主義にもとづく近代的な倫理であり、その点で生命倫理と同じ土俵に立っている。そして、生命倫理においても一つの有力な立場とされている。さらに、「最大多数の最大幸福」という功利の原理は、理性があることではなく幸福を感じることができることを中核としているので、道徳的配慮の対象である「最大多数」の中に、幸福すなわち快苦を感じる能力をもつ高等動物を含めることも可能であろう。動物に快苦の能力を認めながら「最大多数」に含めないのは、この立場からは、人間という種を正当な理由もなく優先する「種差別主義（speciesism）」として批判されることになる。また、パーフィットが論じるように、そこに将来世代を含めることもできるかもしれない[10]。実際に功利主義を、生命倫理と環境倫理の両者に共通の原理とする立場もあり、二つの倫理を功利主義で統合することは有望であると考えられる。

たしかにこれは原理的には一貫性を保っているといえる。しかし、幸福を問題にするためには少なくとも感覚をもつことが必要であり、この立場では、道徳的配慮の対象として、意識をもたない動物や感覚をもたない植物、生態系は除外される。近年生命倫理でさかんに議論された対象である「ヒト胚」や初期の胎児も除外される。それらは、道徳的配慮の対象である人間や高等動物の快苦、幸不幸に影響を与えるものとして考慮されるにすぎない。また、将来世代を視野に含むとしても、将来にかんする不確定性の大きさにより、功利主義の生命線である「最大幸福の計算」がきわめて不確実にならざるをえないという問題点もある。

以上の問題点は、道徳的配慮の対象の限定性と、幸福計算のタイムスパンの限定性にかんするものであるが、それに加えて、功利主義一般につきまとう難点が存在する。それはまず、個人・個体を全体の幸福のために犠牲にしかねないという問題であり、さらに、能力主義一般につきまとう深刻な問題である。(11)

(B) 権利

権利によって二つの倫理を統合するという立場も提唱されている。この立場は、患者、被験者、臓器や組織等の提供者、家族、医療者、研究者、ヒト胚、胎児、新生児、動物、植物、生態系、将来世代にかんする倫理的問題を、それらが有するとされる権利でもって捉えるものである。

第四章でも述べたことだが、この立場の根拠を概括的に述べると、ひとつは「権利」を有するとされる主体の範囲が歴史を通じて拡大してきたことにある。すなわち、その範囲は白人成人男子で一定額以上の納税者から、白人成人男子、成人男子、成人一般へと拡張し、近年では患者、また子供にまで基本的権利が認められるようになったことから、動物や植物、そして生態系にまで拡張可能であろうというものである。もうひとつは、人間と生物とがともに自己保存をめざしつつ、しかも相互に依存関係にあるという点に着目し、人間と他の生物との間に道徳的に基本的な差別はないとする点に根拠を置くものである。

この他にも、たとえばT・レーガンのように、自己意識をもつ動物に権利を認める立場がある。これは単純にいえば、近代的な権利の理論の核に自己意識のある主体という概念を置くことで、権利の理論を拡張する立場であり、P・シンガーが功利主義を動物にまで拡張することと対応している。両者のあいだの論争は、二〇世紀後半以来さかんに論じられてきた功利主義と権利の理論の論争の動物版でもある。

二つの倫理の統合は、このように権利概念の適用範囲の拡大によってなされる。すると、残された問題は、動植物や自然の権利と人間の権利との優先関係を検討することとなる。これはこれまで環境倫理の主流を占めてきた考えである。しかし、このような考えには大きな難点が存在することを指摘しておこう。それはまず、もともと権利概念は判断能力のある主体である人間を前提にして主張されてきており、政策の便宜上といった理由からでなく、本格的に動植物や自然物にも権利を認めるためには、その概念の大幅な変更を必要とするという点である。

そしてさらに、第四章でも述べたように、人間と他の生物の根本的な平等性から倫理規範を導く立場は失敗せざるをえないだろう。というのは、このような立場では、人間は他の生物と基本的に対等な地位にあり、他の種及び個体の存続にかんして配慮する義務があると主張するが、これは、他の生物ではなく人間だけが他の生物への配慮の義務をもつことができることを前提している。するとここには道徳レベルにおける根本的な不平等が存しており、平等に立脚する立場は自己矛盾に陥るだろうからである。

また、最近の動向についても、動物や生態系が権利を獲得してきたのではなく、人間が権利を手放してきたと解釈することもできる。パスモアは例として、川が権利を獲得したのではなく、川を汚染する権利を人間が手放したという解釈を挙げている[12]。

(C) 義務

動植物や生態系の権利は認められなくても、それらへの義務は考えられるのではないだろうか。この立場の利点は、権利の立場が主張することのかなりの部分を、義務という概念で主張できる点である。これは、権利を義務に還元する立場、また権利は義務の反映であるという立場であるが、一般に不可能ではない。たとえば、生命への権利は殺人禁止の義務に還元される。義務の根拠はどこに存するかという問題や、基本的人権のもつ普遍性や自然性が薄れるという問題があるにしても、義務を中心にすえることは、生命倫理の領域においても可能だと思われる。

医療においては「善行（beneficence)」が中心にあり、善行とは義務を超えること、いわゆる超義務（supererogation）であるから、医療倫理や生命倫理において義務概念は不適切であるという批判があるかもしれない。しかし、これは誤解である。医療者は医療の専門職として治療や看護の義務を有しているのであり、医療はたんなる善行とは異なるのである。[13]

義務概念で統合する際の大きな困難は、動植物や生態系、将来世代への義務について生ずる。つまりそれらの根拠がいかなるものであるか問われるのである。

義務の根拠と一般に考えられるものとしては、(a)感情・直観、(b)理性による発見、(c)慣習・習俗、(d)法・規則・命令、(e)宗教の教義、(f)役割・職業、が挙げられるだろう。(a)、(b)は義務の認識にかかわる根拠、(c)、(d)は実定的に存在する根拠、(e)はこの世を超越する存在者にもとづく根拠、(f)は役割に伴う根拠と考えることができる。

これらのいずれから動植物や将来世代への義務が生じるのだろうか。そうした義務の感情や直観が存在するのだろうか、理性が発見するのだろうか、そうした慣習や法があるのだろうか、動物園の飼育係のような職業の限定された義務を超える義務はあるのか、また、宗教的基盤があったとしても、それを倫理学的な基盤として承認できるだろうか。これらに対して納得のいく説明をするのは困難であるといわざるを得ない。

(D) 責任

責任ということを考察するに当たって、以下の二つの責任概念を区別する必要がある。

一、過去の行為の結果への責任

一般に故意で行ったこと、あるいは過失がある場合、過去の行為の結果に対して責任が生ずる。これが通常、「責任」ということで考えていることである。ただし「製造物責任法」で規定するように、無過失でも責任が生ずる場合もある。[14]

二、将来への責任

これから行うことによって、人々、事物や出来事に大きな影響を及ぼす立場にある者に生ずる責任である。この意味での責任は、将来の影響の不確実さが存在する場合にも該当する。また、その内容も義務ほど明確に限定される必要はない。

H・ヨナスのように、環境倫理の核に、とくに第二の意味での責任概念をおくことは有望であろう。また、遺伝子組み換えや人類の将来に関する、生命倫理と環境倫理の接点にある問題には、責任概念は適切な装置であると思われる。

医療事故等の場合に医療者の責任が問われるように、医療の場では第一の意味での責任概念は重要である。この意味でならば、生命倫理の中核に責任概念を据えることはそれほど不自然ではないと思われる。しかし、その場合でも、医療者に責任が生ずるのは義務を履行しなかったからだと考えることができる。つまり、ここでの「責任」は「義務履行の責任」であり、基盤にあるのはむしろ義務概念であるという立場も可能である。

二つの倫理学を統合する場面で登場する責任概念は、第二の意味のそれであろうが、環境倫理の場合とは異なり、生命倫理の基盤に第二の意味での責任概念を考えるのは適切とは思えない。

(E) ケア

私は「ケア」概念を中心として二つの倫理の統合を考えている。ヒト胚や胎児にかんして道徳的直感が重要であると述べたが、これは種々の具体的事例についてのわれわれの判断を重視することである。そしてこれは、基本的原理や原則を定めてそれをトップダウン的に問題となっている事柄に適用するのとは異なる方法である。道徳的直感や思いの中には様々なものがあるが、ケアもそこに含まれている。ケアのほかに、善悪や公平や平等、また権利にかんする直感等もある。そうした中でケアとは一体どのようなものであるかについてはすぐ後に述べることにする。

「キュアからケアへ」の標語が示すように、現在ケアは医療において重要な位置を占めてきている。また、キュアも広い意味でのケアの一種と見なすとすれば、医療の領域をケアを中核にして論ずることもできるだろう。ただしその場合、従来の生命倫理における中心原理である自律や自己決定の原理を、どのように位置づけるかが最大の問題となる。後に示すように、私はこの問題は乗り越えることができると考えている。

ケアを生命倫理の中心に据えることが可能だとしても、環境倫理でもそれができるだろうか。これも可能だと私は考える。たとえば動物や植物へのケアが日常的に語られているし、将来世代について気にかけるとかケアするという表現を用いることも可能である。こうした日常的な用法の根底にあるケアの本質とは、「傷つきやすい対象からの要求に対する共感と熟慮にもとづく応答」であると私は考えている。私は道徳的直感や思いを重視しつつケア中心の立場をとるが、それはこうした特徴を倫理の中核に据えることを意味している。つまり環境倫理でケアを中核にするということは、動植物や自然や将来世代を、尊重すべきでありかつ傷つきやすい存在として捉えることである。

こうした立場におけるそれらケアの対象は、環境倫理における権利の立場が捉えたものと類似している。つまり、尊重すべきでありかつ傷つきやすい存在だから権利を承認して保護するということと、そうした性格をもつ存在からの呼びかけに共感し熟慮をもって応答するということ、すなわちケアするということとは対象の捉え方がよく似ている。両者の相違は、対象の側にある権利に重点を置くか、それともわれわれの態度であるケアに重点を置くかに存している。こう考えてくると、環境倫理の中心概念にケアを置くというのもそれほど突飛なことではないといえる。

そのことは、たとえば人間非中心主義の立場をとるH・ロルストンが「種や自然へのケア」という表現を用いていることからもいえる。「ケア」という言葉は種々の対象を目的語に取ることができるが、その中に種や自然も含まれるのである。(15)

以上から、二つの倫理をケアで結ぶのはかなり自然なことといえる。そうしてこなかったのは、一つには、生命倫理での自律の重視、環境倫理への権利の適用という立場に固執してきたからである。そしてもう一つの理由は、「ケア」という概念が日常の用法ではほとんどのものを対象にできる曖昧な概念であり、それを理論的概念として倫理の中核とするのに十分な検討がなされてこなかったからである。

(2) 自然へのケアを視野に含むケア論の必要性

生命倫理における従来のケア論は人間だけを対象にしてきた。しかし、ケアの本質が傷つきやすい対象からの呼びかけへの自然な応答にあるとすれば、種々のヴァリエーションをともないつつ、その対象は人間以外の存在も含むことになる。[16]

ただしその場合でも、ケアの対象は通常は動物一般や将来世代、自然等にまでは及ばないとされている。それは、ノディングズも述べるように、ケアとはもともと具体的で個別的な対象に向かうものであることに由来している。ケアの典型例（赤子、子ども、生徒、病人、老人、悩める人、ペット等）においては、ケアはたしかにこのような対象に向かっている。しかし私は、ケアの対象はそうした典型的対象を超えてはるかに広い範囲を覆うことができると考えている。具体性、個別性、直接性という枠を超えて、ケアは死者や神、自然、将来世代までをも含むことができるのである。このように人間を超えて神、死者、動植物、自然、将来世代までも対象にするケアの具体的イメージを描く上で、日本的なケアを考察することが役に立つと思われる。

私は日本的なケアについてすでに先立つ章で論じた。[17] そこではまず、戦後の著名な日本人論の叙述から、ケア的といえるキーワード（「タテ社会」、「甘え」、「母性原理」）を抽出し、日本の思想風土の根底にケア的なものがあるということを示した。そして、『古事記』や『日本書紀』に見られる神々の振る舞いからその特徴、とくに「祀《まつ》る」ことを求める」に着目し、「祀る＝ケアする」という私なりの解釈にもとづいて、ケア的関係は生者の間のみならず、生者と神、生者と死者の間にも基底として存在しているということを論じてみた。

また、その解釈によれば、「祀ることを求める神」は「ケアを求める神」であり、適切にケアしない場合は祟りを示すことになる。さらに、日本における死者への儀礼や、能の一種である「夢幻能」において切々たる訴えを聴くことで死者の霊が鎮まっていく様子、生者どうしの同情共感にもとづく基本的関係の考察を通じて、ケアを求めることは日本ではあらゆる魂一般に妥当することであるということも述べてみた。日本の神話においては、動植物や自然も神に似て魂をもつとされるかぎり、それらもケアを求めているといえる。自然は祟りや猛威をもって人間を脅かす一方で、適切にケアされ保護されることを求めているのであり、人間と自然や動植物の間にはケア的関係が成立しうるのである。「もののあはれ」ということもこの延長上で解釈可能であろう。このような考えを敷衍すれば、ケアの対象に受精卵や胎児、将来世代も含むことも可能だろう。

祟りを鎮めるために神をケアすることや「情けは人のためならず」の言葉が示すように、日本のケア的関係においては即物的な互恵性の要素が強く現われている。ここから、ケアには見返りがあるということ、多くの場合、ケアするものは見返りを求めない聖人ではないことが、日本的ケアの特徴として導かれてくる。ただし、ケアとは何であるかを考察すれば、日本においてもケアにおける互恵性は即物的な関係にとどまるわけではないことが理解される。

(3)　よき関係の形成・維持としてのケア

ケアの本質とは、傷つきやすい他者からの呼びかけに共感し熟慮をもって応答することであると述べてきたが、それによって何がめざされているのだろうか。もちろん、相手の訴えに応じること、その意味で相手にとって善いことを行うことがそれであろう。すると相手への善行でもってケアの意味するところが尽きるのだろうか。しかし、もう少し考えてみよう。ケアは共感・同情をもってなされるが、そのことでいわば他者との一体化が生じる。そして、こうした共感なしの善行は本来のケアとは言いがたい。本来のケアには何らかの仕方で共感し応答することが本質的な要素として含まれているのである。

また、ケアする側がされる側に共感して一方的に善行をなすというのでも不十分である。というのは、ケアは互恵性を含んでいるからである。日本的ケアは特にその傾向が強いのだが、それは他者の善のみを追求していない。「情けは人のためならず」であり、そこではケアする側での即物的な善もしばしば視野に入っている。ただし、ケアの互恵性はそうした即物的な善にとどまらない。他者とつながる、ある意味で一体化するということそのものが、ケアするものとされるもの両者の、深いレベルでの自己確認、自己実現となっているといえるからである。つまり、ケアすることでケアする側も実際に何らかの援助や利得を得るという側面とともに、他者とつながることそのものが善をもたらすのである。その後者の善は、ケアにおける高揚感や充実感、あるいは静かな感慨や癒しの感情となって現われてくる。これはケアすることで与えられる、いわば自然からの褒美（reward）である。この意味で、ケアは本来、ケアする側とされる側の双方にとって「よき関係」を形成するといえる。こうした点で、たんなる他者への善行とは異なるのである。

他者との共感や一体化そのものが善をもたらすことは、実際には感じられない場合も多いが、それが感じられる典型例として赤子へのケアが挙げられる。「人は三歳までに一生分の親孝行をする」といわれているように、本来赤子へのケアには苦労も多いが喜びも大きいものである。近頃では幼児虐待がしばしば報道されているが、これは本来的なケア関係、つまり親子の間のよき関係の不成立が根本にあるといえる。

また、自然との一体化による癒しの経験も、共感や一体化が善をともなうことを示している。環境保護や種の保存は自然へのケア的な働きかけであるが、たとえば深山幽谷あるいは野山を探勝するときにもつ癒される感覚においては、ケアにかんしてわれわれからの働きかけは存在しない。むしろ、自然のほうがターミナル・ケアにおけるケアする人のように、われわれの悩みを黙って聴いてくれているといえる。この意味では、ここでの自然は能動的に働きかけはしないが、われわれをケアしているといえる。するとケアには非能動的ケアもあることになる。こう考えると、自然界の多くのものが能動的にあるいは非能動的にケアしているといえる。いわばケアのネットワークであるが、これは日本の神々の間での祀り祀られる関係のネットワークに類似しているといえるかもしれない。

以上から、ケアの本質は、傷つきやすい自己と他者の存在を前提にして、相手への要求への共感・熟慮による応答にもとづくさまざまな種類の善行によって、自分と他者とのよき関係を形成・維持することにあるといえる。ケアを中心とする倫理は、このようなケアの本質を根底にもちつつ、ケアのあり方、すなわち自他の間のよき関係のあり方にかかわるものである。

これに対して、自律や自己決定を中心とする立場は、自律によって自己実現する自由な独立した自己や他者を前提にしている。これは、他者との関係の中で本来の意味での自己実現がなされるというケアの立場とは大きく異なっている。両者の人間観も大きく相違している。自律中心の立場の根底にあるのは、独立した強い自己であるのに対して、ケア中心の立場では、種々の関係の中にあり、またそれゆえに傷つきやすく弱い自己である。また、パターナリズム（ある人の意思に反しても、その人にとって最善とみなされることを強制することを認める立場）も、幸福や善にかんして優越的立場にある自律した個人が、そうでない人に対して、その人にとって最善と思えることを強制することを認める立場であり、ここでも自律・自己決定中心の立場と同様の人間観が根底に存している。

本章での考察は、私の日本的ケアの解釈（神の観念の解釈を中心とする）を参照している。その解釈が正しければ、日本におけるケア中心の倫理の具体像がそこから示されるだろう。しかし、それがたとえ誤りであっても十分に理論的意義をもちうる考察であることを本章はめざしており、その意味での普遍性をもちうるものを構想している。

第三節　ケアと権利

(1)　ケア中心の倫理の欠陥

このように生命倫理と環境倫理とをケアによって統合する試みは、他の試みよりも可能性があると思われる。しかし、ケアや感情を倫理の中核におく立場には重大な欠陥がつきまとっており、それを乗り越える必要がある。

D・ヒュームやアダム・スミスが道徳感情論という立場をとったことはよく知られている。道徳や倫理の基礎を道徳感情に求めるそうした立場では、感情の本性としての主観性や個別性を克服して、いかにして普遍性を確保するかが大きな課題であった。彼らは、そのために「一般的観点（general point of view）」（ヒューム）や「公平な観察者（impartial spectator）」（スミス）といった観念を導入したが、ケア中心の倫理においても「主観性」や「個別性」、「直接性」への偏りが大きな困難を生じさせる。ケアということが、個別的状況において、相手からの呼びかけに共感し応答することである以上、どうしても主観的応答や個別的対応になりがちである。[18] それゆえ、その時々の自分の感情や気分から、ケアすべき相手をケアしないといった場合が生じるし、それほど必要でもないのに手厚いケアをすることもあるだろう。ケアが必要であるにもかかわらず、遠く離れているためにケアがなされない場合もあるだろう。これは、理性より感情を重視し、普遍的判断よりも個別的判断を重視する立場に共通の欠陥といえる。

これらと関連することであるが、ケア的関係は、たとえば過度のパターナリズムや支配としてのケア、べったりのケア関係、また逆に希薄すぎるケアに陥りがちでもある。これらはそれぞれ「べったりケア」「さらさらケア」とでも呼べるものである。このうちでパターナリズムや支配としてのケアの根底には、個人よりも集団重視の傾向、他者性・自律性の軽視、世間の目による支配といったことが存している。

このようにケアや道徳感情を中心とする倫理は特有の欠陥を抱えているが、それが致命的なものであり、そもそも倫理として成立しないという議論もある。それは次のような筋道をとる。まず、ケアの中には好ましくないようなケアが不可避的に含まれている。そして、あるケア的関係が望ましいものであるかどうかの判断を、普遍性や平等、また基本的人権といった、ケアや直感の外にある原理や規範によって行うのであれば、そうした原理や規範こそが倫理的原理としてふさわしいことになる。すなわち、倫理はケアや道徳感情中心ではなくなるというのである。

道徳感情一般ではなくケアを中心とする場合に限定してみると、種々のケアの核にありまた根底にあるのは、子供や病人等の助けを必要とする相手からの求めに共感して行う一般に自然的なケアである。この自然的なケアを基底として種々のケアが派生してくるが、その中には「よきケア」も「悪しきケア」と呼びうるものも含まれている。この中の悪しきケアとは、個と共同体、あるいは個体性と関係性という人間の二面性の一方が強調されすぎるときに生ずると考えられる。というのは、悪しきケアは大雑把には、自分の感情や気分に依存するケアと他者を支配するケアに大別されるが、それらは個人と関係、個人と集団とのバランスの喪失として理解できるからである。アリストテレスは徳を両極端の中庸に位置するとした（たとえば、無謀と臆病の中庸としての勇気）が、このことはケアについても妥当する。

それではそのバランスのよさが根本的原理ではないかといわれるかもしれない。しかし、そうしたバランスのよさの基準自体も、自然的ケアの経験の中に存すると考えられる。つまり、ケアのよし悪し、善悪を判別する基準は、バランスのとれた自然的ケアの経験の中にあると考えられる。そして、そのようなバランスのとれた形態が「ケアの本性」と呼ばれるものにほかならない。

このような見解が正しいとすれば、ケア的関係のよし悪しを判断する基準もやはり歴史を通じてなされてきたケア的経験や諸実践の中にあることになる。また、こうした諸実践自体の正当化が問われる場面では、ケアの本性にかんする考察がその基底をなす。このようにして、ケア中心の倫理に対する根本的批判は回避できると思われる。

(2) 権利による補完

ケア倫理の存立にかかわる批判をかわすことができたとして、つぎに考察すべきことは、ケア倫理の欠陥をいかにして補うかである。ケア中心の倫理の欠陥を補完するものとして、さきに挙げたように、ヒュームのように「一般的観点」を導入することがまず考えられる。そのような道は倫理における感情やケアのあり方を規制することで欠陥を補うものである。そして、その補完がケア概念の枠内でなされる場合は、いわば感情やケアの一元論に立つことになる。この方向は、一般的観点のほかに種々の補完物をケアの本性から導きだすことになるが、それに対して、ケアの向かう対象の側にケアや感情を規制するものを設定する立場も可能である。私は、ケア中心の倫理への補完として、この二つの方向を考えている。これらについて、順次考察してみることにしよう。

まず、ケア一元論に固執しない後者の方向から述べてみる。これは「一般的観点」のようなケア内部の規制枠で保障しようとしたことを、ケアの向かう対象に帰属するものによって確保するものである。現代においては「権利」による補完という道がそれにあたる。すなわち、さまざまな逸脱したケア、好ましからざるケアが生じないために、ケアの対象に権利を認める方向である。そして、いかなる権利が認められるべきか、権利と権利の優先関係はいかにあるべきかといったことについては、当事者間の「よき関係」の形成・維持を前提としつつ、権利を有するものの間の対話による合意形成によって規定されていくことになる。

権利はもともと自然法に依拠する自然権として導入されたが、自然法への批判とともに「自然権(natural rights)」という言葉も次第に使われなくなり、今日では「人権(human rights)」という語が主として用いられている。それとともに、神や自然法等の支えをなくしたため、権利の根拠があらためて問われることになった。これは、現代の倫理学や法哲学におけるきわめて重要な課題である。本章では権利をケア中心の倫理の補完として捉えるが、これはケア中心の立場から、その欠陥の補完として権利を位置づけ、また根拠づける試みでもある。このように、権利概念の根拠を示すことができるという点に、「ケア中心の倫理の補完としての権利」という主張の一つの意義が存するといえる。

それでは権利中心の立場での権利の根拠づけはどうなるだろうか。ここでも、さきほどケア中心の倫理への批判に答えたさいに前提した人間観をもちだすことにしよう。これは人間の基本的なあり方を「個人性」と「世間性」の二極の統合とする和辻哲郎の考えに依拠している（彼の『倫理学』、『人間の学としての倫理学』を参照）。彼によればそのことは、日本語での「人」と「人間（人と人の間）」の混同や、「ひと」という語が、人であり他人であり世間であり、また自分でもあることに端的に示されている。人間存在はそのような二元性を呈しており、その二極は相互に否定的関係にある。そしてその関係の固定化は倫理的停滞にほかならないと彼は主張する。

このような、個人性と世間性あるいは共同体性という互いに否定しあう人間存在の二元性から、権利を根拠づけることが可能ではないかと私は思う。すなわち、そうした二元性の一つの極である個人性の近代的な発現形態として権利を捉えるのである。するとここでの権利とは、近代における産物であり、人間本性に根ざしたいわゆる普遍的な自然権ではないことになる。「個人性」という極に対応するものとして、たとえば日本の武士の生き方を考えることもできる[19]。私の立場からは、ケア中心の立場をとるにせよ、権利中心の立場をとるにせよ、いずれにせよ権利は自然権の有していた普遍性を失うことになる。

このようにケアと権利とを相互補完関係にあるとする点で、私の立場はC・ギリガンがその著作[20]で提唱した「ケアの倫理」の立場と類似する。しかし、ここで日本とアメリカの思想風土の異なりを考慮すべきである。ギリガン流のケアの倫理は、権利や正義中心の倫理を補完するものとして構想されるが、これは個人主義的自由主義の傾向の強いアメリカ的思想風土における話である。日本のようにケア的傾向の強い国ではむしろ、先ほどから述べているように、ケア的倫理の補完として権利概念が要請される。日本でケア論を論ずるさいには、このことに注意を払うべきである。

権利の目録

ここで大雑把ではあるが、ケアの補完として規定される権利の目録を提示することも可能である。悪しきケアと呼ばれるものの一つの類型は感情や気分に依存してなされるケアにあった。もう一つの類型は、相手の自由を奪うような支配的ケアにあった。このような二種類に大別されるケアの弊害を是正するために要請される権利も、それに対応して二種に大別できる。ただし、ここにおいては、ケアということを広義にとらえ、個人間のケア関係だけでなく、「ヘルスケア」や「福祉」のように、国家と個人の間にもケアが成り立つことにする。すると、その権利の目録とは以下のようになる。

A　ケアされる権利：養育される権利　教育を受ける権利　医療を受ける権利　社会保障を受ける権利等。

B　自律のための権利：自由（生命・身体・思想・信条・幸福追求にかんして）である権利　所有権　参政権等。

このA、Bの順は、権利をケアの欠陥の補完として捉える立場からのものである。それゆえ、感情や気まぐれによらず適切にケアされることにかんする権利が一番目にあり、次に、支配的・束縛的ケアから解放され自律することにかんする権利を置いてある。歴史的には、西欧において権利概念はほぼ逆の順序で発生してきた。すなわち、まずBのいわゆる「自由権」が成立し、その後に自由権だけでは貧富の差が開きすぎるということから、貧しい人々の教育や生活を保障するためにAに対応する「社会権」が登場した。その意味で、歴史的には自由・自律の権利からケア的な権利へと展開したといえる。

上の目録では、ケアを広義にとらえてはいるが、現代の権利の目録に一応対応するものとなっている。それゆえ、権利をケアの補完物として規定することも的外れではないといえるだろう。

(3) ケアの補完としての不断の自己評価

ケア中心の倫理の欠陥の補完として権利を位置づけることが認められるとしても、それがふさわしい領域は主として判断能力のある成人の間である。こうした領域では、近代的な倫理原理による補完が可能である。また、判断能力のある人の間で、ケアのあり方、権利のあり方について合意形成も可能であろう。ところが、そうした権利による補完がふさわしくない領域が存在しており、その中には生命と環境の両者にわたるものがある。すでに述べたような、受精卵やヒト胚、胎児、また、将来世代、動植物、自然にかかわる領域がそれである。ここでは近代的意味での権利を語ることが不適切であると考えられる。

それでは、こうした領域でケア中心の倫理の欠陥をいかにして補えばよいのだろうか。先述のように、ケア中心の倫理の欠陥を補う仕方には二種類があった。そして、権利概念の適用がふさわしくない領域では、ケア一元論による対処が適切と思われる。権利概念が機能する領域では、ケアするものとされるものの間に対話が可能であり、それにより相互に納得できるケアのあり方が規定されていくだろう。しかし、ケアの対象がヒト胚や胎児、動植物、将来世代では、ふつうの意味での相互の対話は期待できない。環境倫理の難しさの根本はここに存している。私はここでは、対話による相互理解に代わるものとして、ケアに対する不断の自己評価・反省がケアの欠陥を補うと考える。

ここでの自己評価とは、われわれの姿勢・態度の不断の点検であるが、それはいわば声なき声、沈黙の言葉を聴くこと、対話できない相手と対話することでもある。このときヒト胚や動物、自然、将来世代は、死者がそうであるように、われわれを映しだすいわば鏡としてある。われわれは鏡の前でみずからの居住まいを正すのである[21]。

こうしたことと道元の『正法眼蔵』中の「無情説法」とは一脈通じるところがあると思われる。「無情」つまり意識や感覚のない存在者の説法を聴くとは、道元も述べているように、実際に耳で聞くのではない。それは五感を駆使して体全体で聴くことである。そしてそれは、自分を巻き込み、自分がそこで本来のあり方を取り戻すような大きな動きを感ずることであり、われわれの行うべきことを責任として受けとめることであろう。五感をフルに活用しての、不断のそしてあらゆる視点からの探究・検討は、対象のあり方にみずからを合わせて探究することでありつつ、探究するもの自身をも変えていく。

無情説法は、日常的な有情と無情の対立や日常的な聴くという概念を前提するかぎり聴くことはできない。無情説法がわれわれに聞こえるとすれば、有情と無情の対立、つまり有と無の対立がいわば空へと止揚される必要がある。つまり、無情に対立した有情としてあるというわれわれの自己理解が変貌する必要がある。そのとき同時に、聴かれる対象は有無対立の無ではない無情に変容し、聴くという行為も変わらざるをえない。無情説法を聴くものは無情であるというのは、こうしたことを語っているといえる。声なき声を聴くというのは、たんにわれわれの姿勢を点検するというだけでなく、実際にその声が聞こえてくるという確信にまで近づくことでもある。不可能なはずの「将来世代との対話」がもし可能であるとすれば、それはこのような過程を通じてでしかないだろう[22]。

そのようなことは形而上学や神秘の領域に属することだと言われるかもしれないが、われわれの行動や政策への不断の自己点検は、少なくとも、対話できない相手へのあるべき態度としてケア中心の倫理にとって不可欠であるといえる。

ただし、自己評価する場合には、それ相応の基準が必要となる。ここでは、ケア一元論の枠内でそれを求めてみよう。その候補としては、まず自然的ケアから抽出されたケアの中核的意味にもとづくものが考えられる。それには、M・メイヤロフがケアの本質的要素として挙げたもの（知ること、種々の観点をとること（alternating rhythms）、忍耐、正直、信頼、謙遜、希望、勇気）が参考になるだろう[23]。

さらに、われわれがこれまで尊重してきた規範や納得できる正当化理由等を挙げることができるだろう。ここにヒュームの「一般的観点」に相当する公平性が含まれる。これらはケア的思いや態度を含む広義の実践に属しているが、このような実践とはわれわれの道徳的感覚や直感によって支えられている。この意味でこのような実践に依存することは、ケアのみならず種々の道徳感情や思いを含む広義のケア一元論の範囲内にあるといえるのである。

ケアとはよき関係の形成・維持であると述べたが、自己評価の基準を考察することは、その「よき関係」とはいかなる関係であるかを問うことにほかならない。また、いかなる権利を認めるべきであるかという点についても「よき関係」のあり方が基礎にあるべきである。すなわち、ケア中心の立場では、主要な具体的倫理的問題はここに集約されるといえる。そして、それは一般的には上で挙げた基準によって考察すべきことであるが、詳細は個々の問題ごとに異なるものであろう。(24)

第四節　生命・環境倫理の統合へ向けて

(1)　ケア中心の倫理の展望――具体的問題への適応――

以上では、ケアを中心とする倫理の輪郭を述べてきたが、抽象的叙述が主であった。ここでそのような倫理をいくつかの具体的問題に適用してみよう。ただし、ここでは簡単なスケッチにとどめておきたい。また、ここで言及されている道徳的直感や思いは実証的にも支持されるべきものとしてある。

インフォームド・コンセント、安楽死

まず、インフォームド・コンセントについてである。ケア中心の倫理でも、インフォームド・コンセントにおいては患者の自己決定を重視するが、それ自身が最高の目的なのではない。むしろ、患者にとっての善の促進と、医師と患者そして家族の間のよき関係の形成・維持が究極の目的とされ、そのための自律尊重である。それゆえ、その目的のためには、場合によっては、患者の自律をある程度損なうと思われるようなことも許容されるだろう。たとえば、患者への説明において医師による治療法等への指示が度を過ぎない程度で認められるだろうし、「すべてを信頼する医師にまかせる」というのも、状況によっては許容されることになる。インフォームド・コンセントは、

説明を受けた患者が一人で治療法等を決定するというよりもむしろ、患者の決定を医師や家族が支えるという構造をしている。人生全般がそうであるが、特に医療においては、不確実性を免れることができない状況下で重大な決定をせざるを得ない。ここでは、医師の説明も不可避的に不確実性を伴っている。(25)

インフォームド・コンセントにおける補完としての権利は、医師の感情的きまぐれや怠慢、患者への支配というケアに特有の欠陥に応じるものとして、十分な説明を受ける権利、治療法や被験者となることを決める権利、拒絶する権利、同意を覆す権利等が考えられる。

次に積極的安楽死（患者からの要請にもとづいて致死量以上の薬物を投入することで患者を死に至らしめること）についてであるが、生命は絶対者や社会全体のみが左右できるからとか、あらゆる殺人は否定されるべきであるという立場はここではとらない。また、自己決定権にもとづいて安楽死を肯定するのでもない。これまでの安楽死論議はそのような土台の上でされてきたが、ケア中心の倫理ではこれらと異なる立場が可能である。それは、医師と患者のよき関係を前提したうえで、安楽死を究極のケアとして捉える立場である。(26)

ここでの補完としての権利は、本人の明確な意思表示なしに安楽死させられない権利、以前の意思を撤回する権利、痛みを緩和する医療を受ける権利等である。また、安楽死に関与したくない医師の側の自律を擁護するために、患者からの要請を拒否する権利も認めるべきだろう。

以上からもわかるように、ケア中心の倫理の立場においても、登場する権利の内容は従来の生命倫理での議論に登場するものとほとんど変わりがない。相違点は、ケア中心の倫理では、それら権利がケアの補完としてあることである。

胎児・ヒト胚

胎児については以下のように述べることができる。たとえば中絶に関して、絶対的原理としての生命の神聖性

（ＳＯＬ）や、胎児の権利、母親の権利、またヒトはいつから人とみなされるかという議論に訴えることはしない。ＳＯＬや権利概念に代わって、妊娠した女性、その相手、家族等の複雑な思いを重視すべきであろう。これは、個別的状況下での個別的判断を重視するということである。ここでは、ルーティン的な一般的判断をすべきでないという原則が重視されるべきであり、一般的観点よりも一人の人間としての私の立場からの十分な検討が必要である。

このことは、特に選択的中絶の問題にかんして重要となる。重い障害が予想される胎児の中絶（選択的中絶 selective abortion）について、現存する障害者の存在意義を否定するものであるとの批判が障害者の側から寄せられている。それは次のような実践的推論への批判であると考えられる。

① 私の胎児は将来重い障害Ａをもつだろう。

② 重い障害Ａを伴って生きるのは本人にとっても家族にとっても耐えがたいので、胎児は生き続けるよりも生まれてこない方がよい。

③ ゆえに、私は胎児を中絶したい。

ここでの推論の項②では、障害Ａをもって現に生きている人々を、生まれてこなかった方がよいということで価値づけている。批判はこの点に向けられるのである。私は以前から、この推論を大略以下のように変更することを提案してきた[27]。

①′ 私のこの胎児は将来重い障害Ａをもつだろう。

②′ 重い障害Ａを伴って生きるのは、この社会の状況が続くかぎり、この胎児の成長後の本人にとっても私の家族にとっても耐えがたいので、この胎児は生き続けるよりも生まれてこない方がよい。

③′　ゆえに、私はこの胎児を中絶したい。

この後者の実践的推論においては、②のような現存する障害者を巻き込むような一般化を避けて、あくまでもこの社会におけるこの私とこの胎児の問題として考えている。

これは「論理」の上で障害者への言及を排除するものであるが、まずはこうした次元での解決が必要であろう。そして次には、重い障害をもっては生きにくい社会の制度の改革や、「この」胎児、「この」私の個別性への依拠を保証するような仕組み（出生前診断や選択的中絶のルーティン化の否定やカウンセリング体制の整備等）の構築を考えていくことになるだろう。

中絶問題において当事者の思いやケアを中心とすることに伴う欠陥の補完として、個人の態度決定レベルでは、中絶に必要な納得のいく理由の提示が必要となる。その理由はまず、われわれの合意にもとづく法や指針に反しないものであり、かつケアの本質に適合するものであるべきである。つまり、胎児と十分に声なき対話をしたか、一時的な感情によるのではないか、身勝手な理由によるのではないか、といったことが問われる。ここでは、胎児の生命を奪うことは悪いことであるという直感が暗黙の前提としてある。

この意味での生命の神聖性は、絶対的な不可侵の原理ではなく、われわれの基本的な道徳的直感レベルのことがらと見なすことができる。これはドゥオーキン（注16の文献を参照）が示した方向でもある。

政策レベルは科学的事実を踏まえつつ、既存の法や慣習的実践、そしてわれわれの道徳的思いや感情にもとづくべきであるが、権利主体となりえない存在を対象とする場合には、現行の法や指針にかんする不断の見直しが必要である。この見直しに観点を与えるのは、ケア的意味での「よき関係」とは何かへの問いかけにほかならない。

受精卵やヒト胚の研究についていえば、「よき関係」の当事者は、一方では受精卵やヒト胚であり、他方はそれらの提供者、研究者である。そしてこの問題は中絶の場合よりも個別性の程度が低く、人間や生命に対する人々の態度に深くかかわることから、広くは国民もその当事者に含まれうる。

受精卵やヒト胚、そして胎児を含めてであるが、これらについて考察するさいの困難さは、それらへの人々の思いがES細胞研究から生殖補助医療、遺伝子診断、選択的中絶といった広範な問題群にかかわっていることである。それゆえ、生命の神聖性（SOL）や権利概念のもつ領域横断的な普遍性が有効となってくる。

しかし、私の考察の方向は、補完としてのみ権利概念を用いるものである。また、SOLをドゥオーキンにならって、われわれの基本的な道徳的直感レベルのこととみなすものである。これによってSOLはいわゆるドグマとしての絶対的原理ではなくなるが、われわれが問題を考察する上での基本的思いとしての生命の尊重を示すものとなる。このいわば緩いSOLとともに、ヒト胚をたんなる道具とみなさないことも基本的な思いと考えられる。これも人間を対象とする場合のような絶対性を有しないのであり、他のさまざまな原理によって覆されうるものである。そしてこのような生命尊重と非道具化を背景として、提供者の同意取得という前提のもとで、受精卵やヒト胚に関する種々の利用・研究・治療の必要性が考慮されることが、ここでの「よき関係」の考察といえる。

この「よき関係」の規定にあたっては、不断の自己評価・見直しが必要なのはいうまでもない。「よき関係」と不断の見直しとは相互作用の関係にある。そして、ここでの文脈に限定して述べれば、受精卵やヒト胚についての研究・治療への許認可を与えるとともに、現状調査を実施し状況に応じて指針を変更していくような、受精卵・ヒト胚管理機構のような組織が存在することが望ましい[28]。

将来世代

ここで将来世代のことを話題に上げてみよう。われわれと将来世代との間の「よき関係」を考えるさいには、われわれと将来世代とは、一方で乖離しつつ、他方でわれわれの影響を将来世代が被るという複雑な関係を考慮すべきであろう。

将来世代との乖離を重視する立場から、将来世代への責任を根拠づけることの困難さの一つとして、将来の人々のもつ欲求や価値観を予測しがたいことがしばしば主張される。ただし「将来世代」でどれほどのタイムスパンを考えているかが問われる必要がある。たとえば子や孫の代というのならば、それほど欲求や価値観にギャップはないかもしれないが、一〇〇年先や二〇〇年先の将来の人々の価値観を予測することは難しい。しかし、乖離していることは無関係ということではない。ここで言うところの乖離とは、将来の人々の価値観等を知ることが困難であるという認識上のことがらである。認識することはたしかに困難であるが、現在の人類の活動は将来の人々の生活や価値観に多少なりとも影響を与えることも事実である。このように考えると、われわれと将来世代との関係は、互いに自己と相手の状況を考慮して社会の基本的取り決めにかんして契約するような関係ではない。むしろ、いわば、遠く離れていて成長の現状も将来も定かに見届けることのできない子供との関係のようなものである。こうした関係においては、契約よりもケアがキーワードとなる。

こうした状況において、どのようにしたらよき関係を築くことができるだろうか。子供がいかなる価値観をもつか未定なので、まずは、どのような時代になっても生きていける基本的な能力を身につけさせることであろう。次には、人間にとっては、たんに生きることではなくよく生きることが重要であるから、子供が人間らしく暮らすのに必要な、自然的、経済的、政治的環境を維持してやることが必要である。

以上と類比的に、将来世代とのよき関係にかんして次のようなことが言える。まず、地球の資源や環境にかんして、将来世代の選択肢をせばめるようなことは回避すべきことがいえる。エネルギー資源の枯渇に対して代替エネルギーを開発していなければ、将来の人々の活動はきわめて制約されてしまう。また、たとえば二〇〇年先には自然よりもヴァーチャルな環境が大きな価値をもつようになっているとしても、ヴァーチャルだけでなく自然とヴァーチャルの両方から選択できることは、一方だけの選択肢よりもよいことと思われる。そしてまた、現在のわれわれから見て明らかに自然的・社会的な環境悪化と思えることは回避すべきであろう。たとえば地球的な環境汚染や災害の多発、過度の人口、戦争を常態とする世界、基本的人権の踏みにじられた社会等は残すべきではないのである。また、将来世代がいかなる状況においても人間らしく生きていけるような基本的な徳目の継承も重要であろう。これには、現代の社会で欠けたり機能不全に陥っている徳目を発見・補強することを必要とするだろう。

以上のような思考は、将来世代をわれわれから隔絶したものとせずに、われわれの現在の活動と連続的に捉えるものである。それによって、現在のわれわれのあり方も変貌することになる。ここには、先に述べた、有無の対立を超えて無情の声を聴くということと類似した事態が現われているといえる。

さて、ケアすることは、ケアを求めることとは異なり人間の本性ではなく、種々の脈絡を前提とするものである。将来世代へのケアにはいかなる脈絡が存在するだろうか。そこにはいくつかの筋道が重なり合っていると考えられる。たとえば、親から子、孫への愛情の延長上にあるケアである。これは、家族や知人への愛情が延長して遠い外国で苦難に陥っている人への心配へとつながるようなものである。また、H・ヨナスが言うように、強大な科学技術を手にした人類が将来世代に対して有する責任という脈絡もあるだろうし、過去・現在・未来を視野に入れて生きる人間という存在に特有の脈絡もあるだろう。

われわれと将来世代との間の「よき関係」とは、以上述べたようなことであるが、環境にかんすることも将来にかんすることも、ともに不確定要素が多いため、ここではとくにわれわれの決定に対する不断の検討が不可欠となってくる。

(2) 環境政策について

ケア中心の倫理は、基本的権利や普遍的道徳原理、あるいは理性に依拠する立場と異なって、ケアを含めた人々の道徳的直感や思いを基礎とする。それゆえそこでは、個人的思いだけでなく地域の人々の思いや歴史的民族的な思いも重視される。環境政策にかかわる倫理においては、環境への思いとして、たんに人間の都合を中心とした思いではなく、心配（care about）と配慮（care for）の両方の意味でのケアが重視されることになる。

そうした思いを把握するには、意識調査や歴史学的・社会学的・人類学的研究等との連携が必要となってくる。従来の環境倫理では抽象的な一般的原理を立てることが主眼であり、地域住民の思いはほとんど考慮されていなかった。環境倫理が環境政策にも関与するようになるには、人々の意識を環境思想によって変革することよりも、まずは意識の現状の把握が必要であろう。とくに、原生自然と違って里山的自然が考察対象である場合には、地域住民の思いや感情を考慮することを必要とする。「抽象的人間」と「抽象的自然」の関係ではなく、「具体的人間」と「具体的地域的自然」の関係を論ずる考察枠組みがそのとき有効となるだろう。ケアのもつ個別性・具体性の長所がここに発揮されると考えられる。

また、これまでの環境倫理では、環境政策の不断の評価・反省の「不可避性」も理論的に導出されていない。上述の私の主張では、環境にかかわる倫理規範や法、指針をケア中心の立場から導くさいに、ケア中心の倫理の欠陥を補完するものとして、我々の態度への不断の自己評価・反省が不可欠であった。環境政策についていえば、たとえばここから、政策への住民の意見の反映方法や住民の自己決定の範囲の考察を含めた、国や自治体と住民の関係の再検討、また政策を企画・立案する組織のあり方への反省、不断の自己評価の実践としての「時のアセス」の重要性等が示されることになる。(29)

さらに、そうした環境政策の不断の自己評価にも相応の基準が必要であろう。それはこれまでの諸実践の中で析出される「よし悪し」の概念を踏まえつつ、試行錯誤を繰り返して見つけていくべきものであり、ここでも、生命倫理の場面で主張された「よき関係」の構築に対応するものが求められる。

自然や動物はケアによってわれわれと結びつく他者的存在である。「よき関係」は『古事記』や『日本書紀』での人間と神々との関係のように、神々の猛威を回避するような関係でもある。荒れる神々を鎮めて地上に平和と豊穣をもたらすために、神々を祀ること、すなわちケアが必要とされた。このような視点で見れば、人間と自然、自然環境との間のよき関係とは、ケアすることで猛威の恐怖を回避し生の充実を体験することにある。すなわち、自然の求めるところを全身で聴き、それに応答することで自然災害を避けるとともに、人間と自然の奥深くにある結びつきを維持形成することである。その意味で、防災と自然保護とは表裏一体の関係にある。従来の環境倫理では環境保護、自然保護が中心であったが、ケアにもとづく立場では、防災は重要な要素としてある。そして、防災は保護の結果として生ずる。自然環境を単なる道具としてではなく、尊敬すべき他者とみなし、その要求を傾聴することでその間によき関係を維持形成していくことになる。

これらは究極的には人間の生のあり方を根本においており、いわゆる弱い意味での人間中心主義的思考である。しかし、これはわれわれと他者なる自然との不可分離的結びつきを重視しており、人間が自然を離れては本来の仕方で自己実現できないことを示してもいる。

畏敬の心に裏うちされた安心感、そして高揚感によって人間が取り戻すのは、自然という他者との深いつながりに他ならない。このように他者との接触により種々の仕方で畏怖や安心、充実・高揚を感じつつ私性を超越するのは、われわれにとって基本的・根源的な経験といえるだろう。

(3)　ケアと権利の停滞について——徳の意義——

ここまで、ケア中心の倫理を権利やそれに代わるものによって補完する道を示してきた。もちろん、ギリガンが「ケアの倫理」で示したように、権利中心の倫理の欠陥をケアで補うという逆の方向もありうる。このような補完によって、理論上は望ましい倫理的枠組みを得ることができたように思えるかもしれない。しかし、これでもまだ倫理的停滞の懸念を拭い去ることはできないと思われる。

ケアの場合、停滞や逸脱形態として、一方に、べったりすぎるケア、強いパターナリズムのケア、また支配的ケアが、他方には、さらさらすぎるケア、いやいやながらの義務的なケアやケアの怠慢、放棄、さらには虐待がある。

これらは一般化すれば「よき関係」の破綻である。また、権利はもともと個人の「自由」を基盤にしているため、自己中心主義、また社会性や公共性の喪失という危険を常にはらんでいる。

権利とケアは相互に補完される関係にあるといっても、その補完関係が首尾よくいかない場合がありうる。それはまずは、補完すべき権利やケア自体が逸脱し停滞している場合である。さらに、一般に権利はミニマムな道徳規範でありそれに対応する義務をともなうが、貧しい人に寄付することが通常は義務でないように、善行とともにケアも通常の義務を超える要素をもっている。(30) それゆえ、たとえば支配的ケアやケア放棄といった欠陥に対して権利への訴えが有効であっても、心のこもらないケアに対しては権利や義務は無力にとどまってしまう。権利や義務ではケアの作法を支えることはできない。また、権利中心の社会で生じがちな人間の孤立や自己中心という弊害をケアで補えたとしても、民主制の基本にある国政の主体者としての自覚の欠如は、ケアによって補完できるとはいえないだろう。

私はこのような停滞を破るものとして「徳」が不可欠であると考える。たとえば先述のように、メイヤロフのケア論でも、「徳」とは呼ばれていないが、ケアを支える徳の目録といえるものが示されている。私の考えでは、このケアの徳論の意義は、徳が「よき関係」を支えるとともに、その破綻、倫理的停滞を打開する鍵であるという点にある。ケアにかんしては彼の挙げた「知ること」、「種々の観点をとること」、「忍耐」、「正直」、「信頼」、「謙遜」、「希望」、「勇気」という徳目が考えられる。これらに、公共性の観点から権利を支える徳として、社会活動への参加や現在そして将来の社会への構想をもつこと等が挙げられる。これらはもちろん教育の問題へとつながっていくことになる。

注

（1）T. L. Beauchamp, J. F. Childress, *Principles of Biomedical Ethics*, 5th ed., Oxford University Press, 2001. 私の手元には第四版もあるが、やはり四原理が中心であり第一の原理が自律（Autonomy）であることに変わりがない。ただし、ビーチャムとチルドレスは四つの原理のいずれが優先されるべきであるとは述べていない。なお、この最新版でもクローン人間作成、代理母、ヒト胚等に関する議論が欠如している。そのことは、これらが四つの原理だけでは扱いがたいことを示している。

（2）加藤尚武『環境倫理学のすすめ』丸善ライブラリー、一九九一年。

（3）私が二〇〇三年二月に実施した調査「研究者における生命倫理観に関する調査」（平成一四年度科学技術振興調整費科学技術政策提言「生命科学技術推進にあたっての生命倫理と法」プロジェクトに基づく）では、全国の研究者七〇〇名（生物系四三〇名、理工系九四名、人文系一五四名、その他二二名）から回答を得た。その問の中に「研究上の葛藤経験」を尋ねるものがあった。葛藤経験は生物系が最も高く「たびたびある」と「何度かある」を合わせると四四％にのぼる。その中で圧倒的に多いのが「動物実験」にかんするものである。「プライバシー侵害」等が多いことを予想していたので意外な結果であったが、この結果からも実験動物の問題は近いうちに大きな問題となることが予想される。また、実験動物の扱いについては鵜島次郎『先端医療のルール』講談社現代新書、二〇〇一年を参照。

（4）右の注3で言及した調査によれば、「ヒトは受精の瞬間から絶対に侵してはならない存在である」と回答した人（いわゆる生命の神聖性SOLの立場）は、研究者全体の三五％であるが、そのうちで受精卵への実験を認めないという回答は五五％、中絶を全く認めないというのが八％にすぎない。ここには①受精の瞬間から不可侵と答えながら受精卵破壊をともなう実験を認めたり、中絶を認めるという一見した矛盾が見られること、また、②受精卵より胎児のほうが誕生に近くそれだけ人として価値が重いと思われるにもかかわらず、中絶のほうが賛成が多い、という興味深い二点の結果が示されている。これらの結果はこの調査に限定されてはいず、他の調査でも同様の結果が見られる。私は、こうした結果には倫理学的に見てもきわめて重要な意味があると考えている。そのうちの第一点については次の拙論を参照。「ヒト胚問題への「反省的均衡」の適用――「調査倫理学」試論」『ヒトの生命と人間の尊厳』高橋隆雄編、熊本大学生命倫理研究会論集第三巻、九州大学出版会、二〇〇二年所収。

（5）ここで憲法や民法を補完する法として念頭にあるのは、ドイツの「胚保護法」（一九九〇年）やフランスの「生命倫理法」（一九九四年）などである。なおこれについては注3に挙げた文献を参照。また、ドナーカードと臓器移植に関しても生命倫理問題への対処は一枚岩ではない。大きくは二つの陣営に分かれており、アメリカを代表とする立場は生前にドナーとなることを意思表示していれば臓器提供できる（いわゆるcontracting in, opting inの立場）。それに対してフランスを代表とする立場は、生前にドナーとなることを拒否する意思表示がないかぎり臓器提供を容認したこととみなしている（contracting out, opting outの立場）。イギリスやアイルランド、デンマーク等は前者を、ベルギー、ギリシア、イタリア、スペイン等は後者を採用しているが、その中でも種々のヴァリエーションがある。日本はアメリカ型であるが家族の同意を重要視するタイプである。本章では触れなかったが、欧米以外の地域についても考慮すべきであろう。発展途上国では、たとえばバングラデシュの現状について次の論文が語るように、生命倫理にかんして全く悲惨な地域もある。H. Begum, "Poverty and Health Ethics in Developing Countries", *Bioethics*, vol. 15, 2001, pp. 50–56.

（6）　ホスピス医師である井田栄一が勤務する熊本のホスピスでは、患者として登録時に病名を認識していた割合が年々増加しているとはいえ、二〇〇一年度でも約七〇%である。末期の患者へのケアが行われるホスピスでも病名を知らない（知りたくない）患者がまだかなりいることがわかる。井田栄一「日本のホスピス・緩和ケアの現状」『よき死の作法』（高橋隆雄・田口宏昭編、熊本大学生命倫理研究会論集第四巻、九州大学出版会、二〇〇三年所収。

（7）　「土地倫理（land ethic）」を提唱しアメリカの環境倫理の草分け的存在であるA・レオポルドは、一九三五年に三カ月間のドイツ旅行をした。ドイツにアメリカのような原生自然（wilderness）をもとより期待してはいなかったが、そこで得た強い印象はドイツの自然における「野性味（wildness）」の欠如だった。その理由として彼は、自然に対する不必要な幾何学的秩序の押しつけと、狩猟家や牧畜業者の意向に沿った熊や鷲等の肉食動物の駆除を挙げている。ドイツの自然は里山化しているのみならず、人間の欲求を優先することで不自然な自然を形成しているというのである。これはドイツ以外のヨーロッパ諸国にも当てはまるだろう。A. Leopold, "Wilderness", in S. L. Flader, J. B. Callicott (eds.), *The River of the Mother of God and Other Essays by Aldo Leopold*, The University of Wisconsin Press, 1991. ただし、レオポルドがWildernessを全く人手の加わっていない自然と考えていたのかについては環境倫理学者の間でも意見が分かれる。H・ロルストンとJ・B・キャリコットとの間の論争が有名であるが、それについては私の次の論文を参照。「自然保護について」『国際統合の進展のなかの「地域」に関する学際的研究』（熊本大学共同研究報告書）一九九六年、五四四－五五四頁。

（8）　たとえば、鬼頭秀一『自然保護を問いなおす――環境倫理とネットワーク』ちくま新書、一九九六年。さらに、同氏による「環境倫理と公私問題」（佐々木毅・金泰昌編『公共哲学9　地球環境と公共性』東京大学出版会、二〇〇二年所収）などはそれを示している。また、水俣病問題を環境倫理の重要テーマとして扱ったものに次の論文がある。丸山徳治「われわれの応用倫理学の源泉としての〈水俣病事件〉」（川本隆志・高橋久一郎編『応用倫理学の転換――二正面作戦のためのガイドライン』ナカニシヤ出版、二〇〇〇年所収）。なお、生命倫理、環境倫理、技術倫理等を人類の生息圏規模で考察する試みに、今道友信『エコエティカ――生圏倫理学入門』（講談社学術文庫、一九九〇年）がある。私は『エコエティカ』をはじめとする氏の諸論考から大きな影響を受けている。

（9）　倫理学に調査という方法を用いるのは少し前までは及びもつかないことであった。倫理学は価値や規範を扱うもので、調査の扱うデータという事実とは相容れず、「調査倫理学」という言葉は矛盾を含むとみなされていたのである。私は価値観や倫理観をある観点から調査することが可能であること、また、それにもとづいて規範を提示することが可能だと考えている。最近ではこうした考えに賛同する論文も現われてきている。たとえば、奈良由美子・伊勢哲治「インターネット上の倫理行動の構造――性格特性との相関を中心に」（水谷雅彦・越智貢・土屋俊編『情報倫理の構築』新世社、二〇〇三年所収）。このような私の主張については次を参照。高橋隆雄『自己決定の時代の倫理学――意識調査にもとづく倫理的思考』九州大学出版会、二〇〇一年。また、注5で言及した拙論では、「反省的均衡」の方法の現実化のために調査を用いる試論を展開してみた。

(10) P. Singer, *Practical Ethics*, 2nd ed., Cambridge University Press, 1993（山内友三郎・塚崎智監訳『実践の倫理（新版）』昭和堂、二〇〇二年）. D. Prafit, *Reasons and Persons*, Oxford, 1984. シンガーとパーフィットにかんする議論は次を参照。加藤佐和「P・シンガーの道徳的配慮の対象について――D・パーフィットとH・T・エンゲルハートとの比較から」（『先端倫理研究』第一号、二〇〇六年）。なお、パーフィットの人格論については次の拙稿を参照。「人格同一性の問題」（『文学部論叢』熊本大学文学会三〇号、一九九〇年）。

(11) 二〇世紀後半の功利主義批判では、従来のような、幸福計算の可能性等に加えて人格の別個性の軽視がしばしば論じられた。また、能力主義はある一定の能力の存在をもって道徳的配慮の主体や対象である基準とするため、たとえば重度の精神的障害のある乳児や植物状態の人よりも類人猿の方が道徳的に優先されるという帰結をともなう場合がある。とくにP・シンガーのように、人という種を特別視することを「種差別主義」と批判する立場では、そのような問題に直面することになる。

(12) パスモア『自然に対する人間の責任』（間瀬啓允訳、岩波現代選書、一九七九年、一九八―一九九頁）。J. Passmore, *Man's Responsibility for Nature*, 2nd ed., Duckworth, 1974, pp. 115-116. パスモアは原著のタイトルが 'Responsibility for Nature' であって 'Responsibility to Nature' でないことからもわかるように、人間中心主義（その一派のスチュワード主義）に属している。

(13) 医療、特に意志における超義務については次の論文を参照。浅井篤・板井孝壱郎・大西基喜「超義務と医の職業倫理」『先端倫理研究』第二号、二〇〇七年。

(14) 製造物責任に関して無過失責任主義をとる理由としてはふつう三点が挙げられる。それらは、(A)消費者保護の促進、(B)製品の安全性の向上、(C)損失の社会的分散である。技術に関する膨大な情報ギャップのため、現代ではメーカーの過失を証拠立てることがますます困難になってきている。この無過失責任主義の立場によれば、ある製品に欠陥があり、それが原因で人や物に損害が生じた場合、消費者はメーカーの側の過失を立証する必要がなくなる。ある製品に欠陥があることと、それが原因で人や物に損害が生じたということだけを示せばよいのである。「製造物責任法」について詳しくは『工学倫理――応用倫理学の接点――』（高橋隆雄・尾原祐三・広川明編著、理工図書、二〇〇七年）第二章第三節を参照。

(15) H. Rolston Ⅲ, "Biodiversity", in *A Companion to Environmental Philosophy*, Blackwell, 2001. なお、種の多様性にかんするロルストンの簡潔な主張は次の論文を参照。H. Rolston Ⅲ, "Duties to Endangered Species", *Bioscience*, 35, 1985. ケアが人間も自然も対象にできるという主張を支持する一つの論拠は、人間に対するわれわれの態度と自然に対するわれわれの態度とが相関するという点に存する。これは人間中心主義からの動物や自然保護の理由として有力なものの一つである。このことについて私は以前に書いたことがある。「環境をめぐっての道徳的考察」（清正寛・丸山定巳・中村直美編『現代の地域と政策』九州大学出版会、一九九七年）。また、こうした説を前掲『自己決定の時代の倫理学』第六章第一節で調査にもとづいて検討してみた。

(16) メイヤロフやハイデッガーにおいても「ケア」は人間以外も対象とすることができる。ハイデッガーのケア概念については次の論文を参照。中山將「ケアの本質構造――ハイデガーの寄与」『ケア論の射程』（中山將・高橋隆雄編、熊本大学生命倫理研究会論集第二巻、九州大学出版会、二〇〇一年所収）。また、胎児への我々の態度を述べる際にR・ドゥオーキンが主張する「投資（investment）」という概念は、広い意味でのケアと読み替えることができる。その意味でのケアは多くの関係者（患者、親、家族、医療関係者等）の思いを意味している。R. Dworkin, *Life's Dominion*, A Division of Random House, INC., New York, 1994（水谷英夫・小島妙子訳『ライフズ・ドミニオン』信山社、一九九八年）。また、そのような広い意味でのケアは歴史的民族的思いという次元にまで拡大することができるだろう。

(17) 第三章を参照。私は日本神話から多くのことを学んだが、このように現代において環境や自然について論ずる際に神話を援用するのは、一つの有効な方法であると思われる。たとえば、環境倫理にかんしてB・ウィリアムズはプロメテウス神話に言及し、現代の自然保護のベースにあるのは単に自然それ自体の力への恐れではなく、われわれと自然との関係を軽視しすぎることへの恐れ、いわばプロメテウス的な恐れであることを主張し、その感情が示すところの、環境を考察するさいにわれわれが守り従うべき価値が重要であると述べる。これは人間を基礎にしつつ単なる人間中心主義を超えるひとつの試みであり、私の立場と類似している。しかし私はウィリアムズと異なり、自然の「傷つきやすさ」に着目する。B. Williams, "Must a Concern for the Environment be Centred on Human Beings?", in C. C. W. Taylor (ed.), *Ethics and the Environment*, Corpus Christ College, Oxford, 1992.

(18) ノディングズのケア倫理に対するクースよりの批判については次を参照。H. Kuhse, *Caring: Nurses, Women and Ethics*, Blackwell, 1997. ただし、個別性が本領を発揮する場面がある。たとえば遺伝子診断によって胎児に重度の異常が認められたときに、選択的中絶をするかどうかは、個別的状況下での個別的判断、いわば実存的選択であるべきである。そうでない一般的判断は、同種の病気をもって現存している人々を論理的に巻き込むことになるからである。これについては本章第四節(1)で述べておいた。

(19) 相良亨『日本人の心』(東京大学出版会、一九八四年)第二章では、武士の精神として「自敬」、「独立」、「自尊」、「自立」等が挙げられ、同書六二頁ではこう述べられる。「このように見てくると、日本の思想で西欧近代の個我の思想に最も近いものは、武士の独立の思想であったということになる」。

(20) C. Gilligan, *In a Different Voice: Psychological Theory and Women's Development*, Harvard University Press, 1982(岩男寿美子訳『もう一つの声——男女の道徳観の違いと女性のアイデンティティ』川島書店、一九八六年)。アメリカほど独仏はケアの倫理を重視しない。そのことは、ケアの倫理がアメリカのように個人主義的自由主義がかなり徹底している特異な思想風土で大きな反響を呼ぶことを示している。

(21) 神や死者、自然等は鏡として存在しうる。そのような鏡が存在するとは、われわれがその声を聴く責任を担い、それに応じてわれわれの姿勢を正すべき対象が存在するということである。そこからたとえば、「死んだ父の生き方を手本にする」、「神の命令を求めそれに従う」、「後世の人に恥じない生き方をする」、「自然と共生すべきと感じる」といった姿勢が生ずる。われわれはこの鏡でみずからを映し出しているだけではない。鏡を通して対象の声を聴こうとしている。これがたんなる比喩でないのは、「将来世代への責任」論への有力な批判として、われわれは将来世代の幸福や欲求について知ることができないと論じられることからも明らかである。

(22) 私は以前、道元『正法眼蔵』の「山水経」の巻について本章に述べたような解釈をし、それと環境倫理との関係について論じたことがある。「『正法眼蔵』山水経について——環境倫理学への一視点」(『熊本大学文学部論叢』第三八号、一九九三年)。「五感をフルに活用しての、不断のそしてあらゆる視点からの探究・検討」には当然のことながら科学的探究も含まれている。たとえば、ヒト胚が人間の形を形成し始める時期や、胎児が体外で生存可能となる時期の探究は、ヒト胚や胎児の道徳的地位の決定に当たって大きな意義をもちうる。また、私の「声なき声」の説に対して、声なき声があるとどうしても感じられること、否定しがたい感覚を持つだけでは、たんに主観の思いに過ぎないのではないかと批判されるかもしれない。しかし、その批判における論法は「行為における自由」にも当てはまるし、「外界の存在」についてさえ妥当するのではないだろうか。そうした批判に完全に答えるためには、いわゆる客観主義の立場をとらなければならない。H・ヨナスは客観主義の観点から、「責任」は特定の対象の存在とともに客観的に存立するとし、それと行為をひきおこす主観的感情としての「責任感情」とを峻別した。これによって、感情中心の倫理の欠陥を免れることが可能となる。ただし、客観主義はその客観性の根拠を厳しく問われることになる。H. Jonas, *Das Prinzip Verantwortung*, Insel Verlag, 1979(『責任という原理』加藤尚武監訳、東信堂、二〇〇〇年)。

(23) M. Mayeroff, *On Caring*, Harper Perennial, 1971(田村真・向野宣之訳『ケアの本質』ゆみる出版、一九九八年)。ここで「種々の観点をとること」とは、私が述べてきたように、ケアの対象に対してみずからの視点を固定化せず、ケアの姿勢を不断に点検することにあたる。

(24)「よき関係」の規定には、誰が「当事者」であるか、決定にさいしては誰がいかなるしかたでするのがよいか、といったことが個別の事例に即して検討される必要がある。これについては次の著作が参考になる。石井トク『看護の倫理学』(加藤尚武・立花隆監修「現代社会の倫理を考える」1)丸善、二〇〇二年、第二章。

(25) 患者の自己決定はその意味で「賭け」である。自己決定一般が賭けであること、また、賭けと手続的正義の関係等については、次に述べたおいた。「賭けとしての自己決定」(高橋隆雄・八幡英幸編、熊本大学生命倫理論集第二巻『自己決定論のゆくえ』九州大学出版会、二〇〇八年、第五章)。

(26) 詳しくは第三章を参照。安楽死における「よき関係」について考えるさいの事例としての、オランダのホームドクターと患者との関係については、同章第三節(6)を参照。

(27)『自己決定の時代の倫理学』(九州大学出版会、二〇〇一年)第七章注13を参照。

(28) このような組織で私がイメージしているのは、たとえば次の報告書で言及されている「ヒト胚の取扱いに係る管理機関」のような組織である。牧山康志「ヒト胚の取扱いの在り方に関する検討」(文部科学省科学技術政策研究所、二〇〇四年一月)。また、このようにヒト胚を破壊する場合には「よき関係」は成立し、ケアが核として存在しうる。それはこれまで述べてきたことから明らかなように、種々の道徳的直感や思いという、倫理的判断の基礎をなす事がらの中で、ケア的本質が中核的位置を占めているからである。

(29) このいくつかの例については、高橋隆雄編、熊本大学生命倫理研究会論集第五巻『生命と環境の共鳴』九州大学出版会、二〇〇四年所収の滝川論文を参照。

(30) R. C. Manning, “A Care Approach”, in H. Kuhse, P. Singer (eds.), *A Companion to Bioethics*, Blackwell, 1998.

第六章　デジタルとバイオ
——機械・生命・尊厳——

はじめに

バイオテクノロジーと生命倫理について、これまで多くのことが論じられてきた。それらのテーマを列挙すると、組換えＤＮＡ技術、遺伝子治療・診断、クローン人間、ヒトＥＳ細胞、遺伝子情報とプライバシー、遺伝子情報を知る権利・知らないでいる権利、遺伝子情報と特許等である。

この中のいくつかについて言及すれば、遺伝子治療については、安全性の問題の他に、子孫に影響を及ぼすような生殖細胞への治療の是非、また治療の範囲を超えたエンハンスメント（能力増進、能力増強）のための遺伝子改変の是非等が論じられてきた。遺伝子診断については、出生前診断による選択的中絶と障害者否定という、草の根からの優生思想という問題、さらに、治療に見込みのない遺伝性疾患の診断に関する、知る権利・知らないでいる権利の問題、そして遺伝子診断の際のカウンセリングのあり方等が論じられてきた。

クローン人間については、たとえ安全性の問題が乗り越えられても倫理的・法的諸問題が山積している。たとえば、有性生殖という人類開始以来の生殖法から逸脱し公序良俗に反する。特定の性質をもつ子供を作ることは人間を操作することに該当する。クローン人間として生まれた子供の苦悩が大きい。家族関係が混乱する。遺伝的多様性の減少が懸念される。こうした点が指摘されてきた[1]。

ヒトES細胞に関しては、ヒトはいつの時点から人とみなされるのか、受精卵を破壊することは許されるのか、また、再生医学は身体を部品化するのではないか。こうしたことが論じられてきた。

クローン人間に関する審議会やヒトES細胞に関する審議会等において「人間の尊厳」、「人の尊厳」という概念がキーワードとして用いられ、法律や指針にそれが反映されてきた。しかし、審議会では倫理的な議論に深入りすることは避けられ、その概念の意味自体は曖昧なままで使用されており、根本的な問題は先送りされたといえる。

遺伝子情報と特許の問題は、知的財産権・所有権の問題であるが、これについても種々論じられてきている。遺伝子の構造と機能のいずれが特許にふさわしいか。そもそもヒトゲノムは人類共有の財産であり特許には不向きなのではないか。特許によって高価となった治療薬が入手できないのは人間の生きる権利の侵害ではないのか、しかし研究という労働から得られる産物には対価を払うべきであるとか、特許を認めることで研究が進展するというメリットもある等々。

本章ではこうした問題のいくつかを考察する視点として、従来とは多少異なるものを提示してみたい。議論の大枠を示すと、まずバイオテクノロジーとデジタルテクノロジーの基盤にかんする根本的相違を論じてみる。そして、そこから新しい倫理的視点を導いてみたい。ここで示される倫理とは、従来のような人間と動物の相違にもとづいた理性や人格中心の生命倫理ではない。まずは生命と機械の相違にもとづき、それを踏まえた上で人間と他の生物との相違にもとづく倫理であり、その意味で他の種の生物と共通する生命の特性に関わる倫理である。そして、このような視点から「人間の尊厳」概念に新たな意味を与えてみたい。これまでの「人間の尊厳」概念では、治療ではなく人間の諸能力の増進・向上、いわゆるエンハンスメントを求める欲求に抗することが困難であった。しかし、この新しい意味での「人間の尊厳」は、傷つきやすいものへの共感にもとづく応答（ケア）とともに運命への愛を導くものであり、人間の飽くことのない欲望に対する一定の抑制となりうるものである。

第一節　デジタルテクノロジーとバイオテクノロジー

(1)　両者の類似点

デジタルテクノロジーとバイオテクノロジーはいくつかの重要な点で類似している。

そのことについて考察する前に、まずバイオテクノロジーについて簡単に述べると、それは組換えＤＮＡ技術と細胞操作技術を根幹としている。(2)

組換えＤＮＡ技術は、ＤＮＡを切る制限酵素と結合させる連結酵素の働きや、遺伝子を運ぶプラスミドやウイルス等（ベクターと呼ばれる）の働きを利用して、ＤＮＡを組み換える技術である。また、目的とするＤＮＡを大幅に増幅させる方法としてＰＣＲ法がある。

細胞操作技術には、細胞を培養する技術、細胞のクローニング技術、二個以上の細胞を融合させて雑種細胞を作る細胞融合技術、核を除いた細胞に他の細胞から取りだした核を導入する核移植技術、胚からキメラ動物等を作る胚操作技術、そして、遺伝子を細胞内に導入することで遺伝形質を変えたトランスジェニック動物を作る遺伝子導入技術等がある。

これらの技術の応用はざっと見ても、組換えＤＮＡ作物、クローン動物、トランスジェニック動物、また、遺伝子治療や臓器再生、オーダーメード医療等の高度先進医療、バイオ医薬、さらにはバイオエレクトロニクス、エネルギーや環境分野への応用等、きわめて広範にわたっている。

次にデジタルテクノロジーについて述べてみよう。今日のわれわれの周囲には多種多様なデジタル機器が存在している。それらの勢力は、パソコンや携帯電話を中継地点にしてますます増幅しつつある。

それではそもそもデジタルテクノロジーとはいかなる技術であるのか。西垣通は情報技術（ＩＴ）の本質はデジタル技術にあるとし、それを以下のように述べている。

アナログ技術は、パターン［情報］を相似形（アナログ）で写し取るものである。だがアナログ技術は、雑音に弱く劣化しやすいだけでなく、編集が難しい。デジタル技術とは、パターンをいったん数値に変換することで、ものごとの情報的側面を抽出し、半永久的な保存や編集を可能にする技術である。IT（Information Technology）の本質とは、これ以上でも以下でもない。（西垣通『IT革命』岩波書店、二〇〇一年、三七頁）

これによれば、デジタルテクノロジーとはパターン（情報）を離散的な数値に変換することで半永久的な保存や編集を可能にする技術である。

ここでは情報は「パターン」とされている。あらゆるものは物質的側面（エネルギーを含む）と情報的側面とより成っており、情報は質量をもたず「形＝パターン」とされるのである。これは一見しただけではわかりにくい考えであるが、このように情報をパターンと規定するのは、吉田民人も主張するところであり、本章でもこの規定を受け入れることにする。(3)

ここには遡れば「形相」と「質料」よりなるアリストテレスの存在論をうかがわせるものがある。アリストテレスの場合は、形相はパターンであっても、事物の生成の原理であり、生成の目的でもあった。たとえば、彫刻家が青銅の像を作る場合、像の型・パターンに従って質料である青銅は形成される。ここではパターンは人間の意図の実現に用いられている。しかし、形相と質料の関係は、むしろ生物の生長のプロセスや、本来あるべき場所へ向かう物体の運動において典型的に見られるものである。生成や運動は、一定の形相を実現しうるもの、つまり可能態としてある質料が、形相を現実化してゆく過程として説明される。形相は目的としての役割を担っており、ここには目的論的な自然観がある。(4)

このような目的論的自然観によらずにパターンをとらえると次のようになるだろう。生命と環境とは相互の連関のうちに存在するが、生命体が他の生命体や環境に働きかけたり働きかけられたりするさいのベースとなるのが、自他の生命体や環境のもつ種々の特徴・性質、つまりパターン、情報である。パターンを捉えそれに反応・対処することで生命活動は営まれるのであり、パターンとしての情報は生命体の活動のベースとなっている。そして、デジタルテクノロジーとは、こうした情報をアルファベットや自然数のような離散的な値に変換することでわれわれの意図を実現する技術である。これによって、世界を構成する要素のひとつであるパターンの一部が、離散的な数値に還元されるといえる。

このように規定されるデジタルテクノロジーと、バイオテクノロジーとの共通点の第一は、基本的要素のデジタル性である。すなわち、デジタルテクノロジーでは数値（0、1等）が基本となっており、遺伝子への操作を主体とするバイオテクノロジーでは塩基、すなわちアデニン（A）、グアニン（G）、チミン（T）、シトシン（C）が基本的要素としてある。

塩基（A、G、T、C）は数（0、1）とは異なり、要素（A、G、T、C）間に数学的な、あるいは内的・論理的な関係ではなく、化学的関係が存在するが、数が同じ数によって置き換え可能であるように、塩基も同じ塩基によって置換できる。そして同じ塩基配列をもつDNAや遺伝子どうしも置換ができる。これは、生物の種が異なっても同様に成り立つことであり、種の間の相違を超越するものである。これによって遺伝子組換え技術が可能となっている。

素材の性質や生物の環境要因という複雑な要素を介してではあるが、数値や塩基といった基本的なデジタル的要素の組み合わせから、多種多様な人工物がつくられ、さまざまな生命活動・生命体のあり方を規定することができる。またそれらは、かなりの程度は数値や塩基に還元可能であろう。

こうした共通点は操作の類似性として現われる場合もある。

たとえば、ワープロでの操作でおなじみの「コピー」、「切り取り」、「貼り付け」といった「編集」に関わる操作と、バイオテクノロジーにおけるPCR法によるDNAの「コピー」、制限酵素による「切断・切り取り」、連結酵素による「貼り付け」という「組換え」に関する操作とでは、奇妙なことに同じ用語が用いられている。どちらが先に使われたかは不明であるが、ともかくこうした点にも二つの技術の類似性が現われているといえる。

さらに、両者は技術であるかぎり、設計や構想どおりの結果を目指すものであり、誤作動や劣化を排除すること、そして効率性、高速性、即効性、廉価、環境への負荷の最小化等々を目標としている。これが第二番目の共通点である。

この共通点は、技術一般に当てはまるものである。いかなる技術もある特定の計画の実現をめざすものである以上、できるだけ確実にその計画を実現するものであらねばならない。この要求は、最近では、機械を操作する人間の側の操作ミスをも念頭においた設計への要求にまで高まってきている。それらは、いわゆる、「フール・プルーフ」と「フェイル・セイフ」という設計思想である[5]。

(2)　両者の相違点

二つの技術は以上のような類似性をもつが、そこには大きな相違点がある。

まずは、上で挙げたワープロとバイオテクノロジーでの操作用語の類似性から、二つの技術の類似性を主張することができるかが問題となる。というのは、操作の名称は似ていても、一方は文字（列）や画像等として現われたもの、いわゆる表現型への操作であるのに対して、他方は遺伝子型への操作だからである。

ワープロでの操作は確かにいわゆる表現型への操作に見える。われわれはディスプレー上に表示された文字列や画像を、切ったり貼り付けたりコピーしたりしている。つまりそれら表現型について編集しているのであって、0

や1の数自身を編集しているわけではない。このことと、塩基A、G、T、Cの組み合わせであるDNAや遺伝子を操作することは異なるといえる。DNAや遺伝子は、それが表わす種々の性質である表現型とは異なるからである。しかし、ワープロでのそうした画像として現われたものの編集の背後には数値への操作があり、間接的には数値の操作をしているとも言える。こう考えると、両者の相違は単なる見かけのものにすぎないといえるだろう。

デジタルテクノロジーとバイオテクノロジーの根本的相違点は別のところに求めなければならない。それは以下の点にある。そしてこれは、両者の技術の基盤にかかわるものである。

デジタルテクノロジーは、半導体、電波、電子や種々の材料・物質の性質を利用し制御することを基盤として成立している。ここでは誤作動や劣化、コピーミス等は極力排除すべきものとしてあるし、原理的にはそれに限りなく近づくことが可能である。また、技術はそれをめざしてもいる。

それに対してバイオテクノロジー、たとえばDNA組換え技術では、上述のように種々の酵素（制限酵素、連結酵素）や遺伝子を運ぶウイルス（ベクター）の性質等を利用している。バイオセンサーやDNAチップ、またナノテクノロジーとして注目されるバイオチップ等も生体の機能を利用している。つまりバイオテクノロジーは、生体の機能の利用を基盤としている。それらの機能は個体である生命体の維持に寄与するものである。

個体の活動にとっては、種々の機能が正常であることが望ましいが、生物の種にとってはそうではない。種は進化のプロセスを通じて存続するが、それは、生殖や細胞分裂における遺伝子のコピーミスや変異により生じた多様性によって、様々ないわゆる「環境圧」を耐えてきたからである。劣化についても同様である。個体にとっては劣化、とくに死は回避すべき最たるものであるが、種の多様性と存続にとっては不可欠の契機としてある。

その意味で、それら誤作動や変異、劣化を伴うことは、個体としての生命にとってはありがたくない欠陥であっても、種のレベルを含めた生命にとっては、むしろ固有の特徴、つまり本性といえるだろう。

デジタルテクノロジーと異なり、バイオテクノロジーはその基盤をバイオ機能にもつため、劣化や変異、コピーミス等が不可避となる。その意味で、バイオテクノロジーの基盤は決して安定したものではない。もちろんそれも技術であるかぎりは、われわれの計画・意図をミスなく実現することを理想としている。しかし、生体の機能に依存するかぎり、バイオテクノロジーにおいては常に不確実性と安全性の問題が生ずる運命にあるといえる。もし生体の機能から劣化やミスをなくすとすれば、それにもとづく技術はもはや物質の性質のみに依存することになり、バイオ機能に依存するとはいえなくなる。つまり、バイオテクノロジーではなくなる。このように、二つの技術は根本的に異なる基盤の上に成立している。

上述のようにバイオテクノロジーも技術であるかぎり、誤作動やミスが少ないことを理想としているが、その技術の成り立つ基盤そのものが誤作動や変異、ミス、劣化を本質的に含んでいるのである。すなわち、バイオテクノロジーが技術としてもつ理想と、その技術における操作が立脚する基盤との間に本質的なギャップが存在している。この点において、それはデジタルテクノロジーと根本的に異なっている。

第二節　生命の世界と機械の世界

(1)　その本質的相違

以上、デジタルテクノロジーとバイオテクノロジーとの根本的相違点を述べたが、ここでは、それと関連して、生命の世界と機械の世界との相違について考えてみたい。

生物であることの特徴は代謝を行い自己保存し、複製を作ることにあると通常言われている（第四章では、伝統的な哲学との関係で、複製を作ることを種の保存として論じた）。また、それら自己保存や複製を作ること、そして、それらと連続することとして、特に人間に現われる、自己実現、価値追及は、人間においては基本的な権利の源泉と考えることができる。すなわちそこから、生命や身体への権利、治療を受ける権利や生殖の自由等を導きだすことができるだろう。しかしこの章では、そのような権利や自由という脈絡において見逃されていた側面、すなわち、遺伝子のミスコピーや変異の出現のもつ意義に焦点を当ててみる。

生物は代謝を行うことで自己保存するが、その際に排出される代謝物は当の生物にとって毒性をもち、それが「環境圧」となるといわれている。[6]環境破壊物質を産出・放出したり、利用可能な資源を蕩尽したりすることで生ずる環境問題はその現代版といえるだろう。いずれにせよ、生物の移動や活動、あるいは物質的状況の変化によって周囲の環境が変わり、生物の存続にとって不適切な事態がしばしば生じてきた。そのときに、環境への働きかけによって、あるいは自ら移動することによって環境を変えるのでないかぎり、同じコピーのみではその生物が種として存続することは困難となる。生命の多様性が必要となるのである。通常の軌道から逸脱すること、変異やコピーミスによって形状や機能の多様な子孫を残し、その中でたまたま環境に適応したものが生き残ることで、種は進化の過程で変化しつつ存続していくことになる。その過程は多様な種を残す過程であるが、個体の機能が劣化しついには死にゆくこと、つまり世代交代を必然的な要素として含んでいる。生命の世界の驚異的な多様性、そして人間がこのような形態と能力を備え文化を形成してきたのも、変異やミス、エラーの働きによるのであり、生命と変異やミスとは切り離すことができないものである。[7]

このように、生物の活動における誤作動やコピーミス、劣化が生命の多様性の要因となって、進化の過程を支えているのに対して、機械、人工物、とくに工業製品には、一般的には、同じ複製が要求される。つまり、理想としては、製品の製作過程や製品自体における劣化は克服されるべきもの、誤差や変異は最小化されるべきもの、偶然は排除されるべきものとしてある。それゆえ、本質的に劣化せず反復的編集が可能であるところの0や1といった数の操作によって、種々の表現型を作ることは技術の理想であり、現在のデジタルテクノロジーはそれに一歩近づいたといえる。機械の世界においては、人間の意のままにならない偶然的要素はできるかぎり排除され、法則にもとづいた必然性が支配することが理想とされている。「知は力」であり、人間が自然の法則を知ることで、その必然的過程に則りながら人工物を作るのである。

たしかに、ある製品は長く生き残り、他はすぐに廃れることからわかるように、人工物の世界でも自然の世界でのようにある種の選択や淘汰が存在する。しかし、それはその時代の技術の水準と連動した人々の欲求や価値基準による選択・淘汰であり、一般には市場原理にもとづくものである。つまり、人工物も変化発展（進化！）するといえるが、それはわれわれの欲求に依存している。ただし、新しい製品が次の製品への欲求を生むように、われわれの欲求も機械や製品に依存する面をもっている。このように、人間の欲求と機械との間には、いずれが原因でいずれが結果であるか決めかねる、いわば循環の関係が成り立っている（第四章第五節(2)を参照）。

欲求やニーズに合わせて意図的に構想・設計され製造された製品が、市場において淘汰されることによって生ずる変化と、ノーマルな過程を逸脱した変異やミスコピーが環境圧の中で偶然性を伴って引きおこす進化とは、根本的に異なるといえる。

このように、生命の世界では誤作動やコピーミス、また劣化や死、偶然性が積極的意義をもつのに対して、機械の世界は誤作動やミス、劣化を本質的に排除し、必然性が支配する世界であるといえる。

(2) 自然の世界の把握のしかた ── 欧米と日本 ──

① 欧米の場合

日本の生命倫理研究は、これまで主としてアメリカの生命倫理に関心を向けてきた。生命倫理はアメリカで誕生したし、長い間アメリカ流の生命倫理が主導権を握ってきたのは確かであるが、一九九〇年代から人体の組織や臓器の利用やヒト胚研究の問題に対処するために、ドイツやフランスでは独自の生命倫理を構築しだした。日本の生命倫理研究者も最近、ドイツやフランスの生命倫理に注目し始めているが、多くの研究者は、アメリカ流とドイツやフランス流の生命倫理との違いに関心を向けずにきた。「自由」、「自律」、「権利」、「人間の尊厳」といった概念の意味について、またそれと関連して、「インフォームド・コンセント」の意義や生命倫理政策のあり方等においてアメリカとドイツ、フランスの違いは無視できないものである。これを論ずることは、生命倫理の重要な課題であるが、この節ではかなり大雑把に、アメリカもドイツ・フランス等も欧米としてひとくくりにして、欧米の自然観についてのこれまた大雑把な考察をしてみよう。

さて、自然を把握する欧米的枠組みの原型ともいうべき古代ギリシアの思想には、アリストテレスのように自然界全体を生物学的に目的論的にとらえる立場もあれば、原子論的、唯物論的な立場もあるし、プラトンやピタゴラスのように世界やパターンをイデアや数でとらえる立場もある。ただし、周知のように、西欧の自然観は、中世から近代へ至る、いわゆる科学革命の過程を通じて、形相的なものや自然の内部にある隠れた力を排除し、必然的な法則に支配された機械論的な立場が主流になっていく。この自然界を支配する必然的法則は、科学的方法によって数量的に把握が可能なものであり、これを知ることで自然を操作可能なものにすることがめざされることになる。こうした自然観によれば、自然自体はもはや目的をもたないとされる。人間は自らが設定した目的を、もはやそれ自身としての目的をもたない自然において、法則の知識を通じて実現するのである。

近代の初期にさかんに主張された動物機械論は、自然物だけでなく生物も機械論的にとらえようとするものであった。そのとき、そのことを把握している主体のあり方が問題になるが、たとえばデカルトでは、それは自然や身体と本質的に異なる精神であるとされた。空間の中に存在せず思惟することを本質とする精神が、空間における延長を本質とする物質世界を数量的に把握し法則を見出すのである。

第一節(1)でも述べたように、現在の科学の対象は、物質・エネルギー的側面と情報的側面とより成っており、情報は質量をもたず「形＝パターン」とされている。これはウィーナー以来の説とされる。[8] このように情報概念が復活したのは、ある意味では形相的なものの復活であるが、だからといって、古代の自然哲学が想定していたような魂や目的を自然の中に認めるものではない。たとえば、魂の世界、生物の世界はパターンの世界として把握されるが、それらは制御システムとして数量的に考察されたり、パターンの基底をなす遺伝子の機能の解明や操作がめざされたりすることになる。

ここで技術の目的について考えてみると、技術の目的は、自然を操作すること、すなわち、人間の欲求にかなうように自然や環境を改変することや、欲求を満たすような人工物を作ることである。そのために自然法則の知識は不可欠である。さらにいえば、情報・パターン・現象を数や劣化しない要素に還元する分析的な道と、それら要素の組み合わせによって情報・パターン・現象を構成するという総合的な道を、たんに理論的にではなく、実際に技術として可能にすることは、機械論的自然観における技術のめざす二つの理想といえる。たとえばピタゴラス的世界観では、世界の根本に数が存在していたが、技術の理想においては、世界とその根本の数や基本要素との間には技術による道が通じていて、人間は世界と基本的数との間を自由に往来することができるのである。一部分とはいえ、こうした理想を現代のデジタルテクノロジーが可能にしつつある。

このような自然把握の枠組みにもとづけば、バイオの世界を基本的な要素に還元し、基本的要素からバイオの世界を組み立てることが技術の進むべき道と思われる。

② 日本の場合

以上を自然把握のごく大雑把な欧米的枠組みとすれば、日本的な枠組みは『古事記』や『日本書紀』における神のあり方にまで遡ることで捉えられると私は考えている。

これは意外と思われるかもしれないが、私は第二章で、この数十年の著名な日本人による日本文化論でのキーワード「タテ社会」(中根千枝)、「甘え」(土居健郎)、「母性原理」(河合隼雄)がともに「ケア的なもの」を指し示しており、そうした日本の社会のケア性の淵源は日本の神に代表される日本的な霊のあり方にあることを指摘した。それを踏まえて考察をしてみよう。

自然の世界の把握のしかたという脈絡では、日本の神々の示す特徴に着目するのは有効である。というのは、日本では自然は霊的力をもつ存在と考えられており、そうした霊力は神としてとらえられていたからである。そこからいえることは、日本人は生命的・生物的自然観をもっていたということである。さらにいえば、アニミズム的自然観である。このような自然観は、日本の仏教はもとより現代のわれわれの生き方にも影響を与えている。

日本の神々は本性として霊的性格をもつため、その同一性が身体的物体的同一性に依存しない。すなわち神はコピー可能であり、実際に勧請という行為によって多くの神社に同一の神が鎮座し祀られることが可能となっている。同一性がこのように身体的物体的同一性から独立であるというかぎりでは、神は数と類似している。一本のボールペンも一枚のコインも同じ一という数を共有している。しかし、一本のボールペンがいずれ朽ちていくのに対して、一という数は劣化せず不変である。これと異なり、神は誕生したり傷ついたり死んだりもする。イザナミは死んで黄泉の国に行くし、大国主命は兄弟たちに殺されては再生してくる。また、神は仕事を終えると「隠れる」が、これは疲労の現われとも解釈できるだろう。このことは他の霊的存在にも当てはまる。神・死者・生者の共通点としての、劣化することや傷つきやすさは日本の霊の特徴をなしている。ただし、神が傷つきやすいとはいえ、第二章でも述べたように、神々は人間の能力を超える働き、力を有している。あるいは、神とはそうした働きそのものといってもよい。

神々の多くは自然を神格化したものであり、自然は成長し劣化しゆく生命と類比的に捉えられているといえる。さらに、本居宣長も強調するように、神の道は人間には不可知であり、人知によって支配することはできない。それは、あらかじめ設定された目的に沿った道筋や必然性ではなく偶然性の支配する、生命の進化の過程と似てもいる。近代の日本で進化論が容易に受容されたのも、生命的自然観のためといえるかもしれない。丸山眞男は、このような日本固有の自然観が歴史観にも反映されているとし、それを論文「歴史意識の古層」において「次々に成りゆく勢い」というキーワードで表現している[9]。

以上のような欧米と日本でのバイオの世界の把握の枠組みの違いは、欧米では、バイオの世界をデジタル的に捉えることと親和性をもつのに対して、日本ではバイオの世界の独自性を直感しやすいという相違を生むのではないかと思われる。

以下では、これまでの考察にもとづいて、バイオテクノロジー関連の個別的な倫理問題を考えるのではなく、それら諸問題におけるキーワードの一つである「人間の尊厳」について述べてみたい。この概念は上述のように未規定な部分をもつが、クローン人間、ヒト胚の問題、またデザイナーチャイルドや遺伝子治療、遺伝子改変、再生医療等の問題を論じる際に重要な役割を演じうるものであるが、そうした未規定な概念をある特定の仕方で解釈してみたい。このような解釈は、多義性の上にさらに別の意味を付加するものであると批判されるかもしれない。しかし、従来とは相当に異なる仕方での解釈であり、重要な論点を提示すると考えられるため、あえてそれを行ってみる。

第三節　遺伝子の時代の「尊厳」概念

(1)　従来の尊厳概念

「尊厳」概念の多義性についてはよく知られている。その多義性は各種の法律、宣言や審議会での用法だけでなく、新聞、雑誌、インターネット等での用法にも示されている。それを解きほぐす一つの方法は、その概念のうちに、人間という自覚が生じて以来の人間の「尊厳」と、近代以降の「人間の尊厳」とを区別することである。ただし、これは「尊厳」概念の歴史にもとづく区別というよりも、現代における用法の分類である。

①　人間という自覚が生じて以来の人間の「尊厳」

この尊厳概念は、動物と人間との相違にもとづきつつ、本来の意味での人間であることや、命よりも尊いもの、人間として護るべき価値や誇り、またそれを有する者のもつ徳、卓越性に関わっている。[10] それについては、社会により、人が属する宗教や階層、また個々人により様々な規定が可能である。この尊厳概念は、本来の人間であることを特徴づける理性・自己意識・道徳・宗教・価値観等にもとづくもので、「尊厳」という言葉によって表現されるか否かに関わらず、洋の東西を問わず、人間が人間としての自覚をもつ社会において存在すると考えられる。たとえば、弟子が脱獄の手配をしたにもかかわらずソクラテスが従容として死にゆく際に、また宗教者の殉教、貴族としての責任をもった生き方（noblesse oblige）、命に代えてでも護る武士の誇り等にそうした尊厳が現われている。そこには、そのような生き方の自覚的選択がある。現代における「尊厳死」も、人間としての誇りを保つために、生命維持装置等につながれた生き方をしないことを選択することを意味しており、こうした尊厳概念の系統に連なっている。

誇り、矜持という意味での尊厳概念に私が気づいたのは、看護や介護の現場の声によってであった。そこではしばしば「尊厳」は、寝たきり老人が自分で食事をしたりトイレに行ったりするということに関わって用いられている。食事もトイレも自分でできなくなったときは、自力呼吸できるとか家族や医療従事者と意思疎通できるといった、さらに一段あるいは二段控えたところに尊厳が設定されるだろう。ここには、人間が人間であるという自覚・矜持に関わる尊厳の概念が端的に現われている。また、新聞やちょっとしたエッセイ等での用法からもうかがえるように、日常普通に生活している人の場合でも、信念をもった生き方や首尾一貫した生き方（integrity）をめざすことに、尊厳が示される場合がある。

こうした尊厳概念においては、人間一般ではなく種々の立場における個人としてのあり方が主眼となっている。何をもって尊厳とするかは、慣習、組織、地位や身分そして身体の状態等によって大きく影響される。とはいえ、基本的には、何を人間として護るべきものとするかについての個人による決定に依存する面をもちうるといえる。たとえば、信仰者としての尊厳は教団の教義に左右されるが、その教義を信じるか否かは、どれほど改宗が困難であろうとも、究極的には個人にゆだねられている。ここでは、社会、身分、集団そして個人に応じて、「有徳な生き方」、「首尾一貫した生き方」、「信仰を貫く生き方」、「誇りをもった生き方」が求められるのであり、もっとも人間としての尊厳にふさわしいとされることが、個人によって変わりうるのである。

また、この種の尊厳概念は、人間が人間としての自覚を有するところにはどこにでも存在するのであり、ある社会にこのような尊厳概念があることと、その社会に奴隷制等の身分差別があることとは両立しうる。ソクラテスは奴隷制の上に成り立つ古代のアテネにいたが、彼の信念は尊厳を表現していたし、貴族や武士の誇り、矜持としての尊厳は身分社会の存在を前提している。つまり、こうした尊厳概念は身分の平等を含意してはいないのである。

② 人間の尊厳

ところが現代において、法律や宣言、ガイドライン等の制度や政策にかかわる文脈で「人間の尊厳」という表現が用いられる場合、それはすべての人間が人間であるかぎりもつところの普遍的で絶対的な価値といったことを意味しており、その意味で、上で述べた尊厳とは異なる概念を一般に指している。[11] この意味での尊厳は、寝たきりになっても自分でトイレに行けるといった尊厳概念と異なる面をもつが、尊厳の具体的内容に関しては互いに共通するものがあるのは当然である。

人間は人間であるかぎり全て平等に絶対的で不可侵の価値をもつとされる。たとえば人間は他者にとっての単なる手段とされてはならない。また、自殺や堕落が自分を自分にとってのたんなる手段にしているとみなされて否定される場合がある。そして、基本的人権における不平等を伴うような身分差別も原理的には認められない。ここでも人間と動物との根本的相違が前提され、動物のような生き方ではなく、理性的人間にふさわしい生き方が要請されたり、そうした生き方を可能にする制度として基本的人権が保障されたりする。

この意味での「人間の尊厳」は、キケロの学説やキリスト教の「神の像」としての人間にその源泉をもつとはいえ、[12] すべての人間に平等に基本的権利を認めるに至った近代において確立された概念である。

このように、近代以降の「人間の尊厳」は人間が人間であるかぎり平等にもつ絶対的価値であるため、身分や集団、あるいは個々の人間のあり方ではなく、種（あるいは類）としての人間の能力なり特徴に依拠している。それゆえ、「人間の尊厳」概念における「人間」は個人なのか、それとも人間性、人間の本質なのかという問題が生ずることになる。これは「人間の尊厳」概念を複雑なものとする一因である。

たとえばカントは「理性的存在者（人格）の尊厳」という表現を用いるが、それは、「道徳性と、道徳性を有し得るかぎりの人間性とだけが、尊厳を具えている」（『道徳形而上学原論』）という文脈で理解されなければならない。すなわち、個人が尊厳をもつのは、道徳性を有する、あるいは有しうる理性的存在者だからであり、たんにヒトという種に属する存在者だからなのではない。理性の立てた道徳法則に自律的に従う宇宙人がいるとすれば、カントの説によれば、彼らも尊厳をもつはずである。

問題になるのは、まず、重度な知的障害をもつ人のように、道徳法則を理解できないような状態にある人についてである。彼らは尊厳をもつといえるだろうか。そのような法則を実際に理解可能かどうかにかかわらず、人間は誰でも、それがもつ能力が本来的に機能すれば、道徳法則や善悪の区別を理解できるだろうから、すべての人間は尊厳をもつということが、カントの立場からもいえるだろう。

それでは、たとえばヒト胚は尊厳をもつといえるだろうか。種としてのヒトに属するあらゆる状態の存在者だけでなく、受精以降のあらゆる時期の存在者も尊厳をもつという立場ならば、ヒト胚も尊厳をもつということができるだろう。ただしこれは、種の相違を理由として人を他の種と道徳的に根本的に異なる存在者とみなす立場であり、尊厳の源泉として道徳性よりも種の方に重心を置くものである。

ヒト胚や初期の胎児の問題は別として、個人が人間として平等にもつ基本的権利は、そのような万人がもつ尊厳を法的・制度的に保障する。その意味で「人間の尊厳」の擁護は、基本的人権の擁護を必要条件とするが、「自由」や「権利」がどれだけ社会秩序の制約を受けるかという点に関しては、国ごとに了解が異なっている。たとえば、それはアメリカとドイツ・フランスでは大きな相違がある。それに応じて「人間の尊厳」概念は、アメリカ的に自由主義的・個人主義的に理解されたり、ドイツやフランス的に社会や共同体の秩序や連帯を重視する方向で理解されたりする。ここにも「尊厳」概念の多義性の原因が潜んでいる。

(2) 生命と機械の相違にもとづく「生命の尊厳」

人間とチンパンジーの遺伝子は約九八％共通であり、人間と稲でも四〇％以上が共通であるとされるように、多くの遺伝子が人間と動植物で共通であることが判明した現代において、人間と他の種との壁が次第に崩れてきている。しかし他方では、現代においては、遺伝子改変による人間改造が近未来のこととして語られたり、不老長寿が目指されたりしていることからも伺えるように、機械と生命の根本的な区別が脅かされつつある。このような時代においては、従来の尊厳概念に加えて、遺伝子の時代の尊厳とでもいうべき新たな尊厳概念を考察してみる価値がある。

これは、従来の尊厳概念が依拠するような、理性や自己意識、あるいは道徳性といった、人間と動物の根本的な違いを無視するわけではない。しかし、それだけではなく、同時に、人間と動植物に共通する生命としての特徴にもとづいている。その一つの考え方は、生命と機械の根本的相違と、人間と他の種との根本的相違という二段階をもって考察するものである。生命と機械の相違に依拠するとき、ともに生命体であるという点で人間と他の種との共通性に着目している。それを踏まえて人間と他の種の相違を考慮するのである。共通性への着目だけでは道徳や倫理を導けないことは、人間非中心主義的環境倫理のパラドックスが示すところでもある[13]。

ここで注意すべきことがある。たとえばヒト胚へのわれわれの態度を論ずるさいに「生命の尊厳」という用語が用いられることがあるが、ここで考察する「生命の尊厳」はそれとは異なる概念である。というのは、前者では「生命の」という表現を用いながらも、ヒトの生命に限定して尊厳が語られているからである。同様のことは「生命の神聖性（Sanctity of Life, SOL）」という概念にもあてはまる。ここで神聖なのは、ヒト受精卵やヒト胚、そして植物状態の人も含めた人の生命なのであり、ネズミやミミズの生命が神聖視されているわけではない。つまり、この節で述べるのはあらゆる生命のもつ尊厳についてである。一般によく「生命あるものはすべて尊い」とか「生命を尊重すべきである」といわれるが、こうした主張が意味することを考察してみたい。私は、そのような尊厳概念の意味は、生命と何が対比されるかによって異なると考えている。

「人間の尊厳」が人間と他の種との相違によって規定されるように、「生命の尊厳」は生命とそうでないものとの相違にもとづくと考えるのは自然である。それでは、生命ではないものとは一体何であるのか。普通は、生命と対比されるのは無機物としての自然物や物質である。生命はたんなる物質の世界から、はるかな年月を経てある特徴をもって出現したのである。この対比によれば、生命のもつ特徴とは、代謝・自己保存することと複製を作ることである。すると「生命の尊厳」とは、そうした生命が生命であるかぎり有するかけがえのない価値ということになる。また、その意味では、生命の尊厳の尊重とは、そのような生命のあり方を尊重するということになる。生きることと子孫を残すことが物質と対比した場合の生命の本質であるから、具体的には、すべての生命あるものを殺さないこと、子孫を絶やすようなことをしないこと等が尊厳の尊重の内容になる。生命が尊厳を有するということで一般に理解されているのはこのようなことであろう。

しかし、このように理解された尊厳概念では、機械と生命との境界が脅かされている事態に対処するには不十分であるように思われる。

それは以下の理由による。まず、環境と生物との相互変動の過程として進化は捉えられる。そして、人間が開発してきた技術も進化の産物であると考えられる。たとえば道具を作ること、文化を展開すること、技術をもつこと、また、病気を治療すること、研究すること、これらは人間において顕著な活動であるが、自己保存し複製を作るという、生物としてのベースの延長上にある、あるいは、第四章でも述べたようにそれらをベースにして展開されてきたといえる。すると、生命が生命であるところのそうしたベースを尊重することは、生命がより長く維持されること、また、より快適な環境を創造することを認めることを含意する。少なくともそれに反対しないことを含意している。そして、人間を劣化しない機械の理想に近づけることが、人間にとっての長寿や快適さの追求と強い親和性を有するかぎり、自己保存や複製を作ることを尊重するという意味での生命の尊厳の尊重では、人間を機械ではなく生命の領域に踏みとどまらせるには不十分である。

それゆえ、次に、生命との対比物として、無機物としての自然物ではなく機械を考えてみることにしよう。

先に述べたように、劣化や誤作動、エラー、変異は、個体としての生命にとっては不都合なことであるが、個体を離れた種としての生命、あるいは、個体を生みだし、また個体を死によって回収しながら進化の道を歩んでゆく生命にとっては単に除去すべきことではなく、それ自体が積極的意義をもっている。つまり、老病死や障害、種々の仕方で傷つくこと、そして疲労や誤りは、機械の立場からは本質的に好ましくない劣化や欠陥であっても、そのような意味での生命というあり方からすれば積極的意義をもつことができる。また、生命の世界には機械が理想とする世界と異なり、偶然的要素、不確実な要素が不可避的に作用している。それゆえ、反復できないことや意のままにならないこと、不確実性から逃れられないこと、偶然や運にさらされていることも、生命にとって本質的なことといえる。[14]

こうしたこと、すなわち機械と異なる生命独自のあり方が個体としての生命を根底で支えているとすれば、そこに、生命の尊厳を基礎づけることも不可能ではないだろう。あらゆる生命は尊重するに値するが、その理由のひとつは、それが機械と根本的に異なる上記の性質をもつからである。そのようなあり方から外れ、生命を機械と同列に考えるときに、生命の尊厳への侵害が生ずるということができる。

生命は偶然の波に翻弄されつつ、変異やコピーミスの反復によって、あるいは技術革新によって環境の変化や環境圧に抵抗してきた。従来の尊厳概念では、このような生命のあり方のうちの、環境への働きかけや技術革新といった側面に注目してきたと思われる。それは、無機物や物質と対比された生命の尊厳ということで意味されたことと深く関わっており、知能や理性や言語の発達といった、人間と動物の相違点へといたる側面である。これらは自由や自己実現をもたらすものであり、個体としての生命にとって、いわばポジティブな側面である。それに対して、生命が変異やミスの繰り返しを通じて多様性を獲得したり、個体の劣化や死によって種を存続させてきたりしたのは、個体にとってネガティブな側面と呼ぶことができる。ポジティブな面は、人間個体の存続や快適さを追及するものであり、劣化や誤りを可能なかぎり排除することをめざす。その意味でそれは、人間の理想を機械の理想と同化することと両立するものである。

以上のことを踏まえると、生命の尊厳には二義あるといえる。ひとつは自己保存や複製を作ることのうちに、物質にはない生命の尊厳を見る立場であり、従来の考え方はこれである。もう一つは、個体としての生命にとってはネガティブなものとしてあるが、種としての生命や生命一般にとってはポジティブである変異、劣化、ミスを、機械の理想と根本的に異なるものと考え、そこに尊厳を見出すものである。このように尊厳という点にかんして生命は両義的であるといえる。

(3)「生命の尊厳」にもとづく「人間の尊厳」

先に、生命にとって劣化や誤作動、変異は単に除去すべきことではなく、それ自体が積極的意義をもっている、と述べたが、生命全体にとって積極的意義をもつということと、人間や社会にとって積極的意義をもつということとの間には大きなギャップが存している。たとえば、病気や障害等は、できるだけ除去し本来の状態に復帰すべきものとして治療の対象になってきたし、そうしたことが医療技術の進展を推進してきた。誤ることや劣化することは、個人や社会にとってできるならば回避すべきこと、つまり積極的どころか消極的意義をもつこととされてきた。それゆえ、前項でも「ネガティブな側面」と呼んだのである。

それに対して、劣化やコピーミスが人間や社会にとって積極的意義をもつことを支持するために、人類の遺伝子の多様性が有する価値に言及することがある。たとえば、遺伝子改変によって劣化やコピーミスを減少させていくことで、人類の遺伝子プールが均一化・貧困化し、将来の環境変化に人類は耐えていくことができないという議論である。これは人類の存続に関わる議論であり軽視することはできないが、将来の環境変化や環境圧に耐えるようなしかたでなされる遺伝子改変への批判としては、有効な議論になりがたいと思われる。

劣化やコピーミスが人間にとって積極的意義をもつことは、人間が人間であるということから論理必然的に導かれることではない。それらへの態度としての選択すべき途は、唯一の定まった途ではない。それは、生命の尊厳ということ自体が両義的であったことからも明らかである。事態を単純化して言えば、われわれ人間には、劣化をかぎりなく排除した生命であることを選ぶのか、それとも劣化を本質的要素として含意する生命であることを選ぶのか、という選択がつきつけられているのである。

人間を単純に機械とは異なる存在であると断言できれば、この選択は容易であろう。しかし、それはそう簡単に済ませるような事柄ではない。なぜならば、機械はわれわれ人間とともに歩んできたし、人間の思考・感情・行動様式と機械とは一心同体的な歴史を有しているからである。たとえば、数千年前の人間と機械と、現在の人間と機械を比較してみれば、人間と機械とがいかに相互に分かちがたい関係にあるかがわかるだろう。人間と機械は、いわば「共進化」してきたといってもよい。生命と機械とは根本的に異なっているとしても、人間は生命をもつ存在でありつつ、機械とともにその歴史を歩んできたのである。いわば、人間とはそのような二面性、あるいは両義性を本質的に有する存在である。そして現在問われていることを一般化して述べれば、人類はこのまま共進化を続けて、機械の理想と人間の理想とが見分けのつかない方向をめざすのか、それとも機械との共同歩調から距離をとり、生命であるということを自覚しつつ生きるのかということである。

論理的にはもちろん、倫理的にも、どちらかが正しい選択で、他方が間違った選択であると言い切ることはできない。ただし、これまでの諸章で採ってきた生命観の枠組みは、後者と親和性を有している。

機械と生命という二つの方向の違いについてここで詳しく述べることはできない。ただ、機械との共進化を続ける方向とは、劣化を排除し予防して人間の欲望を追求し続ける道である。そこでは、老化や死、また病気になることや障害をもつことは一種の敗北とみなされる。たしかに、人間の尊厳概念が十分に機能して、「本来の自己」、「本来の自由」、「本来の幸福」等の考えが欲望に一定の歯止めを課することができるので、人間は機械の理想をめざさないと思われるかもしれない。しかし、その概念自体が生命のポジティブな側面にのみ依拠するかぎり、歯止めはなし崩し的に後退していくのではないだろうか。

それとは反対に、生命であるということを自覚して生きる場合について考えてみよう。その場合、人間であることの価値、人間の尊厳は、機械とは異なる存在としての生命の尊厳にも同時にもとづくことになる。すなわち、他の生物種と違って人間は、機械と異なるという意味での生命の尊厳を自覚し尊重する、という点に人間の尊厳が示されることになる。そしてこの尊重は、生命一般への尊重を基礎にしてはいるが、まずは人間に向かうものである。

この意味での人間の尊厳が現われるのは、以下のような場合であると考えられる。

まずそれは、生命体一般の特性である劣化・誤作動等の意義を自覚するとともに、自分を含めて劣化しやすく傷つきやすい存在としての人間に対して、世話し配慮し気遣う（すなわちケアする）場合である。

これまで述べてきたように、ケアの対象としての劣化しやすく傷つきやすい他者とは、第一義的には人間であるが、過去や未来の生命を含めて生命あるもの一般を含むことができる。古代以来の、自然にも魂があるという観念（アニミズム）は、原始的観念とみなされつつも、現代にもなお残存しており、また自然とわれわれの関係として意義のあるものと思われる。そうすると、ケアすべき他者には、他人だけでなく、ヒト胚、胎児、死者、自然、他の種、将来世代までも含めることができる。私はそれら魂としての他者からの呼びかけに共感し応答することに、新しい意味での人間の尊厳の特徴があると考えている。すなわち、そうした他者からの求めに応じて世話や配慮すること、すなわちケアすることでそれらとの間によき関係を結ぶことが、人間の尊厳にとって重要な要素としてある。

そして、神や自然へのケアに典型的に現われるように、それを通じて個体を超えた生命に触れることもできるだろう。

近代以来の「人間の尊厳」が人間相互の平等な権利の尊重を主張するのに対し、新しい人間の尊厳は、それに加えて、上に記したような広義の他者への尊重、そしてケアを主張するものである。このように、もはや自己と他者を結ぶ共通の絆は理性ではなく、劣化しやすさや傷つきやすさ、死の不可避性という生物及び生命体一般の特徴にあるとすれば、第五章で考察したように、ここで扱う範囲は生命倫理を超えて環境倫理の領域にまで及ぶことになる。

機械と生命との相違を自覚することは、操作しがたいこと、意のままにならないことや反復しがたいことのもつ積極的意義を自覚することでもある。それは、存在の根源にかんする不可知性と技術の有限性の自覚にもとづく操作不可能性でもある。たとえば日本語の「いのち」という語の「ち」は、人間の意のままにできない霊的な力を示しており、生命やいのちはわれわれが自由にできない側面をもっていることを示している[15]。

また、老病死や障害に挑戦しそれを克服しようとするのは人間の本性であるが、それがかなわない場合は、敗北者として絶望するのではなく、みずからの運命を受容すべきだろう。個人の生き方としてのいわゆる「運命愛」がここにある。ニーチェを参照するまでもなく、運命愛とはひたすら運命を甘受するような受動的な生き方ではない。劣化しやすさ、傷つきやすさに依拠する生き方は、決して柔弱なものではない[16]。第四章で述べたように、人工化は単層化による他の層の不可視化をもたらす。人間の理想を機械のそれに近づけることは人間の心身の人工化であり、個別的生命の奥にある生命の不可視化でもある。自己と他者の根底にある劣化や弱さを直視することで、個別的生命を呑みこむ大いなる生命の鼓動を感ずることができるだろう。

(4) エンハンスメントについて[17]

クルツ・バイエルツは、人間の尊厳にかかわる古代以来の歴史に言及した後で、近代哲学において人間の尊厳を構成する三要素を挙げている[18]。それらは、①自然の究明と自然支配に働く合理性、②自己完成能力としての自由、③道徳的自己意識としての自律、である。

人間を遺伝子工学の対象とすることに対して、「人をたんなる手段として扱ってはならず、常に同時に目的として扱え」というカント由来の人間の尊厳の定式は、人間を単なる技術の対象、すなわち単なる手段にしてはならないという批判を下してきた。バイエルツは、その定式が個々の人間の尊厳についてのものであるかぎり、批判としては不十分であると述べる。つまり、人間の尊厳を構成する三要素は、人間の身体を含む自然の支配と限りない自己変革を支えており、ホモサピエンスという種の改変でさえ、人間の尊厳にかなっていると主張することが可能なのである。

バイエルツはここで、個人の尊厳ではなく人類の尊厳、あるいは人格それ自体の尊厳を強調する議論を示唆するが、それは人類の不可侵性のために個人の自由一般に干渉することを認めることであり、個人と人類という二種の人間の尊厳は鋭い緊張関係に入らざるをえないと主張する。個人の自由の尊重か、それとも人類の存続のために自由を制限すべきか、という地球環境問題の根底にあることと同様のことがここにもある。このように問題は、従来のアメリカ流の生命倫理の枠を超えて環境倫理の領域まで踏み込むことになるが、この辺りはいかにもドイツの生命倫理らしい議論といえる。

しかし、個人であれ人類や人格それ自体の尊厳であれ、それが動物と人間の相違にのみもとづくかぎり、人間への遺伝子操作への批判としては不十分であろう。人間の尊厳概念はむしろそうしたことを促進する根拠にすることも可能である。たとえば、人間をたんなる手段にしない仕方で遺伝子工学の対象とすることができると思われる。また、人類は機械と共進化をしてきたのであり、現在の人類の能力や性質とははるか昔のそれとは大きく異なっているだろうことを考えると、人類の改変がその尊厳を侵害すると一概には言えないだろう。

これまで述べてきたように、人間の能力へのかぎりなき介入は人間と機械への同化の道を歩むことになる。それを拒否したければ、劣化とミスを伴う生命であることにとどまる決意が必要である。人間を遺伝子工学の対象にすることに対しては、このように答えることができる。

ここでは美容整形の類まで否定するつもりはない。また、遺伝子操作による介入の中にも認められるものがあると考えられる。それは、たとえば、生命のポジティブな側面にとってきわめて重要なことである疾病と障害の克服、そしてそれらの予防のための遺伝子操作がそれにあたる。ここで、認められる介入とそうでないものとの基準の策定が必要である。

エンハンスメント論で有効な基準であると期待されてきたのは、治療（therapy）とそうでないものの区別である。しかし、体外受精が不妊治療と呼ばれ、老化を遅らせることは治療かどうかが論議を呼んでいるように、治療とそうでないものとの境界はますます薄れ、エンハンスメントと治療とが融合していくと思われ、治療概念の再検討が必要となっている。その他にも、エンハンスメントは「本当の自由をもたらすか」、「本来の幸福をもたらすか」、「本当に善いことなのか」、「自己の同一性は保たれるか」といった問いかけがなされているように、「自律」、「幸福」、「善」、「自己」といった倫理的基礎概念の再検討が不可欠だろう。すなわち、エンハンスメント論では、「自律尊重」、「無危害」、「善行」、「公正」といった従来の生命倫理原理の適用による問題解決よりも、われわれの思考枠組みや基礎的原理の再検討と再構築という哲学的考察が重視されている。[19]

生命の本性は一方で自己保存や環境改善をめざし、他方で劣化や変異を不可欠とするといった両義的なものであり、介入への賛否を一方的に結論づけることは困難である。たとえば、エンハンスメントは、生命の本性の一方の側面にもとづけば推進されるべきこととされるが、他の側面からは否定されるべきこととされる。両義性を無視していずれかの側面だけに着目することも不可能ではないが、エンハンスメントの全面的否定は、生命の本性に反することになるし、他方で全面的肯定は、人間の理想を機械の理想に限りなく近づけることになる。それらは「過度」の典型である。どこかで明瞭な線を引くというよりも、アリストテレスの言う「中庸」のように、いずれの側についても「過度にならない」地点を求めて、生命の二つの背反する側面のバランスをとることが望ましいだろう。そして、徳としての中庸におけるように、個別の状況での判断が重要であり、エンハンスメントの総論とともに、具体的事例についての考察を伴う各論が不可欠である。

エンハンスメント論が哲学的な考察を必要とすることからもわかるように、エンハンスメントへの肯定あるいは否定の傾向は、人間観、自由観、幸福観、生命観といったわれわれの生の枠組みに関わっている。たとえば、肯定傾向は個人の自律、独立という概念と親和的であり、否定傾向は、人間の相互依存関係、連帯といった基礎的概念と親和性をもつ。後者に比重が置かれる人間観においては、自由は、社会や人間関係の中での自己実現と深く関連することになる。

また、それは「老化」概念とも連動している。後者（否定傾向）では、老化を回避すべき悪とみなすのではなく、老化のもつ積極的側面を評価する。これは個体だけでなく種や集団の側面も重視することと連関する。また、その傾向は人間の相互依存性や連帯の重視とも親和性をもつが、これらは、教育においては、能力獲得の効率性よりも、自他の人格の陶冶や共感能力、社会性の獲得を重要視することと親和的である。ここから、教育において養われる能力を薬品や遺伝子操作によって与えることへの批判的態度が生じるだろう。

いずれにせよ、根幹部分が生命の両義性に根ざすかぎり、振り子は一方だけには触れないだろう。しかし、技術、経済、政治、そして人々の欲望が一体化して生命科学を推進している現状を考えると、エンハンスメント肯定の傾向が主流になる時代が到来するかもしれない。そうなれば日本文化に根ざす生命重視の立場と違和感を生じかねず、日本の文化や思想の奥深くで地殻変動が生ずることになるかもしれない。

肯定傾向、否定傾向という二つの分かれ道は、人間と社会、生命、絶対者にまで及ぶきわめて広大な領域に関わっている。エンハンスメントの問題が提起しているのは、そのような根本的な問いである。

注

(1) たとえば、全国の研究者（文系・理系合わせて七〇〇名）に対して実施した私の調査によれば、安全性がクリアされ、しかもクローン人間への要望が高まったとしてもクローン人間を作ることに反対するというのは八三％あった。これについては報告書『科学技術政策提言　生命科学技術推進にあたっての生命倫理と法』（代表：町野朔、二〇〇四年）七四頁を参照。なお、クローン人間作製の是非については、拙稿「ヒト・クローン作製をめぐる倫理的諸問題」（高橋隆雄編、熊本大学生命倫理研究会論集第一巻『遺伝子の時代の倫理』九州大学出版会、一九九九年）を、ES細胞と人間の尊厳概念については次の中の諸論考を参照。高橋隆雄編、同論集第三巻『ヒトの生命と人間の尊厳』（九州大学出版会、二〇〇二年）。

(2) 以下の叙述では次を参考にした。軽部征夫『バイオテクノロジー——その社会へのインパクト——』（放送大学教育振興会、二〇〇一年）。

(3) 吉田民人『情報と自己組織性の理論』（東京大学出版会、一九九〇年）第五章。ただし吉田はこれまでの多岐にわたる情報概念の整理を試みており、物質・エネルギーの時間的・空間的、定性的・定量的パターンとしての情報概念は「最広義の情報概念」にあたる。それによれば、広義の情報とは意味をもった記号の集まり、狭義の情報とは伝達・貯蔵・変換システムにおいて認知・評価・指令機能を果たす有意味のシンボル集合、最狭義の情報とは意思決定の前提となる有意味のシンボル集合とされる。

(4) このあたりの叙述は次を参考にしている。出隆『アリストテレス哲学入門』（岩波書店、一九七二年）。

(5) フール・プルーフとは、たとえばウォーター・プルーフが防水であるように、馬鹿な扱いから保護されていることを意味している（いわば「防バカ」）。ギアがドライブだと自動車のエンジンがかからない場合などがそうである。フェイル・セイフとは、ちょっとした失敗や故障が生じても安全なように設計することである。これらについてはたとえば、高橋隆雄・尾原祐三・広川明編著『工学倫理——応用倫理学の接点——』（理工図書、二〇〇七年）三九頁を参照。

(6) 「環境圧」については次を参照。佐谷秀行「環境と生命の相互進化」（高橋隆雄編、熊本大学生命倫理研究会論集第五巻『生命と環境の共鳴』九州大学出版会、二〇〇四年、第一章）。

(7) フーコーはG・カンギレムの科学史の研究を評価する文脈で、次のように述べている。「そしてこれらの問題の中心には誤りの問題がある。というのは、生命のもっとも根源的なレベルにおいて、コードと解読の働きは偶然にゆだねられている。それは病気や欠陥や畸形になる以前の、情報システムの変調や取り違えのようなものだ。極端な言い方をすれば、生命とは誤ることができるようなものである。(中略)誤りとは人間の思考と歴史をかたちづくるものの根元だと考えなければならない」(小林康夫編『ミシェル・フーコー思考集成Ⅶ』筑摩書房、二〇〇〇年、一七頁)。

(8) 吉田前掲著、一一四頁。ただしウィーナーでは、パターンは情報自体というよりもむしろ情報を運ぶものとされている(ウィーナー『人間機械論――サイバネティックスと社会』一二頁(原題は、*The Human Use of Human Beings — Cybernetics and Society*, 1950)池原止戈夫訳、みすず書房、一九五四年)。

(9) 丸山眞男「歴史意識の古層」(『歴史思想集』筑摩書房「日本の思想」第六巻、一九七二年所収)。

(10) 金子晴勇によればラテン語としての「「尊厳(dignitas)」という語は、ラテン修辞学と政治学の用語であり、社会的ないし政治的な高い地位、ないしはその地位にふさわしい高い道徳的品性を指している」。そして、「人間の高貴な性格は類としての動物との種差である「理性」に由来する」(金子晴勇『ヨーロッパの人間像――「神の像」と「人間の尊厳」の思想史的研究――』(知泉書館、二〇〇二年、三二一―三二三頁)。こうした尊厳概念は、ある生き方なり徳なりを高貴なものと考えるところでは、それに対応する言葉がないにしても、存在していたとみなすことができる。

(11) 人間が人間であるかぎり有する尊厳は、たとえば、Andorno, R. (1997), *La bioéthique et la dignité de la personne*, Paris, Presses Universitaires de France, p.37 では、存在論的(ontologique)尊厳と呼ばれ、自由な行為のうちに存する倫理学的(ethique)尊厳と区別される。この対比は、本章での「尊厳」と「人間の尊厳」の区別にほぼ対応している。

(12) 金子晴勇『ヨーロッパの人間像――「神の像」と「人間の尊厳」の思想史的研究――』知泉書館、二〇〇二年。

(13) 第四章でも述べたことであるが、たとえば環境倫理での人間非中心主義は文字通りに受け取るとパラドックスに陥る。その立場は、人間と他の種との根本的な類似性・同種性や相互依存性を前提にして、そこから他の種への道徳的配慮を導こうとする。人間と他の種とは根本的に違いがなく相互に依存関係にもあることから、動物を殺したり種を絶滅したりしてはいけないといった規範を導こうとするのである。しかし、その際にどうしても、人間にのみ可能な道徳性や多種への配慮を前提することになり、深刻なパラドックスが生ずる。このような事態を避けるためには、人間と他の種との相違を重視する必要がある。

(14) 第二章で考察したような、人間の世界の善悪を超越した神の領域は、ここで述べた個体としての生命の基底にある生命の世界を、日本神話として表わしたものといえる。また、これは、ニーチェが絶え間なき創造と破壊で特徴づけたディオニュソス的なるもので表現したものとも通底している。私が考えるケアの淵源には、こうした領域とよき関係を保つということが存している。

(15) 地球物理学者である松井孝典の次の言葉もそれを示している。「いのちというのを、生命と考えても、あるいは、地球みたいな星のシステムだと考えても、共通していることは、従来の意味では理解不可能な、いろいろな挙動を示すのが、いのちということの特徴ではないか」（梅原猛・河合隼雄・松井孝典『いま、「いのち」を考える』岩波書店、一九九九年、八八頁）。

(16) 痴呆老人の問題に医師として長年携わってきた経験から発する次のような言葉は、劣化を受容する立場が日常性を突き抜ける境地を雄弁に語っている。「周囲が痴呆の過程を受け入れるための基本的態度は、衰え、崩壊という変化は私たちが宇宙に戻る前の当然で、自然な過程であると了解することである。そのためには実体的自己という錯覚を日頃から打ち消す修練が私たちには必要だろう。現在の「私」という意識は、私の身体と、私の知的能力をしばし「占有」しているが、「所有」しているのではない。大海に一度は屹立したかに見えた私という波は、次第に形が崩れつつあり、もうすぐ海に戻っていくのである。海に還元された私は、次の波として現れるかも知れない。現れないかも知れない。しかし私は知っている。宇宙という海は、地球という波、太陽という波が消えても、私を構成し、他の存在と共有した要素を永劫に保持していることを。そして私という現象は、全宇宙の営みの現れであることを。さすれば、私は自分に、「痴呆」という瞬時の位相があっても、微笑むことが可能である」（大井玄『痴呆の哲学』弘文堂、二〇〇四年、二六四頁）。

(17) エンハンスメントは、肉体的能力の増進、知的能力の増進、性質の矯正の三種類に区別できる。松田純『遺伝子技術の進展と人間の未来――ドイツ生命環境倫理学に学ぶ――』（知泉書館、二〇〇五年）を参照。松田は同書第五章において、人間の「身体の傷つきやすさ、壊れやすさ」という、人間社会を根底から支えるところの無条件の責任や義務の基盤を掘り崩し、連帯社会を危うくするという観点から、エンハンスメントに根本的な疑問を投げかけている。これは私の論点とも重なる指摘である。また、エンハンスメントについての議論の輪郭を知るには次を参照。生命環境倫理ドイツ情報センター編『エンハンスメント――バイオテクノロジーによる人間改造と倫理』（松田純・小椋宗一郎訳、知泉書館、二〇〇七年）。

(18) クルツ・バイエルツ「人間尊厳の理念」（L・ジープ、山内廣隆・松井登美男編・監訳『ドイツ応用倫理学の現在』ナカニシヤ出版、二〇〇二年、第七章）。

(19) ハーバーマスは、バイオテクノロジーの発展は身体への新たな介入の可能性を開いたが、それをいかに利用するかはわれわれが自分たちをどのような存在と考えるかという自己理解に依存するという。つまり、規範的な熟慮に従って自律的に利用するか、それとも主観的な好みにしたがって恣意的に利用するかはわれわれ人類の自己理解にかかっている。ハーバーマスによれば、生まれてくる子供の遺伝子への介入は子供の人格への支配であるし、自分自身であるということの大前提にある偶発性を否定するものである。しかし介入への誘惑は大きく、ここでも、われわれの進むべき道は一つに定まっていない。（ハーバーマス『人間の将来とバイオエシックス』三島憲一訳、法政大学出版局、二〇〇四年。原著の出版は二〇〇一年）。生命の尊厳にもとづく人間の尊厳概念は、本章で述べたようなエンハンスメント批判の脈絡でのみ機能するわけではない。その概念の考察は、人間であるとはどういうことかを新たなしかたで問うことでもある。また、注7でのフーコーも主張するように、誤りを本質とする人観は、「真理」やデカルト的コギトへの問いへと至るものでもあろう。

あとがき

博士課程の院生時代にヴィトゲンシュタインについて研究したことがある。彼は若いころに『論理哲学論考』という大変な著作を書いたが、その後は草稿段階に留まるものばかりだった。有名な『哲学探究』も未完成だった。彼にとって、一冊の著作に仕上げることがなぜそのように難しいのかを私はその当時考えたことがある。

ヴィトゲンシュタインにとって哲学的に考察することは、たとえばある猫を写生することに似ていると思った。この猫はじっとしていることがあっても、その時間は長くない。動いていないときにさっと全体を素描してから細部の描写に移るが、たいてい途中で動いてしまう。頭を描き終え背中のあたりに取り組んでいるときに、すっと位置を変えることがしばしばである。もう二度と同じ姿勢は期待できない。仕方がないので、新たな姿勢の猫を描き始めることになる。そのときに、それまでに描いたものを新しい描写の一部に利用することも多かった。しかし彼は、言葉の意味は文脈に依存すると考えていたから、利用された古いフレーズは、新しい描像では以前と異なる意味をもっていた。多くの古いフレーズと新たな表現に新たな思索が加わりながら、著作は一向に完成しない。このようなことをヴィトゲンシュタインは繰り返していたのだと思う。

この本は私の二冊目の単著である。二〇〇一年に刊行した『自己決定の時代の倫理学』（九州大学出版会）では、意識調査に基づいて考察した「自己決定」をめぐる倫理的諸問題について一気に書き上げた。その間、猫はじっとしていた。今回は、これまで執筆した論文をあつめて一冊の著作にまとめたが、その際に、右に述べたような猫の動きをいやというほど経験した。

一〇年ほどのタイムスパンにわたる論文はそのままでは統一性に欠けるため、修正が必要だった。ときには大幅に書き直したため、原型をとどめないようなものもでてきた。あちこち手直しするうちに、論文を書く際の視点が揺れ動いてきたことに気づいた。よくいえば思想的発展であるが、心の軸の定まらないままに思索してきたとも言える。結局現在の私の視点でまとめるしかないと思ったのであるが、肝心の今の視点自体が動いている。猫はいっときもじっとしていないようである。そのようなわけで、少しずつではあるが次々に更新する視点のもとで修正をすることになった。作業を始めて一年が経過した頃、このままでは永遠に未完で終わると感じた私は、学内の出版助成に応募した。首尾よく助成が決まったため、何が何でも年度末には刊行する義務を負うことになり、猫の多少古い姿勢でも構わないから、ともかく全体を描写することに打ち込むことにした。締め切りがあるというのはありがたいものである。その結果できたのが本書である。

今年で還暦を迎えるのにもかかわらず、いまだに視点が定まらないのは困ったものだが、少なくともまだ枯れきってはいないのだと楽天的に考えることにしている。いつか不動の地点にたどり着けるのだろうか。模索はまだしばらく続きそうである。

本書の原型となった論文のほとんどは、熊本大学での各種研究会において発表したものである。哲学・倫理学だけでなく法学、社会学、医学、看護学、生命科学、環境科学等を専門とする学内外の研究者たちとの質疑応答が、論文の執筆にどれほど役に立ったか知れない。まさにこの一〇年間は「朋有りて遠方より来たる、また楽しからずや」の喜びを存分に味わうことができた。また、五年以上に及び町野朔上智大学教授を中心とする研究グループに参加させて頂いたことも、法学者の思考法を知る上で貴重な経験であった。私の研究室の大学院生にも研究会の準備や論文集の刊行に際して惜しみない助力を頂いて、演習での質疑応答から多くのものを得ることができた。その他、数多くの人々のおかげで本書を刊行することができた。この場を借りてお礼を申し上げたい。中でも、大学院時代の指導教官であった黒田亘先生と、それ以後の私の学問的また人間的基礎を鍛えて下さった今道友信先生には、感謝の申し上げようもない。そして最後に、私を路傍の砂利から小石へと変身させてくれた妻の幸子にも深く感謝したい。

開きかけた庭の木蓮を見つつ

二〇〇八年弥生

ま行

や行

ら行

わ行

な行

は行

た行

さ行

索　　引

著者紹介

高橋隆雄（たかはし・たかお）

1948 年　神奈川県に生まれる
1972 年　東京大学工学部卒業
1980 年　東京大学大学院博士課程（哲学）修了
1981 年　熊本大学文学部講師
1993～1995 年　オックスフォード大学客員研究員
1997 年　熊本大学文学部教授
現　在　熊本大学大学院社会文化科学研究科教授

著　書

（単著）『自己決定の時代の倫理学 ── 意識調査にもとづく倫理的思考』（九州大学出版会，2001 年）
（編著）『熊本大学生命倫理研究会論集』第 1 巻～第 6 巻（九州大学出版会，1999～2005 年）
Taking Life and Death Seriously: Bioethics from Japan, Elsevier, 2005
『日本の生命倫理 ── 回顧と展望』（熊本大学生命倫理論集第 1 巻，九州大学出版会，2007 年）
『工学倫理 ── 応用倫理学の接点』（理工図書，2007 年）

生命《せいめい》・環境《かんきょう》・ケア
── 日本的生命倫理の可能性 ──

2008 年 5 月 1 日初版発行

著　者　高　橋　隆　雄
発行者　谷　　隆　一　郎
発行所　㈶九州大学出版会
〒812-0053 福岡市東区箱崎7-1-146
九州大学構内
電話 092-641-0515（直通）
振替 01710-6-3677
印刷／城島印刷㈱　製本／篠原製本㈱

ISBN978-4-87378-971-2

JASRAC出 0803316-801